中医药传承与创新"百千万"人才工程（岐黄工程）项目资助

消化系统疑难病
——腹胀的中西医整合方略

主　编　魏　玮

U0389280

科学出版社

北　京

内 容 简 介

《消化系统疑难病——腹胀的中西医整合方略》是"消化系统疾病中西医整合方略"系列丛书的第二部，为第八届中国中医药研究促进会消化疾病中西医整合医学论坛的会议实录，包含了大会84名国际中西医消化一线专家出席论坛发表的演讲及点评。本书分别从中、西医不同的角度探讨了腹胀的病因、病机、诊断、治疗及临床研究，重点阐述了多因素作用下心身一体、多学科结合、整体思维论治腹胀的临床思路。

本书突显了中医药治疗疾病的整体观，强调了多学科交叉诊疗模式，推广了以临床实践与基础研究相促进的研究模式，对广大中西医人员均有很大的参考价值。

图书在版编目（CIP）数据

消化系统疑难病：腹胀的中西医整合方略 / 魏玮主编 . —北京：科学出版社，2022.3
ISBN 978-7-03-071608-8

Ⅰ.①消… Ⅱ.①魏… Ⅲ.①腹胀 – 中西医结合 – 诊疗 Ⅳ.① R442.2

中国版本图书馆 CIP 数据核字（2022）第 031916 号

责任编辑：鲍　燕 / 责任校对：申晓焕
责任印制：李　彤 / 封面设计：陈　敬

科学出版社 出版
北京东黄城根北街 16 号
邮政编码：100717
http://www.sciencep.com

北京建宏印刷有限公司 印刷
科学出版社发行　各地新华书店经销

*

2022 年 3 月第 一 版　开本：787×1092　1/16
2022 年 9 月第二次印刷　印张：11 1/4
字数：258 000

定价：68.00 元
（如有印装质量问题，我社负责调换）

本书编委会

名誉主编　路志正　樊代明　李兆申　柯美云　李乾构　田德禄
主　　编　魏　玮（中国中医科学院望京医院）
副 主 编　张学智（北京大学第一医院）　蓝　宇（北京积水潭医院）
　　　　　夏志伟（北京大学第三医院）　孙晓红（北京协和医院）
编　　委　（按姓氏汉语拼音排序）
　　　　　白文元（河北医科大学第二医院　主任医师　教授　硕士生导师）
　　　　　曹建新（苏州大学第三附属医院　主任医师　教授　硕士生导师）
　　　　　曹志群（山东省中医院　主任医师　教授　博士生导师）
　　　　　陈　誩（首都医科大学附属北京中医医院　主任医师　教授　硕士生导师）
　　　　　陈胜良（上海交通大学附属仁济医院　主任医师　教授　博士生导师）
　　　　　陈苏宁（中国医科大学附属盛京医院　主任医师　教授　博士生导师）
　　　　　成　虹（北京大学第一医院　主任医师　副教授　硕士生导师）
　　　　　迟莉丽（山东省中医院　主任医师　教授　博士生导师）
　　　　　崔立红（中国人民解放军海军总医院　主任医师　教授　硕士生导师）
　　　　　丁　霞（北京中医药大学　主任医师　教授　博士生导师）
　　　　　窦永起（中国人民解放军总医院　主任医师　教授　博士生导师）
　　　　　杜宏波（北京中医药大学东直门医院　主任医师　教授　博士生导师）
　　　　　杜时雨（中日友好医院　主任医师　教授　博士生导师）
　　　　　冯桂建（北京大学人民医院　副主任医师　副教授）
　　　　　韩　英（北京军区总医院　主任医师　教授　博士生导师）
　　　　　侯晓华（武汉协和医院　主任医师　教授　博士生导师）
　　　　　胡　玲（广州中医药大学第一附属医院　主任医师　教授　博士生导师）
　　　　　胡运莲（湖北省中医院　主任医师　教授　博士生导师）
　　　　　黄贵华（广西中医药大学第一附属医院　主任医师　教授　博士生导师）
　　　　　黄穗平（广东省中医院　主任医师　教授　博士生导师）
　　　　　李慧臻（天津中医药大学第二附属医院　主任医师　教授　博士生导师）
　　　　　李晓青（北京协和医院　副主任医师）
　　　　　李雅君（首都医科大学附属北京安贞医院　主任医师　教授　硕士生导师）
　　　　　李　岩（中国医科大学附属盛京医院　主任医师　教授　博士生导师）
　　　　　李振华（中国中医科学院西苑医院　主任医师　教授　硕士生导师）
　　　　　林　琳（江苏省人民医院　主任医师　教授　博士生导师）
　　　　　刘凤斌（广州中医药大学第一附属医院　主任医师　教授　博士生导师）
　　　　　刘华一（天津市中医药研究院附属医院　主任医师　教授　博士生导师）
　　　　　刘建平（河北省中医院　主任医师　教授　博士生导师）

刘　力（陕西中医药大学　主任医师　教授　硕士生导师）
刘启泉（河北省中医院　主任医师　教授　博士生导师）
刘绍能（中国中医科学院广安门医院　主任医师　教授　博士生导师）
毛高平（中国人民解放军空军特色医学中心　主任医师　教授　博士生导师）
孟立娜（浙江省中医院　主任医师　教授　硕士生导师）
宁守斌（中国人民解放军空军总医院　主任医师　教授　博士生导师）
彭丽华（中国人民解放军总医院　主任医师　副教授　硕士生导师）
尚占民（首都医科大学附属朝阳医院　主任医师　教授　硕士生导师）
沈　洪（江苏省中医院　主任医师　教授　博士生导师）
盛剑秋（中国人民解放军总医院第七医学中心　主任医师　教授　博士生导师）
舒　劲（甘肃省中医院　主任医师　教授　博士生导师）
宋耿青（美国凯斯西储大学 Metrohealth 医疗中心神经胃肠动力科主任）
苏娟萍（山西省中医院　主任医师　教授　硕士生导师）
唐艳萍（天津市南开医院　主任医师　教授　硕士生导师）
王　静（应急总医院　主任医师　教授）
王　敏（贵州中医药大学第一附属医院　主任医师　教授　硕士生导师）
王垂杰（辽宁省中医院　主任医师　教授　博士生导师）
王化虹（北京大学第一医院　主任医师　教授　博士生导师）
王瑞玲（中国人民解放军火箭军特色医学中心　主任医师　副教授　硕士生导师）
王晓素（上海中医药大学附属岳阳中西医结合医院 主任医师 教授 博士生导师）
王彦刚（北京中医药大学第三附属医院　主任医师　教授　博士生导师）
魏良洲（青岛大学附属医院　主任医师　教授　博士生导师）
温艳东（中国中医科学院眼科医院　主任医师　教授　博士生导师）
吴　东（北京协和医院　主任医师　教授　硕士生导师）
吴咏冬（首都医科大学附属北京友谊医院　主任医师　副教授　硕士生导师）
徐宝宏（首都医科大学附属北京潞河医院　主任医师　副教授　硕士生导师）
徐有青（首都医科大学附属北京天坛医院　主任医师　教授　博士生导师）
杨　倩（河北省中医院　主任医师　教授　博士生导师）
杨晋翔（北京中医药大学第三附属医院　主任医师　教授　博士生导师）
杨胜兰（武汉协和医院　主任医师　教授　博士生导师）
姚树坤（中日友好医院　主任医师　教授　博士生导师）
鱼　涛（陕西省中医医院　主任医师　教授　硕士生导师）
原丽莉（山西白求恩医院　主任医师　教授　硕士生导师）
张　川（首都医科大学附属北京同仁医院　主任医师）
张北平（广东省中医院　主任医师　教授　博士生导师）
张发明（南京医科大学第二附属医院　主任医师　教授　博士生导师）
张勤生（河南省中医院　主任医师　教授）
张声生（首都医科大学附属北京中医医院　主任医师　教授　博士生导师）
赵洪川（中日友好医院　主任医师　教授　硕士生导师）
赵文霞（河南中医药大学第一附属医院　主任医师　教授　博士生导师）
周正华（天津中医药大学第一附属医院　主任医师　教授　硕士生导师）
朱　莹（湖南中医药大学第一附属医院　主任医师　教授　博士生导师）
朱进霞（首都医科大学　教授　博士生导师）
邹多武（上海交通大学医学院附属瑞金医院　主任医师　教授　博士生导师）

学术秘书

刘　倩　独思静　王　欣　丛　禹　毛心勇　国　嵩　张　涛　王亚杰
方霜霜　潘雨烟　罗梦雪　徐楚楚　吴宝麒　陈格格　崔玉容　陈　琳
陶紫晶　曹　增　杨　洋

序 一

毛主席曾经在《七律二首·送瘟神》中这样写道，"绿水青山枉自多，华佗无奈小虫何"，这是解放初期我国遇到的血吸虫病的问题，但是通过广大医务工作者的不懈努力，最终克服了疾病。面对新型冠状病毒肺炎疫情，我们现代中医快速反应、积极应对，与西医同行并肩战斗，取得了令世界瞩目的成绩。可见在治疗疑难疾病方面，中西医协作是必然趋势。

中医学博大精深，入门易，学精难。要做到学用一致，以治愈疑难疾病。传统中医的精华需要每一代中医人认真传承，但中医药的发展更需要包容开放。现代中医药学的发展以传承和守正为前提，方可厚积薄发、精进升华。新故交融，在传承中求创新，在创新中求发展，这是中医药发展的规律。

作为医生，当以解决临床问题为最终目标，当从自身加强处理问题的能力。中西医学是两种不同的理论体系，各有所长。在临床中参考现代医学是必要的。但是也不要被西医束缚了思路。本著作的形成是临床医生以"腹胀"为攻克点，中西医协作的又一典范。希望大家都能通过这种实践方式来学习，中西医发挥各自特长，互相交流，共同进步，真正解决问题，为医学事业兴旺发达而努力，为祖国强盛而奋斗。

路志正

2021 年 8 月

序 二

现代科学技术迅猛发展，大数据、人工智能等多学科、跨专业合作为医学发展带来广阔空间，但仍有很多医学问题找不到原因。西医在近现代发展迅速，在维护人类健康中扮演着重要角色。中医药是中国文化的瑰宝，在几千年的发展历程中经历了历代医家的传承与发展，为中华民族的繁衍昌盛做出了巨大贡献。在中国当前国情下，中医和西医是维护人民群众健康的两种不可或缺的手段。而这两种手段，并非相互隔绝独立，而是可以相辅相成、互相促进。

在这次全国上下团结一心抗击新型冠状病毒肺炎战役之中，中西医都发挥了各自的优势，再一次证明中西医各有所长，无孰优孰劣之争，疗效是根，愈病救人是本。中西医整合具有强大的生命力。

多年来，魏玮主任团结广大中西医优秀人才，在"胃肠功能及动力学"研究方面做了大量的工作，成功举办了多届"北京胃肠功能动力疾病中西医整合医学论坛"，为广大消化科同仁提供了非常可贵的交流平台与学习机会。可喜的是，《消化系统疑难病——腹胀的中西医整合方略》即将刊印，该书分别从中、西医不同的角度探讨了腹胀的诊疗思路，是一本难得的好书，具有很好的临床应用与推广的价值，鉴于该书的出版对广大中西医人员有很高的参考价值，是为序！

樊代明

2021 年 8 月

前　言

　　随着时代的发展、医学水平的提升，疾病谱也在发生着变化，慢性病已经成为影响死亡率的主要原因。由于慢性病危险因素众多，病因不明，发病机制复杂，现代医学对此的治疗效果有限。中医学以整体观为理念，以中药多靶点、多通路的作用特点对慢性病进行干预，临床发现每获良效，但临床证据不足。因此将中西医进行整合，可能会获得最佳的治疗效果。

　　由中国中医药研究促进会消化整合医学分会主办，中国中医科学院望京医院、北京积水潭医院、北京大学第一医院承办的中国中医药研究促进会消化整合医学分会消化疾病中西医整合医学论坛已连续举办十届。在国医大师路志正先生与樊代明院士支持下，会议实录——《消化系统疑难病中西医整合方略》系列丛书相继出版。

　　本书是第八届中国中医药研究促进会消化整合医学分会消化疾病中西医整合医学论坛的会议实录，本次论坛以"腹胀"为题，云集国医大师路志正教授、中国工程院樊代明院士、中国工程院李兆申院士、北京协和医院柯美云教授、首都医科大学附属北京中医医院李乾构教授及北京中医药大学东直门医院田德禄教授等84名国际中西医消化一线专家精彩演讲及点评内容，对腹胀的中西医诊治话题进行了充分交流。感谢所有与会参加发言的专家，部分章节尊重专家个人意见未予署名。

　　本书作为会议实录，以中西医整合方向为指导，以国内最新的腹胀研究进展为切入点，分别从中医、西医的角度探讨腹胀的病因、病机、诊断、治疗及临床研究，突出了当代消化界专家对腹胀治疗的思想、经验、方法及腹胀的最新研究进展，以期充分展示中医与西医在该领域的最新研究成果和学术水平。

魏　玮

2021 年 8 月

目　录

院士论坛 ··· 1

第一节　从整合医学谈医学文化的重塑 ································· 2
第二节　慢性胰腺炎临床研究进展 ····································· 8
　　■ 拓展 ··· 11

版块一　中西医对腹胀的不同认知——前沿进展 ·········· 13

第一节　腹胀治疗心悟 ··· 14
第二节　经方的魅力——从厚朴七物汤治疗腹胀谈起 ········ 21
第三节　老年患者腹胀的诊治特点 ····································· 29
第四节　老年患者腹胀的中医治疗 ····································· 31
第五节　中医补土法在腹胀治疗中的具体应用 ·················· 32
　　■ 拓展 ··· 33
第六节　中医补土法理论源流与应用指导 ························· 34
　　■ 拓展 ··· 35
第七节　胃肠功能紊乱与腹胀的中西医诊断及常见病因 ····· 36
　　■ 拓展 ··· 37
第八节　胃肠功能紊乱与腹胀的中医认识 ························· 39
第九节　功能性腹胀与腹部膨胀的诊断 ····························· 41
　　■ 拓展 ··· 41
第十节　功能性腹胀与腹部膨胀的病理生理特点 ·············· 42

版块二　腹胀多维度临床资料的剖析——中西医的不同视角 ·········· 43

第一节　肠源性多巴胺及其在肠黏膜中的保护作用 ··········· 44
第二节　糖尿病相关腹胀的中医诊治 ································· 47
第三节　肝硬化腹胀的发生机制 ··· 54
第四节　中医对肝病腹胀的认识及治疗原则 ····················· 55
第五节　便秘与腹胀 ··· 56
　　■ 拓展 ··· 58
第六节　腹胀西医诊治临床资料采集特点 ························· 60
第七节　腹胀中医诊治临床资料采集特点 ························· 61

　　　　■ 拓展 ·· 62
　　第八节　腹胀的中医证候特点 ·· 62
　　第九节　腹胀的中医治疗特点 ·· 63
　　第十节　肠道屏障功能与腹胀 ·· 64
　　　　■ 拓展 ·· 65

版块三　菌群与腹胀——从肠计议 ·· 69
　　第一节　难治性腹胀的未来：FMT？ ····································· 70
　　第二节　中医药治疗功能性胃肠病的特色诊疗优势 ·················· 77
　　第三节　微生态制剂在腹胀治疗中的应用 ······························· 81
　　第四节　Hp 感染与腹胀 ··· 82
　　第五节　Hp 感染与消化不良 ··· 83
　　第六节　IBD 与腹胀 ·· 84
　　　　■ 拓展 ·· 85
　　第七节　腹胀与饮食习惯的相关性 ·· 86
　　　　■ 拓展 ·· 87
　　第八节　腹胀的饮食治疗 ·· 87
　　第九节　益生菌在腹胀中的应用 ··· 89
　　第十节　中医学如何看待菌群在腹胀中的作用 ······················· 90

医学新知 ··· 93
　　第一节　猴头菌在消化系统疾病中的治疗价值研究进展 ············ 94
　　第二节　胃黏膜保护与损伤及胃黏膜保护剂的应用 ················· 97

版块四　腹胀的心身医学观——医学新知 ···································· 105
　　第一节　腹胀需要心身同治 ·· 106
　　　　■ 拓展 ·· 108
　　第二节　慢性假性肠梗阻的诊疗进展 ···································· 115
　　第三节　从西医学角度谈中枢神经药物的使用 ······················ 120
　　第四节　从中医药角度谈中枢神经系统药物 ························· 122
　　第五节　腹胀合并心理障碍的中医临床治疗思路 ··················· 124
　　第六节　心身医学模式下腹胀的整体整合治疗 ······················ 125
　　第七节　腹胀的贴敷治疗 ·· 127
　　第八节　中医外治法在腹胀治疗中的应用 ···························· 128
　　第九节　西医消化心理理论的探讨 ······································· 129
　　第十节　中医疏肝理论与腹胀 ·· 129

版块五　腹胀治疗的临床感悟——经验总结 ································ 133
　　第一节　功能性胃肠病的症状理解——腹胀 ························· 134
　　第二节　枳术丸在腹胀治疗中的运用 ···································· 138
　　　　■ 拓展 ·· 141

第三节　从病因谈乳糜泻与腹胀···144

第四节　乳糜泻的临床表现与中医治疗···144

第五节　治疗腹胀的常用经方··145

第六节　从虚实谈经方在腹胀治疗中的运用···146

第七节　抗生素在腹胀治疗中的选用原则··147

第八节　抗生素在腹胀治疗中的运用···147

第九节　急性胰腺炎患者的腹胀诊治···148

　　■ 拓展···150

第十节　胰腺炎患者腹胀的中医诊治···151

第十一节　中成药治疗腹胀的体会···152

第十二节　中成药在腹胀中的合理运用···152

　　■ 拓展···153

版块六　病例讨论···157

大会寄语··163

　　路志正教授···164

　　田德禄教授···164

　　李乾构教授···164

　　柯美云教授···165

　　李兆申院士···166

院士论坛

第一节　从整合医学谈医学文化的重塑

　　整合医学十分重要，提出不到 10 年时间 [1]，在中国乃至国际上引起强烈反响。美国已把促进医学发展的国家战略从 precision medicine 改成 all of us research program。作为世界医学发展的风向标，WHO 也专门成立了整合医学处。因此，无论是为了顺应世界医学发展的潮流，还是体现我国医学发展的优势，我们都应该去提倡和践行整合医学。2019 年全世界创办了好几种整合医学英文杂志；中国工程院成立了包含 81 位院士阵容的整合医学发展战略研究院；《整合医学》专著的第六卷已经出版 [2]；150 余位院士联名向中国科学技术协会和国家民政部提交报告，申请成立中国整合医学会；2019 年 4 月 28 日第五届中国整合医学大会举行，有 83 位院士、181 位大学校长或副校长、约 3000 位院长共 20 000 余人参会，当天在线收看超 300 万人次。在这次会议上，向张亭栋教授和陈竺院士颁发了整合医学的首届大奖，奖金 100 万元人民币。一个学术会议能形成如此的盛况，前所未有，这是整合医学的魅力。

　　整合医学的理论已提出近 10 年，但究竟应该怎么做呢？这是大家非常关注且经常讨论的问题。就这个问题，在这近 10 年间，我曾先后做过 8 个讲座并将其在不同杂志发表，题目包括《整合医学，走向医学发展新时代》《整合医学是未来医学发展的必然方向（整合医学初探）》《整合医学是未来医学发展的必由之路（整合医学再探）》《整合医学是未来医学发展的必定选择（整合医学纵论）》《医学和科学》《医学的系统论和整合观》《医学的反向研究（整合医学的研究方法）》《医学文化的传承和重塑》。上述 8 个讲座引起了医学界的广泛讨论和深入思考，特别对现今医学实践中出现诸多问题的现实原因及可能解决的办法尤为关注。当然，意见并不统一，有质疑才会获得正确结论，有问题才会走向正确方向。本文主要想强调整合医学实践中的三个方面，即三个 R：reverse medical research、real medical practice 和 reconstruction of medical culture。第一个 R 讲研究，整合医学强调反向研究，现在的医学研究多是单方向的，单方向通常有片面性，一直走是走不回来的，它只是一种证实（verification）的做法，医学同时要证伪（falsification），只有形成闭环式的研究，才能揭示人体整体乃至生命的本质。第二个 R 讲临床，即正确（或真实、非人为化）的医学实践。过去医疗界没有统一规范，医生治病各行其是、各自为政，比较混乱。现在有了指南，又规定得太刻板，求大众化、大概率，看人千人一面，开药千人一方，说话千篇一律，其实世界上没有两个完全相同的病人，所以不能以偏概全。要解决前两个 R，最重要的是第三个 R，即医学与医生，包括民众的医学教育。用什么教育，文化为先。现今的医学文化确有问题，不能简单传承，因为自然变了，社会变了，人的生活习惯变了，医学也要变，医学文化更要变，所以医学文化要加以重塑。

　　本文重点讨论医学文化的重塑。为什么要讲文化？因为文化是最重要的。我们对科学文化很熟悉，也看得很重。医学中充满了科学，但不只是科学，所以我们不仅要尊重科学文化，而且要从中向医学文化发展。众所周知，科技对人类的贡献极大，科技的发展已使我们有能力上九天揽月，下五洋捉鳖，飞机满天飞，汽车满地跑……科技确实使我们探索世界的能力得到长足发展，但这是否意味着我们人类胜利了呢？其实，人类的生存与发展现今已经受到极大挑战，可以说是史无前例。同样，医学对人类做出了很大的贡献，我们从来没活得像今天这么长，也从没活得像今天这么健康，但现代医学的发展受到质疑也从没有今天这么激烈，同样是史无前例。最近新型冠状病毒肺炎对世界经济、社会，特别是生命的影响难道不是如此吗？面对激烈的社会震荡，人类将去向何处？曾记得，1988年，法国总统请了75位诺贝尔奖获得者在一起讨论究竟怎么办。最终提出一份宣言，宣言的最后一句话是："To survive, men must go back 25 centuries to learn the wisdom of Confucius."意为人类要活得好，只有回到2500年前向孔子学习智慧。孔子生活在春秋战国时期，那时诸侯纷争，连年混战，周朝败落，礼制崩溃，民不聊生。在社会极度动荡之下，诸子百家、三教九流在一起展开激烈争论，以孔子为代表的一大批思想家，他们前看2500年，后想2500年，中华民族5000多年的文化精髓在哪里？就是以人为本的整体观，就是天人合一的整合观。

人类对世界的认识是怎样形成的？初始，人类对自然界的理解是四元素说，认为自然界由四种成分组成，即水、火、气、土。众所周知，人类的发展随着生产工具和生活工具的发展而发展，所以人类开始以水沾土，烧泥为陶，随之产生陶文化；在陶的基础上升高温度，烧制成瓷，随之形成了瓷文化；后来，人类学会了冶炼和采矿技术，学会了青铜器的制作技术，又形成了青铜文化。这以后生产技术不断提高，生产工具不断发展，人类不断进步，到了今天，不能逐一赘述。

科技用来干什么？一是改造自然以提高人类生活质量，用以救生；二是制造武器进行战争，用以杀生。古往今来世界性或局部性战争中因由技术发展造出的武器所致死亡的人数无法计算。科技本无目的，但为什么具有如此鲜明的双刃性呢？就是缺少一个世界大同的文化来引领。

事实上，医学初始的发展是主观认识和客观认识并行。客观认识主要指医术，中医的医术主要靠道家，从葛洪到陶弘景到孙思邈，没有他们，中医发展到不了现在的水平。主观认识是指人文或者心理学等，中医早期发展主要靠佛教和儒教。所以三教对于中国文化乃至于中国医学的贡献功不可没。具体分析：佛教讲修心，强调"净"，干净的净，人要做到心净不容易；道教讲养生，强调"静"，安静的静，人要做到处变不惊，也很难；儒教讲治国，强调"敬"，尊敬的敬，要敬畏自然，敬畏社会，要想人人为我，首先我为人人。

原本是主客观并举的医学发展，后来由于客观认识发展慢，主观认识越来越丰富，于是成了当时医学的主宰。医生治疗疾病的手段是语言、药物、手术刀，手术刀和药物是不得已而为之，通过语言调护病人的抵抗力，治愈疾病才是最重要的。正如特鲁多所说："To cure sometimes, to relieve often, to comfort always."医生主要起到舒缓和安慰的作用，而真正能够治愈病人的情况是很少的，要靠病人自己治愈自己。甚至发展到：在国外，人们匍匐在上帝脚下求生；在中国，人们跪倒在神龛面前求救命，这就是经验医学时代的状况。继后，是两个事件改变了这个状态：一是天文学革命催生了科技革命，典型的代表人物，比如16世纪的哥白尼、17世纪的牛顿、18世纪的拉瓦锡、19世纪的爱因斯坦……二是科技革命催生了医学革命，人类经历了两次卫生革命，第一次卫生革命是从200年前开始的，先后有30多种烈性传染病不断肆虐人间，在欧洲，某个国家1周内人口死亡1/2甚至2/3，在纽约甚至出现用火车拉棺材现象。是谁拯救了人类？是科学。一大批科学家把科学方法引入医学，将人类从这场劫难中拯救出来，所以科学功不可没！

但当时建立的许多科学研究方法更适用于传染病，即一个病因一个病，一个药品就搞定。但是应用于人体自身紊乱导致的慢性病，这些研究方法就暴露出很大的局限性。因为绝大多数慢性病目前找不到病因，只能针对危险因素进行治疗，一个疾病危险因素有很多，用简单的、直接的、静止的研究方法去研究难以获得真实的结果，加上环境、社会、心理因素的参与，所得结果未必有利于临床应用。我们一直在用这种思维和方法，按照体外静止的"物"来研究动态变化的人体。时至今日，存在三大问题。第一个问题，医学一味地向技术和微观发展，导致了两个 O 和一个 F。也就是 over specialization，专业过度分化；over division，专科过度细化；fragmented knowledge，医学知识碎片化。第二个问题，医学成了"等待医学"。什么是等待医学呢？一个人从健康到死亡是一个连贯的过程，我们人为地画一条标准线作为世界的指南，符合这条标准线才纳入治疗，其实到这个时候医疗手段已经杯水车薪，医务人员已力不从心了。老百姓一辈子挣的钱最后放到疾病的终末期或生命的最后时刻全部用完，却不一定能挽救生命，这就是等待医学。第三个问题，医学成为"对抗医学"，就是把疾病当作敌人来看。对待传染病，将其当作敌人是对的，但自身产生的病不能当成敌人来看，应该看成自身健康的组成部分，要加以呵护或调整，一味对抗，最后结局可能不是消灭了"敌人"，反而是毁坏了自己。比如肿瘤，现代医学都是主张杀死癌细胞，中医学则主张要调节，带瘤生存。

上面列举的这三个问题都是由不完全正确的医学文化造成的。外国是游牧文化，游牧文化提倡争斗，"你死我活"。一片领地，只有赶走对手，自己才能生存。中国是农耕文化，提倡和谐，提倡双赢，"你活我也活"。外国讲究斗争哲学；中国讲究和谐文化。我想正确的医学文化应该是因地制宜、因时制宜、因人而异，当斗则斗，当和则和。

当前环境下，医学异化也是一个严重问题，导致不是医生的事也让医生来做。如妊娠本是正常现象，现在高危妊娠诊断频见，高危孕妇需要 B 超月检，虽然主流观点主张 B 超对孕妇没有副作用，但对胎儿的长期影响还有待进一步明确；成长状态不同时期的学龄儿童也被诊为诸如多动症、自闭症、抑郁症等"问题"；由于社会对美的认知发生改变，成年以后无论男性、女性，很多人选择整容整形手术；中老年记忆力减退、性功能障碍者的诊断比例不断升高，其实这些可能只是正常的生理性变化。这都是社会文化改变导致医学异化的表现。

此外，生命过程中一些正常的现象被当作疾病。如随着年龄增长，血压、血脂、血糖略有升高是合理的。但现代医学不这样认为，把这类"患者"依照年轻人的标准进行治疗，一吃药就需终身不改。法国 50 岁以上的人群中被诊断患有"三高"中一高的占到 80%，其实大部分人是由于没有考虑年龄等因素而导致诊断标准过低而"确诊"的。

现今的医学文化总体讲出现了三大偏向。第一是科学对人体的研究已经走得很远，但对生命本质的研究却非常滞后，有些魂不附体。第二是数千年来世界各地的文化对人体的认识和对生命的呵护已经十分到位且温暖，但现在是在用只有短暂历史的单域的基督教文化来影响甚至取代全球医学文化，有些力不从心。第三是人类疾病谱已经发生根本性变化，但我们仍然用单一的研究方法来解释其本质，有些事与愿违。为了避免这三种偏向引发未来出现更大的问题，医学文化必须从如下四个方面加以重塑。

第一要坚持医学的人文性。

医学过去以人文为主，引入科技后，与人文渐行渐远，这是不对的。人类的知识分成两种，一种是显性知识，就是可以用科学求证、用文字表达、用符号表示的知识，这种知识只占总体的 20%，还有 80% 的知识是隐性知识，后者是"心中了了、纸上难明"，"只可意会，不可言传"，难以用文字表达，难以用符号表示，需要依赖意境认知、整体思维、综合判断，这就是"文不达言，言不达意"的含义。医学知识主要是隐性知识，外科手术切一刀、缝两针、盖三块敷料、吃四种药、周五出院，只是一般的医学技术、一般的医学常识，起码不能称之复杂的医学知识，最多只能称作人学人会的显性知识。正如有外科医生打趣地说，我们肯定能教会猴子做手术，但我们教不会猴子不做手术。

什么是医学人文？医学人文是保障生命安全，维护、呵护生命尊严的人类文化，是文化的最高境界。人性是动物性加上理性。人是动物进化而来，不可能没有动物性，动物性就是指本能，如新生儿无须教育或练习就能吞咽，这一功能需要用到11对神经和25块肌肉，生下来就会，这就是本能，也即动物性的体现，再如求偶也是无师自通的本能。本能是指无意识地保护自我，保障生命存在的能力，通常表现为利己。与之相对的理性则是利他，即要为别人做点事，"要想人人为我，首先我为人人"。利他到了最高境界就成为英雄，利己走向极端则成为罪犯。这是值得大家思考的一个问题。

从哲学上讲，人性主要有两个追求，第一是追求幸福，这是显而易见的，没有人愿意追求痛苦。第二是追求不朽，追求"长生不老"。现在对于死亡的观念与以往大不相同了。传统对死亡的态度是"天有不测风云，人有旦夕祸福"，任之去即可。但现在不同了，第一，现在死亡的时间从未知变为已知，患者甚至可以提问："我还有多久啊？"这是科技发展、社会进步使得死亡由未知走向已知所导致的问题。人固有一死，不知道确切的生命终点，也就无所畏惧。最令人恐惧的是生命终点明确了，人处在等待生命终点的状态中是很痛苦的。第二，现在死亡的地点从家里转移到病房。过去患者去药店买药，回家养病；现在是把终末期的患者送到医院去救治。这种文化是怎么产生的呢？西方国家的传教士进入一个新的地域或社会后，首先会建立教堂，实现文化的传播，随后建立和发展医院，二者结合称作教会医院。第三，现在的死亡方式从自然死亡转变为技术死亡。医疗主体可以通过输液、呼吸机等治疗手段维持生命体征，也可以通过停止治疗终止生命体征，以此"控制生死"，也就是"技术干预死亡"。我们须知，对于疾病到了终末期，一个没有自主活动能力以实现自我意志，甚至没有自主意识的患者，强行通过医疗器械与药物维持呼吸和心跳，生命等同于他人眼中监视屏幕上的医疗数据，这样的生命是没有意义的，也是没有尊严的。我们应当改变对于死亡的这种观念，"不朽"能不能做到呢？身体与生命的不朽固然是不可能的，但我们也许可以从观念上、精神上追求"永恒"。第一是物质性不朽，人是由各种物质组成的，死亡以后躯体的组成物质不会消失，而是重归世界，世界到处都有"我的"物质，这就是物质性不朽。第二是生物性不朽，也就是宗族血脉的传承，父生子，子生孙，子子孙孙，无穷匮也，动物、植物都一样，一代接一代，一茬接一茬。只要子孙血脉尚存，就能实现个人的生物性不朽。第三是社会性不朽，就是指人通过立功立德立言等个人活动获得成就，延续事业且对社会存在影响，就能实现个人的社会性不朽。第四是精神性不朽，也就是"要想人人为我，首先我为人人"，只要利他行为对社会或他人产生积极影响，不会被社会或他人遗忘，就能实现个人的精神性不朽。

过去中国的祭祀仪式特别是丧葬仪式，很多都是服务于实现人类对不朽的追求的。比如，那时，老人离世前要静卧在自家正厅完成三个交接：家政的交接，家产的交接，以及家风的交接。逝者的子孙会从五湖四海赶回家中，称为奔丧。争取到这个时刻，对生者和逝者的心灵都是莫大的慰藉，否则成为终身遗憾。离世后盖棺定论，孝子贤孙要守灵，一是追忆老人生前的艰辛和对社会、家庭的贡献，二是追悔自己在逝者生前对其没有尽善尽美地孝敬。最后，逝者入土为安，灵牌被恭敬请入宗族祠堂，与列祖列宗同享后人祭祀。这套完整的礼仪能够较好地保障生命的尊严，能够确认逝者有意义的人生。现在的丧葬制度失去了这样的功能。现今患者病重时会被送往医院，交给医护人员，家属只负责支付医疗费用，却不能陪伴床前，患者死亡后直接被送往停尸房、火葬场，不能体现亲情的温存，也不能彰显生命的意义，更不能维护生命的尊严。

第二要坚持人体的整体性。

人体是因整体才有生命的，一再对人体进行分解，甚至将整体分解到微观水平，对生命不一定就有重要意义。对生命和疾病如何寻根溯源？人类基因组计划似乎追寻到了根源，并由此分析疾病危险因素，进而有望预测易感疾病，甚至期望作为疾病治疗的根本。现在看来是大失所望。究其原因，整体的生命被无限破分后，是无法代表原有整体的，就像一个杯子摔碎后很难还原成原来的杯子一样。某个专业只掌握或只了解了一个小小方面的知识，不要认为就能代表整体生命的本身。现在我们对多数专业的认识可能只有1%左右，甚至达不到1%，那你最多只是在1%的范围内是正确的，而用到剩下未知的99%的范围则不一定正确。有人认为，通过努力最终掌握剩余的99%，这种想法是难以实现的，因为剩余的99%变化无穷，荀子说"人定胜天"，那只是人类的理想。而且这种"细分细究"不仅不能阐释整体的本质，有时可能脱离了本质。爱因斯坦指出，科学追求纯粹性、明晰性和精准性，是以牺牲完整性为代价的[3]。

第三要坚持生命的复杂性。

生命是很复杂的、非线性的和动态存在的，绝对不是简单的、线性的和静止存在的。社会对于生命的阐释众说纷纭，每一种解释都有其正确性和局限性。举例而言，"活人"要满足三个条件：身体、生命及意识，三者必须兼备。"死人"是只有身体，没有生命，没有意识；"麻醉"后的人则是有身体，有生命，没有意识（局部麻醉则局部没有意识，全身麻醉则全身没有意识）。麻醉分三种：全麻、局麻、全麻加局麻。十几年前笔者就提出，对很多病人，全麻加局麻是最好的麻醉方法，当时有人有意见认为这是过度用药。笔者认为不是这样的，全麻虽然也能达到局部"不疼"的效果，却达不到局部微观层次的舒缓状态，如果联合了局麻，则麻醉药品用量少，最后临床效果会更好。这个观点的正确性现在已被证实[4, 5]。

医学很容易理解两个极端状态——高与低、大与小、多与少、快与慢……但对两者之间的状态是很难理解，也是很难正确把握的。临床上的误诊率可能远高于我们心目中的数据：阑尾炎在我国台湾的误诊率为30%，在美国为27%。有些不明确的腹痛诊断为阑尾炎，有可能是肠痉挛误诊。美国、英国、德国，包括中国，都曾有1000例以上的尸检报告中25%～35%的诊断与临床实际是不相吻合的——既然临床诊断是错的，治疗会是对的吗？

美国心理学家罗森汉组织了9名健康的心理学专家伪装成精神病患者到美国最大的精神病中心看病，结果没有一个医生、护士把他们识破，反而给他们进行了2～52天的治疗。这篇文章发表在 Science 上，叫《神经病房的正常人》[6]。这个事例生动诠释了临床诊断的复杂性和困难程度。造成这种情况的原因是，现今所用的研究方法是平面的、二维的思维，但是生命是立体的、三维的，甚至是四维的，是随时间的变化而变化的，有时维度更高。

第四要坚持研究的真实性。

现在的很多研究方法不是不对，而是有很大的局限性，如抽样方法得到的研究结果，并不能真正代表整体。前瞻性研究也不能取代回顾性研究。过去的观点认为前瞻性研究最科学，但这不意味着它一定最正确。前瞻性研究进行的是实验，回顾性研究得到的是经验；前瞻性研究得到的是结果，回顾性研究得到的是效果；前瞻性研究是人为地把两个因素在最短时间内进行比较所得的结果，它是人为的，有可能正确，但很多脱离了实际，回顾性研究可能是数万例病例数千年周期内研究所得的结果，它更加符合医学实际，因此我们提倡反向的研究。正如要确定一条路是否通往自己的目的地，就像迷路后问路一样，可以询问路对面走来的人是否是从自己的目的地走来，这就是反向思维，以此来纠正自己的取向。

反向研究包括前与后的反向、左与右的反向、上与下的反向、顺时针与逆时针的反向……还有对现在研究成果再研究这个最大的反向。一般情况下，一种药有效率达到 70%，但会被用于 100% 的患者，因为我们并不知道哪些是那 30% 无效的人。其实更应该研究那剩下的 30% 为什么无效，这是最大、最好的反向研究。纵观人类历史，很多重大发现都是反向研究的结果。人类其实是习惯于反向思维的，是通过反思、反省才走到了今天。

屠呦呦老师对青蒿素的研究就是运用了反向思维：一种植物叫作青蒿，"三月茵陈四月蒿，五月六月当柴烧"，三月份的植物能退黄，四月份的植物能抗疟疾，而到五月六月的植物就只能当柴烧了。什么成分丢失了？是青蒿素。别的研究者用水提取青蒿素，总是失败，屠老师运用反向思维，用乙醚提取，就获得了成功。事实上，青蒿素项目的提出本身也是反向思维的产物——在青蒿素之前治疗疟疾的药物是奎宁，奎宁耐药后才有了研发青蒿素的需求；现在，青蒿素又出现耐药了，屠老师团队又有了新的研究方向。

五四运动引进了两个"先生"，一个是德先生，Democracy，我们在民主方面曾经走过弯路，所以现在习近平总书记提出来要建设社会主义的民主法治；另一个是赛先生，Science，我们在科学上做得还不够好。科学史家乔治·萨顿说，科学对人类的贡献主要是精神动力，而物质动力只是副产品，但我们现在却专门追求副产品，追求技术。这是近一百年中国原始创新很少的原因所在，所以现在党中央提出必须把创新作为引领发展的第一动力。民主做好了，科技做好了，我们就够了吗？不！其实我们遇到了极大的挑战。这在本文开头已讲过了。怎么办呢？在科技和民主高度发展的当下，只有把中国文化与之整合起来形成新的人类文化，包括医学文化，我们才能走向胜利。科学技术是无目的的，可以用来杀人，也可以用来救人，医学也是一样。如何才能正确利用科学技术？如何才能正确开展医学服务？要靠正确的文化来引领！正确的文化就是中国博大精深的整体观、整合观，与西方的还原论相整合。对医学来讲，怎么整合？只有坚持医学的人文性、坚持人体的整体性、坚持生命的复杂性和坚持研究的真实性，在此基础上构建整合型的健康服务体系，包括整合型的医学教育体系、整合型的医学研究体系、整合型的医疗服务体系、整合型的医学预防体系特别是整合型的医学管理体系，才能使我们在实施健康中国战略、保障人类健康的事业中走得更快，走得更远，走得更好。

（樊代明）

参 考 文 献

[1] 樊代明. 整合医学初探 [J]. 医学争鸣，2012，3（2）：3-12.

[2] 樊代明. 整合医学：理论与实践 [M]. 北京：世界图书出版公司，2019.

[3] 阿尔伯特·爱因斯坦. 我的世界观 [M]. 方在庆译. 北京：中信出版集团，2018.

[4] 冯肇洪，张建华，刘东辉. 全麻加局麻联合麻醉和单纯全麻用于鼻内窥镜下鼻窦手术的比较 [J]. 国际医药卫生导报，2006，（20）：45-46.

[5] 宋扬，兰水清，李晓斌. 异丙酚全麻加利多卡因局麻在无痛性纤维支气管镜检查中的应用 [J]. 临床肺科杂志，

2007，（12）：1333-1334.

[6] Dl R. On being sane in insane places[J]. Science, 1973, 179(4070): 250-258.

第二节 慢性胰腺炎临床研究进展

一、胰腺的形态、位置与功能

胰腺是人体里一个位置隐匿的器官，"隐居"在腹膜后，毗邻结构复杂，兼具内外分泌重要生理功能。胰腺在中医学中称作脾，从西医解剖学角度看就是一个很小的器官。但是一个小小的器官，却是人体的第二大腺体。

胰腺是长棱柱状的，分为头、体、尾三部分。胰头较宽大，在第2腰椎右前方，被十二指肠所环抱，后方有胆总管、肝门静脉和下腔静脉。胰体是胰腺的中间大部分，横跨下腔静脉、腹主动脉、左肾及左肾上腺前面。胰尾是左端狭细部，抵达脾门后下方。在胰腺的实质内偏后方，与胰腺的长轴平行，有一条起于胰尾向右横贯其全长的主排泄管，称为胰管。胰管沿途汇集各小叶导管，最后与胆总管合并，共同开口于十二指肠大乳头。在胰头上方有时可见一小管，行于胰管的上方，称为副胰管，开口于十二指肠小乳头。

胰腺位于胃的后方，位置较深，在第1、2腰椎水平横贴于腹后壁，为腹膜外位器官。胰腺前面隔网膜囊与胃相邻，后方有下腔静脉、胆总管、肝门静脉和腹主动脉等重要结构。胰腺的上缘约平脐上10cm，下缘约相当于脐上5cm处。由于胰腺的位置较深，前面有胃、横结肠和大网膜等遮盖，故胰腺病变时，早期腹壁体征往往不明显，从而增加了诊断的困难性。

二、慢性胰腺炎的研究背景

胰腺的功能有很多，关于胰腺的疾病也有很多，其中最常见的就是胰腺癌、急性胰腺炎和慢性胰腺炎。这三个病有着密切的联系，其中胰腺癌是全球性的难症，患者的存活时间只有4～6个月，早期诊断困难、切除率低、生存期短，到目前为止没有发现有效的治疗方案。急性胰腺炎发病急、病程短、死亡率高，且治疗费用高昂。慢性胰腺炎为胰腺实质的慢性炎症，其病因与胆道结石合并胆道感染的关系较大，其次与酒精中毒、甲状旁腺功能亢进症、高脂血症、营养不良、遗传等因素相关，多见于中年以上的男性。慢性胰腺炎表现为持续性的上腹痛，呈阵发性加剧，并向左肩及腰背部放射，仰卧位时加重，俯坐位时减轻，并有脂肪泻、糖尿病等并发症。

1995年，Michael L.Steer、Irving Waxman等在《新英格兰医学杂志》（NEJM）的综述中仍将慢性胰腺炎称为一种"神秘"的疾病，认为其病因不清，病程复杂，缺乏明确的治疗方案，临床转归不可预测。慢性胰腺炎最主要的病理改变之一是胰管结石，往往会导致梗阻性胰腺炎，出现反复腹痛，同时由于胰液分泌不足导致严重的营养不良。目前我国慢性胰腺炎治疗的现状是机制仍不明晰，无法根治，病程漫长，预后不良；外科手术创伤大，微创治疗在国内几乎空白。

三、慢性胰腺炎的病因

长期过量饮酒、胆道疾病和胰腺外伤为慢性胰腺炎的主要病因。

需要引起我们注意的是，慢性胰腺炎因酒精所致者，在美国约占 49%，在日本约占 67%，而在我国占 76%。我国是一个啤酒大国，对于酒精的消耗是很多的。西方国家慢性胰腺炎患者的易感基因在我国慢性胰腺炎患者中与健康对照组比无明显的表达差异。酒精性慢性胰腺炎是由于酒精本身和（或）其代谢产物的毒性和低蛋白血症，造成胰腺实质进行性的损伤和纤维化；也可能是由于酒精刺激胰腺分泌，增加胰腺对胆囊收缩素（CCK）刺激的敏感性，使胰液中胰蛋白酶和蛋白质的含量增加，Ca^{2+} 浓度增高，形成一些小蛋白栓阻塞小胰管，导致胰腺结构发生改变，形成慢性胰腺炎。酒精性慢性胰腺炎胰腺钙化较多。

胆道疾病为病因者以胆囊、胆管结石为主（约占 77.2%），其次为胆囊炎、胆道狭窄、肝胰壶腹括约肌功能障碍和胆道蛔虫等。胆道疾病可诱发频发的胰腺炎，继而胰腺弥漫性纤维化、胰管狭窄、钙化，最终导致慢性胰腺炎。胆囊炎还可通过淋巴管炎引起慢性胰腺炎。

目前我国慢性胰腺炎的发病越来越趋向儿童化。

四、慢性胰腺炎的临床表现

由于我国的慢性胰腺炎诊断愈加标准化，1996 ～ 2003 年，慢性胰腺炎患者患病率有逐年上升的趋势。从症状来讲，慢性胰腺炎与消化动力学有密切的关系，同样有腹胀的情况出现。但是其第一症状是腹痛，第二症状是腹胀、排气、消化不良，第三症状是腹泻，胰腺炎患者的大便是恶臭的。

在慢性胰腺炎的临床表现中腹痛占 60% ～ 100%，疼痛可能是间歇性或慢性，部位常在上腹部，可放射至左、右季肋部，左侧肩部及背部。开始时，持续几小时到几天，随疾病进展，腹痛日趋频繁，持续时间增加。腹痛在仰卧位时加剧，坐位、前倾位、屈膝位或俯卧位时缓解；饮酒、进油腻食物可诱发腹痛。劳累时可使腹痛加重。一部分患者无典型的疼痛症状，后期随着胰腺内外分泌功能下降，疼痛程度可能会减轻，甚至消失。

轻到中度的慢性胰腺炎患者仅有食欲缺乏、腹胀等消化不良的症状。随着脂肪酶和胰蛋白酶的排量下降，可出现脂肪泻或伴随粪便中蛋白质丢失，患者排出大量恶臭有油脂的粪便。患者由于害怕疼痛而进食很少，体重减轻加重，并有多种维生素特别是脂溶性维生素缺乏的表现。少数患者有低蛋白血症，出现全身性水肿、皮肤皱褶增多、头发枯萎等表现。

慢性胰腺炎可引起脾静脉受压及血栓形成引起脾大、胃底静脉曲张破裂出血；胰腺假性囊肿壁的大血管或动脉瘤受胰腺分泌的消化酶的侵蚀而破裂出血；胰腺分泌碳酸氢盐减少并发消化性溃疡和出血，从而导致并发上消化道出血，患者表现为呕血和黑便。

五、慢性胰腺炎的病理学

从病理学结构和功能的损害去论述，胰泡损害和结构损害导致外分泌功能障碍，比如脂肪泻。内分泌功能障碍，会引起糖尿病。若是引起胰腺假性囊肿和良性的胆道狭窄，还会引起结石或代谢的问题。我国的慢性胰腺炎患者脂肪泻从 2013 年开始累计 10 年内发生率为 23%，20 年发生率为 30%，30 年为 48%。慢性胰腺炎与喜食肉类有很大的关系，同时与糖尿病也有很强的关联性，据 2013 年统计，有近一半的慢性胰腺炎患者合并糖尿病。胰腺假性囊肿的并发率男性高于女性。我国 3、5、10 年累计慢性胰腺炎合并胆管结石的发生率分别为 0.6%、1.0% 和 1.3%，无性别差异。吸烟大于 60 包 / 年和发病年龄作为其危险因素，其中，起病越晚越危险。患者往往都是先从胰腺炎开始，慢慢转变为胰腺癌。

病程早期的发作期，胰腺因水肿、脂肪坏死和出血而肿大，但基本病理倾向是纤维化，胰管扩张，胰管内偶见结石形成。在静止期，覆盖胰腺的腹膜增厚、不透光，表面有结节状隆起的白点。慢性胰腺炎后期，胰腺变细、变硬，或呈不规则结节样硬化，有弥漫性纤维组织增生和钙质沉着，并可有假性囊肿、胰管扩大及胰管内碳酸钙结石，胰腺小叶大小不一、结构模糊。

显微镜下可见程度不等的纤维化和炎症代替了腺泡和胰岛组织，偶有小脓肿。愈合的坏死区有纤维化和异物反应及潴留性囊肿。主胰管及其分支有不同程度的狭窄和扩张，管腔内有稠厚黏液与组织碎屑，胰管可有鳞状上皮增生。

慢性胰腺炎的特征为胰腺组织进行性纤维化，目前无控制和逆转纤维化的有效办法。临床治疗的主要目标是控制腹痛发作频率和程度，去除病因和纠正存在的胰管梗阻因素、延缓胰腺内外分泌功能减退，以期改善和提高患者的生活质量。

六、慢性胰腺炎的内镜治疗及团队治疗经验

2018 年在广州发布的《慢性胰腺炎诊治指南》中提到：慢性胰腺炎的特征为胰腺组织进行性纤维化。目前尚无控制和逆转纤维化的有效方法。临床治疗原则是祛除病因、控制症状、改善胰腺功能、治疗并发症，以期提高患者的生活质量、节约社会医疗资源。主要治疗方法有药物、内镜下逆行胰胆管造影术（ERCP）、体外冲击波碎石（ESWL）和外科手术。其中最核心的问题是胰腺结石的处理。对于消化内科医师而言，可以联合应用 ERCP 与 ESWL 完整去除胰管结石，而将外科手术作为这两种技术的补救方式。

内镜下治疗简单、有效、微创、能重复应用，可作为大多数慢性胰腺炎的首选方法。内镜治疗主要用于慢性胰腺炎导致的 Oddi 括约肌狭窄（狭窄性十二指肠乳头炎）、胆总管下端狭窄、胰管开口狭窄和胰管结石。

长海医院消化内科是国内首家开展胰腺结石 ESWL 治疗的中心，自开展 9 年来共计完成 7500 余例次操作。通过体外冲击波碎石，把胰管结石震碎，随后通过 ERCP 将结石取出。为改善胰管通畅性，部分患者还要在胰管内放置支架，起到通畅胰液引流的作用。

胰管结石 ESWL 的适应证是大于 0.5cm 阳性胰管结石；或因胰管结石位置不佳导致 ERCP 插管失败。胰管结石体外冲击波碎石的禁忌证主要有胰腺恶性病变、胰腺脓肿、存在凝血功能障碍等，震波传递路径存在动脉钙化，腹腔动脉瘤等。ESWL 的传递路径是皮肤、肌肉、肝脏到胰腺，中间会涉及胃肠道、结肠、肋骨，可能发生相应并发症。

体外冲击波对胰管结石的碎石治疗流程如下：患者术前一天晚 8 点后禁食，可服用降压药等药物，术中常规采用静脉麻醉，予以心电监护、吸氧；能量 1 ～ 6 级，冲击波频率 60 ～ 120 次 / 分，每个震波周期冲击次数 ≤ 5000 次。

在我国，慢性胰腺炎内镜治疗仅占 17%，手术占 13%。我们团队做了国际上最大样本

量的研究，1135 例慢性胰腺炎患者，随访 36 个月，再通过药物后续治疗，成人结石清除率达 94.4%，腹痛缓解率达 91.3%，这说明我们比外科手术做得还要好。我们团队还做了安全性研究，共 3000 多例慢性胰腺炎患者，在国际上首次提出 ESWL 并发症三级、五类标准，并且证实其安全性也有明显提高。

七、案例分析

案例 1：女性患者，45 岁，胰管多发结石。通过 ESWL，将结石碎小，再通过 ERCP 取石，术中取出了白色碎渣样胰管结石，住院 5 天后检查发现，结石完全清除。

案例 2：男性患者，10 岁，腹痛 3 年，每次持续 2～3 个月。经过检查发现胰管内多发结石。通过扩张胰管，将结石取出。

案例 3：患者在外院既往 ERCP 显示有高密度结石影，只能放置支架，转至我中心，开展 ESWL 后发现，胰管内结石影变淡，再次行 ERCP 后显示，结石已被清除。

案例 4：女性患者，27 岁，胰管中存在 X 线下不显影的阴性结石，临床表现为反复发作急性胰腺炎 3 年，平均 2～3 次 / 年，既往体健，无药物过敏史，无吸烟、酗酒等不良嗜好。实验室检查：常规检查（－），自身免疫指标（－），IgG、IgG4（－）。查体：BMI 16.5kg/m^2，无阳性体征，诊断为复发性胰腺炎。影像学检查：胰腺 CT 平扫＋增强、胰腺 MRI 平扫＋增强可见胰管底信号充盈缺损影，超声内镜（EUS）、磁共振胰胆管成像（MRCP）发现 1.5～2cm 的巨大白色蛋白栓样结石，进行 ESWL，结石碎开，遂通过 ERCP 取出碎渣样结石。

总结长海医院 18 年的临床研究，可归结为 12 字经验："胰带一路，牢记使命，胰路前行"。自 2001 年起，临床采用胰腺疾病多学科协作（MDT）模式，以胰腺为纽带，消化内科、胰腺外科、病理科、影像科、肿瘤科、放疗科和核医学科等多学科协同，将基础与临床相结合，以转化医学为导向，以关键难题为目标，聚焦胰腺癌早期诊断和综合治疗、重症胰腺炎综合救治新模式、慢性胰腺炎微创治疗新体系，使我中心成为全国最大、国际三大慢性胰腺炎治疗中心之一。

经过长期研究，最终形成了"药物（medicine）→ ESWL →内镜（endoscopy）→手术（surgery）"的慢性胰腺炎"MEES"治疗新体系。长海医院累计治疗慢性胰腺炎患者 12 000 余例次（为全球最多），总有效率为 95%，并发症发生率为 5%，手术率降至 5%。2017 年，本研究团队主编了国内首部相关专著：《慢性胰腺炎基础与临床》及其英文版 *Chronic Pancreatitis: from Basic Research to Clinical Treatment*（*Springer*）。2018 年，由中国医师协会胰腺病专业委员会慢性胰腺炎专委会组织牵头，在广州召开会议更新了我国《慢性胰腺炎诊治指南》和《胰腺外分泌功能不全诊治规范》。

（李兆申）

拓展———————————————————————·———————————————

一、慢性胰腺炎的内科治疗

内科治疗的常用方式是去除病因、止痛和胰酶不足的替代治疗。戒酒和积极治疗胆道疾病，是治疗慢性胰腺炎的两大主要措施。如戒酒能使半数以上酒精性胰腺炎患者疼痛缓解，并可停止或延缓胰腺实质破坏的进展。三酰甘油增高 [5.7mmol/L（500mg/dl）] 需以他汀类药物逐步控制（阿托伐他汀的起始剂量为 10～20mg/d）。硫唑嘌呤等药物可引起胰腺炎，故应注意清除这些可能的原因。

慢性胰腺炎患者外分泌不足可使 CCK 对胰腺的刺激加重，使疼痛加剧。胰酶可抑制 CCK 的释放和胰酶分泌，使疼痛得到缓解。H₂ 受体阻断药或质子泵抑制药可降低胰液的分泌量，降低胰管内压以减轻疼痛，另外还能增加胰酶制剂的疗效，因为保持胰酶活性的最佳 pH 为 6.0。CCK 受体阻断药（丙谷胺 600mg/d）也有一定疗效。如经治疗，疼痛无改善甚至加重者，可试用生长抑素衍生物奥曲肽治疗，每次餐前 100～200μg，皮下注射，症状减轻后改为中、晚餐前或仅在中餐前注射 1 次，以后再改为口服胰酶制剂。

胰酶制剂有助于改善消化吸收不良、脂肪泻。比较理想的胰酶制剂应是肠溶型、微粒型、高脂酶含量、不含胆酸。目前常用的有胰酶肠溶胶囊、复方消化酶胶囊、米曲菌酶肠溶胶囊等。

二、慢性胰腺炎的手术治疗指征

手术的目的为解除胰管梗阻、缓解疼痛及保证胰液和胆汁流出通畅。手术指征：反复发作的顽固性疼痛；胰腺假性囊肿或囊肿形成；可能合并胰腺癌；有胸膜瘘且经内科治疗无效；胆总管受肿大胰腺压迫出现黄疸；有脾门静脉血栓形成和门静脉高压引起的出血。

版块一
中西医对腹胀的不同认知——前沿进展

第一节 腹胀治疗心悟

一、腹胀的含义

腹胀是消化系统疾病的常见症状，指患者感觉腹部部分或全腹胀满，伴或不伴有腹部外形胀大。古代文献少有对腹胀的单一论述，一般描述为"腹胀"或"腹满"，也有些包含在"痞满""聚证"等疾病之中，或作为外感或内伤病程中的一个症状出现[1]。

腹胀是临床常见病症，狭义上指罗马Ⅳ标准定义的功能性腹胀，广义上指功能性疾病和器质性疾病导致的各种腹胀。引发腹胀的常见器质性疾病包括胃下垂、结肠炎、肝炎、肝硬化、腹水、肠梗阻等（不在本次讨论范畴）。导致腹胀的常见功能性疾病包括肠易激综合征、功能性便秘、功能性消化不良、功能性腹胀等。对于功能性疾病和器质性疾病引起的腹胀，除了针对病因去治疗，还可以参照辨证施治的原则去治疗，采取一些相似治法，即"异病同治"。

虽然腹胀没有一个明确的界定标准，但是对于功能性腹胀，罗马Ⅳ标准有明确界定的概念，其诊断标准必须包括以下两项：①反复出现的腹胀和（或）腹部膨胀，平均至少为每周1日；同时腹胀和（或）腹部膨胀较其他症状突出。②不符合肠易激综合征、功能性便秘、功能性腹泻和功能性消化不良餐后不适综合征的诊断标准。诊断前症状出现至少6个月，近3个月符合上述诊断标准。此外，腹胀可伴有轻度腹痛及轻微的排便异常。现代医学关于功能性腹胀的发病机制并不明确，可能与胃肠动力异常、食物（乳糖等）不耐受、肠道细菌过度生长、内脏高敏感性、精神心理因素、腹壁肌肉张力减弱等有关。治疗上，以生活习惯（饮食）调整、促进胃肠动力、调节肠道菌群、抗焦虑抑郁治疗、精神心理治疗等方式为主。罗马Ⅳ标准提出：肠易激综合征（IBS）、功能型便秘（FC）、功能性腹泻（FDr）、功能性腹胀（FB）之间有着与生理病理机制特征相联系的症状谱，这些疾病之间有时可以相互转化、相互演变。大便由稀到干，FDr可以转化为FC，腹泻型肠易激综合征（IBS-D）可以转化为便秘型肠易激综合征（IBS-C），反之亦然。随着腹痛增强，FC可以转化为IBS-C，FDr可以转化为IBS-D，反之亦然。从淡化疾病、强调症状角度看，这种理念和强调整体观念的中医学认知接近。

二、病因病机

中医学更加淡化疾病，更加强调辨证。不同的疾病，如果有相同的阶段，那么就有相同的病机本质，中医基础与临床连接的一个关键点是证候。腹胀的病因有起居失常、七情郁结、饮食内伤、感受外邪等。从脏腑来说，肝、脾与腹胀的关系是最为密切的。首先强调的是肝，因为肝为刚脏，肝主疏泄，调畅气机。另外，脾升胃降，脾胃是气机升降的枢纽。上述病因引起肝失疏泄、气运不畅，以及脾胃虚弱、运化失常、升降失常等病机变化，产生气结、血瘀、食积、痰饮、湿浊、湿热、寒凝等代谢产物（病理因素），进一步导致气机失常，从而引发腹胀[1-3]。关注腹胀的论治，笔者根据临床情况，做了一些思考，总结为"十纲"。

三、腹胀的"十纲"论治

（一）"十纲"的思想来源

王永炎、严世芸主编的《实用中医内科学》指出内伤杂病的特点：以脏腑气血阴阳失调为主。临床上多以虚实为纲，再辨脏腑。寒热为标，正虚为本。寒热常与其他邪气并见。瘀滞是实证的病机基础，包括气滞、血瘀、水湿、痰饮等。

高宪敏、杨晋翔主编的《中医内科学》指出：内科疾病的辨证要点不外辨别寒热虚实、在气在血、在腑在脏、属湿属痰。

李乾构、周学文、单兆伟主编的《实用中医消化病学》指出消化病的病机：主要包括寒热、虚实、痰湿及气血阴阳失调等。

基于内科疾病的特点和临床体会，我们多从"气血、虚实、寒热、脏腑、痰（饮）湿"十纲辨治腹胀。

（二）从气血论治腹胀

1. 气血功能失调导致腹胀

气、血两者关系密切，相互依存、相互作用，即"气为血之帅，血为气之母"。生理状态下，气能生血、行血、摄血，血能生气、载气。病理状态时，气虚不能摄血致血散，气虚、气滞不能行血致血瘀，血虚不能载气而气散，还有血瘀气行受阻而气滞等。

2. 常见气血失调证型及用药

（1）气虚血散证

主要症状：脘腹胀满，大便不坚，或时结时溏，溏则腹胀稍减，结则渐加小便清利，甚则混白如泔等。

治法：健脾理气。

选方：以四君子汤去白术加木香、泽泻、当归、芍药（《张氏医通·腹满》）。

配伍：用党参、黄芪、太子参、当归之类健脾补气敛血，木香、芍药等理气消胀。

（2）气虚血瘀证

主要症状：腹胀纳呆，食后增加，气短乏力。腹中可有疼痛，夜间明显，舌质暗等。

治法：健脾补气兼以活血。

选方：以四君子配合丹参饮、四物汤等活血化瘀方剂。

配伍：用党参、太子参、黄芪、白术之类健脾补气，配合三七粉、丹参、赤芍、当归、川芎等活血化瘀。

（3）气滞血瘀证

主要症状：脘腹痞满，胸胁胀满，嗳气，纳呆，可伴有脘腹疼痛，舌质暗等。

治法：疏肝理气活血。

选方：以柴胡疏肝散、四逆散之类方与丹参饮、四物汤等活血化瘀方剂合方加减。

配伍：用柴胡、川芎、香附、枳实、木香、沉香、川楝子、青皮等疏肝理气活络之品，与丹参、鸡血藤、山慈菇等活血化瘀之品合用。

（4）血虚气散证

主要症状：腹中夯闷，面色苍白，头晕眼花，心悸失眠，大便干燥等。

治法：养血敛气。

选方：以四物汤为代表，加乌梅、五味子等调气。

配伍：用当归、川芎、熟地等养血，白芍、乌梅、五味子等酸敛肝气。

（三）从虚实论治腹胀

1. 腹胀是临床常见虚实夹杂证

腹胀可分为实胀和虚胀。《张氏医通》载："胀满悉属脾虚，运化不及，浊气填塞所致。"脾胃虚弱是腹胀的发病基础，嗜食肥甘厚味，产生痰饮、湿浊、食积等病理产物，损伤脾胃，从而导致脾胃虚弱。既可因虚致实，又可因实致虚，形成虚实夹杂证，包括脾虚湿蕴、脾虚痰阻、脾虚食滞。治疗此类证候，理脾为先。

2. 常见虚实夹杂证型及用药

（1）脾虚湿蕴证

主要症状：湿阻中焦，表现为脘腹胀满，困怠乏力、头身沉重、泄泻等。

治法：健脾除湿，行气和胃。

选方：以平胃散为代表，配合健脾之品。

配伍：用苍术、厚朴、陈皮、半夏、砂仁、泽兰除湿，配合党参、茯苓、白术健脾。

（2）脾虚痰阻证

主要症状：腹满，喉间痰鸣，咽部不利，舌淡，苔腻等。

治法：健脾化痰。

选方：以二陈汤为代表，配合健脾之品。

配伍：用陈皮、半夏、茯苓、生姜、紫苏除湿化痰，理气和中，配合党参、白术、砂仁等健脾。

（3）脾虚食滞证

主要症状：脘腹胀满，进食后加重，不欲饮食，嗳腐吞酸，大便酸臭等。

治法：健脾和胃，消食导滞。

选方：以枳实消痞丸为代表。

配伍：用枳实、厚朴行气除满，焦神曲、生山楂、鸡内金、麦芽消食和胃，党参、白术、茯苓等健脾。

（四）从寒热论治腹胀

1. 寒热有别，治疗迥异

腹胀可分为热胀和寒胀。《伤寒六书》言："脾为中央之土，所以腹满多属太阴也；常病者，为里实，去从下之；时减者，为里虚，当温之……大抵阳热为邪，则腹满而咽干，阴寒为邪，则腹满而吐利。"热胀主要症状为腹胀持续存在，咽干，病性为实热，病机为胃肠实热，治法为清热泻下；寒胀主要症状为腹胀时轻时重，吐利为害，病性为虚寒，病机为脾胃虚寒，治法为温胃健脾。总体来说，临床寒胀多而热胀少，因人身之气，热则流通，寒则凝滞。

2. 寒胀、热胀的治疗

（1）脾胃虚寒证

主要症状：腹胀纳呆，脘腹痛而喜温喜按，口淡不渴，畏寒喜暖，大便稀溏，小便清长或不利等。

治法：健脾温中，暖肠理气。

选方：以理中汤、附子理中汤为代表，配合理气之品。

配伍：用桂枝、干姜、附子、肉豆蔻、荜茇、丁香、小茴香等健脾温中，配合木香、乌药、厚朴、陈皮等理气之品。若命门火衰，应脾肾同治，加用肉桂、补骨脂等品。

（2）胃肠实热证

主要症状：脘腹胀满，腹痛，大便不通，口渴，烦躁等。

治法：攻下泻热。

选方：以承气类方为代表。

配伍：用大黄、枳实、厚朴、芒硝、决明子等。

（3）胆热脾寒证

主要症状：胁腹胀满，口苦口干，心烦易怒，失眠易醒，便溏，手足不温等。

治法：清热散寒。

选方：以柴胡桂枝干姜汤为代表。

配伍：以辛温之干姜、桂枝配伍寒凉之黄芩、牡蛎，为寒热配伍。

（五）从脏腑论治腹胀

五脏六腑有病，皆可出现腹胀，但是与肝、脾二脏关系更为密切，腹胀的治疗要重视肝、脾[4]。

1. 从脾论治

《赤水玄珠·痞气门》指出："腹满痞塞，皆土之病也。"《张氏医通》载："胀满悉属脾虚，……初起健脾舒郁为先，弱人或稍久，必用参、术、芪、芍大补脾气为主，而佐以消化。"常以四君子汤健脾补气、培土固本为代表。药物可选用人参、茯苓、白术、炙甘草、黄芪、山药、党参、太子参等。

（1）脾虚气滞证

主要症状：脘腹痞满，或连及胸胁胀满，嗳气，伴气短、乏力等。

治法：健脾益气，行气消胀。

选方：以香砂六君子合五味异功散为代表。

配伍：用人参、白术、茯苓、陈皮、半夏等品。

（2）脾虚气陷证

主要症状：脘腹胀满，伴气短乏力、脘腹坠胀、中气下陷等脾气升举无力的表现。

治法：健脾益气，升阳举陷。

选方：以补中益气汤为代表。

配伍：用升麻、柴胡、葛根、黄芪等品。

2. 从肝论治

《景岳全书·痞满》云："怒气暴伤，肝气未平而痞。"肝气郁结、肝郁化火均可导致腹部胀满、嗳气反酸等。

（1）肝气郁滞证

主要症状：情志抑郁，两胁腹胀满，善太息，不思饮食，情志不遂可加重等。

治法：疏肝理气。

选方：以四逆散、柴胡疏肝散、四七汤为代表。

配伍：用柴胡、麦芽、青蒿、香橼、佛手、青皮、香附、川芎、薄荷等品。

（2）肝郁化火证

主要症状：胁腹胀痛，心烦易怒，面红舌红，口干口苦等。

治法：清肝泻火。

选方：以龙胆泻肝汤、金铃子散为代表。

配伍：用龙胆草、川楝子、黄芩、栀子、夏枯草等清泻肝热，柴胡、香橼、佛手、青皮、香附等疏肝理气。

（3）肝郁脾虚证

主要症状：胸胁胀满疼痛，情志抑郁，善太息，纳食减少，腹胀便溏等。

治法：疏肝健脾。

选方：以逍遥散为代表。

配伍：以党参、茯苓、白术、炙甘草等健脾，当归、柴胡、白芍、薄荷等疏肝。

（六）从痰（饮）湿论治腹胀

1. 痰（饮）湿导致腹胀的病机

脾胃失健，运化不及，痰湿内生（内湿），外湿困脾，内外湿邪交感，同气相求，困阻中焦，阻滞气机，损伤阳气，蕴久化热，导致气滞湿阻、寒湿困脾、湿热内蕴；湿聚日久，化饮成痰，停于体内脏腑组织，夹杂湿邪、食积，形成饮停肠间、饮停于胃、痰湿中阻、痰湿食滞[5]。

2. 痰（饮）湿腹胀的治疗

（1）气滞湿阻证

主要症状：腹胀，进食后明显，胁下胀满或疼痛，嗳气、纳差，小便短少，大便不爽，舌苔白腻等。

治法：疏肝理气，行湿除满。

选方：以柴胡疏肝散合胃苓汤为代表。

配伍：用陈皮、川芎、枳壳、香附、柴胡、白芍等疏肝理气，厚朴、苍术、泽泻、猪苓、茯苓等化湿。

（2）寒湿困脾证

主要症状：脘腹胀满或疼痛，不思饮食，四肢倦怠，或头痛昏重，胸膈痞满，呕吐泄泻等。

治法：温中理气，燥湿除满。

选方：以厚朴温中汤、藿香正气散为代表。

配伍：用木香、厚朴、大腹皮等理气除满，半夏、茯苓、苍术、藿香、佩兰等除湿化浊，干姜、草果、紫苏等散寒。

（3）湿热内蕴证

主要症状：脘腹痞闷，或嘈杂不舒，恶心呕吐，口干不欲饮，口苦，纳少，舌苔黄腻等。

治法：清热化湿，理气消痞。

选方：以泻心汤合连朴饮为代表。

配伍：用大黄、黄连、黄芩等泻热，厚朴、枳实等理气，半夏、石菖蒲、陈皮等祛湿。

（4）饮停肠间证

主要症状：腹满，肠鸣沥沥，口舌干燥，小便不利，大便秘结，或见身体浮肿。

治法：攻逐水饮。

选方：以己椒苈黄丸为代表。

配伍：用防己、椒目、葶苈子、大黄等。

（5）饮停于胃证

主要症状：脘腹胀满，胃中有振水声，恶水不欲饮，呕吐清水痰涎，胸闷不食，头眩心悸，舌苔白腻等。

治法：温化痰饮。

选方：以苓桂术甘汤、外台茯苓饮为代表。

配伍：用茯苓、桂枝、白术、清半夏、苍术等。

（6）痰湿中阻证

主要症状：脘腹痞塞不舒，胸膈满闷，头晕目眩，身重困倦，呕恶纳呆，小便不利，舌苔白厚腻等。

治法：除湿化痰，理气消痞。

选方：以二陈平胃汤为代表。

配伍：用半夏、藿香、苍术、茯苓等除湿化痰，陈皮、厚朴、枳实、紫苏梗等理气消胀，党参、白术、砂仁等健脾和中。

（7）痰湿食滞证

主要症状：腹胀或痛，纳呆嗳气，或便秘，咳嗽痰多，舌苔腻等。

治法：消食导滞，利湿化痰。

选方：以橘半枳术丸、顺气消食化痰丸为代表。

配伍：用陈皮、枳实、白术、苏子等健脾理气，半夏、竹茹、胆南星等利湿化痰，神曲、谷芽、麦芽、山楂等消食导滞。

四、中成药的应用

（一）常用中成药

由于腹胀目前尚未作为一个单独的疾病来论述，常伴随消化不良、便秘等症状，中成药的选用可参照2017年中华中医药学会脾胃病分会发布的《功能性消化不良中医诊疗专家共识意见》《便秘中医诊疗专家共识意见》。常用中成药包括四磨汤、厚朴排气合剂、健脾消食口服液、越鞠丸、胃肠安丸、枫蓼肠胃康颗粒等。

（二）中成药的作用机制

1. 促进胃肠动力

胃肠动力障碍是腹胀常见的发病机制，研究表明枳实导滞丸、四磨汤、健胃消食口服液等具有促进胃肠动力的作用。枳实导滞丸可以明显降低小鼠胃内残留率，增强胃排空和升高小肠推进率[6]。一项临床试验表明，健胃消食口服液联合穴位贴敷能够显著增强功能性消化不良患儿的胃动力，改善胃肠功能及临床症状，疗效显著且安全性好。四磨汤可以改善慢性应激导致的小鼠胃肠功能障碍[7]。

2. 调节内脏敏感性

P物质、一氧化氮（NO）、5-羟色胺（5-HT）等作为中枢和外周神经递质，在感觉调控方面起着重要的作用，可以引起内脏敏感性升高，导致腹胀。一项治疗儿童功能性消化不良的试验表明，胃肠安丸联合多潘立酮较单独应用多潘立酮能显著升高P物质、NO、5-IIT水平[8]。我们的一项研究提示：枳实总黄酮苷可改善功能性消化不良大鼠内脏高敏感性。厚朴排气合剂、枳实导滞丸、麻仁丸均含有枳实总黄酮苷[9]。

3. 调节肠道菌群

中成药治疗腹胀的机制还有调节肠道菌群。四磨汤可使便秘时异常增生的大肠埃希菌、乳酸菌、双歧杆菌减少，甚至恢复到与正常对照组无差异[10]。火麻仁水煎液（0.075～0.300g/ml）可明显促进肠道菌群生长，使菌落清晰可见，无密集成堆[11]。

五、饮食调护

食物对胃肠道的影响是多方面的。食物可以是病因，食物对肠道的刺激、食物过敏、食物不耐受等，产生一系列病理变化，包括影响胃肠动力、影响胃肠道激素分泌、升高肠腔内渗透压、影响肠道菌群等，从而导致腹胀、腹痛、腹泻、便秘等疾病。食物也可以作为治疗方式。特别是低FODMAP（即难吸收的短链碳水化合物，如果糖、乳糖、多元醇、果聚糖、低乳半聚糖）食谱可应用于IBS，其他具有相似消化不良症状的疾病也可以应用。

富含FODMAP成分的食物有茄子、洋葱、紫甘蓝、蜂蜜、奶酪、牛奶、西瓜、苹果、樱桃、玉米等。临床接诊腹胀患者时，应做好饮食方面的健康宣教。

《黄帝内经》云："饮食自倍，肠胃乃伤。"可利用"药食同源"理论，通过辨证施食，干预腹胀的治疗。常见食疗方如下：

山楂麦芽茶：山楂30克，麦芽30克，鸡内金15克。泡水代茶饮。具有促进消化、消食解胀的作用。

健胃麦芽粥：麦芽100克，糯米50克，冰糖适量。熬粥食用。具有行气消食、健脾开胃的作用。适合于食积、腹胀、食欲不振者。

紫苏茶：紫苏叶10克。泡茶饮用。对于脘腹气滞、痞闷作胀的患者可选用。

六、小结

腹胀指患者感觉腹部胀满，伴或不伴腹部外形胀大，我们在这里着重讨论功能性腹胀的治疗。腹胀的病因包括起居失常、七情郁结、饮食内伤、感受外邪等。腹胀的基本病机是气机失常，与肝脾胃关系密切。脾胃之升降、肝之疏泄均可影响气机。我们临证常从"气血、虚实、寒热、脏腑、痰（饮）湿"十纲论治腹胀。中成药可参照《功能性消化不良中医诊疗专家共识意见》（2017）、《便秘中医诊疗专家共识意见》（2017）应用。临证应重视对腹胀患者进行饮食的健康宣教。

（张声生）

参 考 文 献

[1] 崔羽.中医药辨证治疗功能性腹胀的探索性研究 [D].北京：北京中医药大学，2013.

[2] 邹思政，张怡，杨榕，等.调气降浊法治疗功能性腹胀探微 [J].江苏中医药，2018，50（3）：33-35.

[3] 张红英，王进海，李永，等.功能性腹胀发病机制的研究 [J].西安交通大学学报（医学版），2013，34（6）：789-792，802.

[4] 燕麟，周正华.“腹胀满”诊治探析 [J].中医药导报，2017，23（15）：11-14.

[5] 崔洪旭，周正华.周正华治疗功能性腹胀学术思想探析 [C].中国中西医结合学会消化系统疾病专业委员会.第二十九届全国中西医结合消化系统疾病学术会议论文集，2017：659-661.

[6] 李媛，董乃娥，郭玉成.枳实导滞丸对小鼠胃排空和小肠推进的影响 [J].承德医学院学报，2008（2）：212-213.

[7] 蔺晓源，刘柏炎，易健，等.四磨汤对不同模型小鼠胃肠运动及血清胃动素、生长抑素的影响 [J].中华中医药杂志，2013，28（3）：772-774.

[8] 周秀荣，苏瑞红，徐贵芳，等.胃肠安丸联合多潘立酮治疗儿童功能性消化不良的效果观察 [J].河北医科大学学报，2018，39（1）：77-81.

[9] 李培彩，张声生，吴震宇，等.枳实总黄酮苷对功能性消化不良模型大鼠内脏敏感性的影响 [J].北京中医药大学学报，2016，39（12）：1027-1032.

[10] 李丹丹，肖新云，赵先平，等.四磨汤口服液对脾虚便秘小鼠肠道微生物及酶活性的影响 [J].中国微生态学杂志，2015，27（2）：135-138.

[11] 吴宿慧，李寒冰，吕宁，等.火麻仁与人源肠道菌相互作用的初步研究 [J].中草药，2019，50（5）：1189-1197.

第二节　经方的魅力——从厚朴七物汤治疗腹胀谈起

一、厚朴七物汤源流

经方，即中医经典方，是以张仲景的方剂为代表，历经时空筛选、具有明确效验的中医经典方剂 [1]。这些经方从古代一直沿用至今，其中，出自《金匮要略·腹满寒疝宿食病脉证治》的厚朴七物汤，堪称治疗腹胀的“第一方”。“病腹满，发热十日，脉浮而数，饮食如故，厚朴七物汤主之。”厚朴七物汤由厚朴三物汤与桂枝去芍药汤合并变化组成，全方共七味药，分别是厚朴、甘草、大黄、枳实、桂枝这五味药，加上药食两用的食材：大枣和生姜。

在中医学的世界观中，阴阳理论是其看待万物的革新理论。《素问·阴阳应象大论》曰：“阴阳者，天地之道也，万物之纲纪，变化之父母，生杀之本始，神明之府也。治病必求于本。”对于这张处方，我们也从阴阳角度加以剖析。

二、主要药物与分析

厚朴七物汤中厚朴、枳实、大黄三药为苦味药，其味酸苦涌泄，其性属阴，是为阴药；甘草、大枣、桂枝、生姜四药性味辛甘发散，是为阳药。尤在泾《金匮要略心典》云："枳朴大黄，所以攻里；桂枝、生姜，所以攻表；甘草、大枣则以其内外并攻，故以之安脏气，抑以和药气也。"此七味药体现出内外兼治，兼安内脏的配伍方法，这是临床常用的一种处方手法。

（一）厚朴

厚朴味苦、辛，性温，为本方君药。此药行气消积，燥湿除满，降逆平喘，主要应用于湿阻中焦所致的脘腹胀满，食积气滞所致的腹胀便秘，以及痰饮咳喘、痰气互阻之梅核气等证[2]。西药药理研究表明，它对黏膜溃疡有明显的抑制作用，还可以对抗组胺所致的十二指肠痉挛；同时，还可促进胃肠运动功能，保护胃黏膜[3]，抗腹泻[4]，并对盐酸型溃疡有明显抑制作用[5]。其成分厚朴酚能促进海马神经元再生，有抗抑郁作用[6]。

张仲景运用厚朴治疗不同病因所致的腹满或痛，以治疗肠腑为主时，如厚朴生姜半夏甘草人参汤、厚朴七物汤、大承气汤、厚朴三物汤，厚朴的使用可达到250g。而用于治疗咽喉部及胸肺部疾患时，剂量较小，仅用100～200g。可见，仲景使用厚朴以大剂量通下，小剂量疗上[7]。

（二）枳实

枳实味苦、辛、酸，功能破气消积，化痰除痞，主治积滞内停，痞满胀痛，大便秘结及泻痢后重。它的药理作用，主要是通过促进胃排空，加速肠蠕动[8]及抑制肠平滑肌[9]来体现。

从中、西医两个方面可以看到，枳实、厚朴这两个药物在行气导滞方面的疗效是很确切的。

（三）大黄

大黄，又名川军，是治疗腹胀便秘常用的一味药。这也是一味清热药，其性味苦寒，能泻下攻积，清热泻火，凉血解毒，活血祛瘀。主要用于肠道积滞，大便秘结，血热吐衄等方面。药理研究显示，其有泻下[10]、解热[11]、降低血浆黏度[12]及兴奋平滑肌的作用[13]。大黄在不同的炮制方法下，表现出的功效倾向有所差异[14]。酒大黄被普遍认为有上行的作用，对于肝性脑病引起的腹胀效果比较好。经过蒸制的大黄，泻泻作用会被抑制，收敛止血的作用会突显出来[15]，用于腹泻患者，会体现出不同的效果。

以上三味药是苦寒药。

（四）桂枝

桂枝是伤寒第一方桂枝汤的君药。桂枝味辛、甘，性温，功能发汗解肌，温通经脉，助阳化气，平冲降气。可以用于风寒感冒，脘腹冷痛，血寒经闭，关节痹痛，痰饮，水肿，心悸，奔豚等病证。

桂枝也可以治疗腹胀，它的药理作用很丰富，与本方相关的方面，主要是抗病毒、抗菌、解热、镇静[16-17]。桂枝是非常重要的一味药，《伤寒论》中用桂枝的方剂有41方，约占全书112方的36.6%，条文达70余处，所用遍及三阴、三阳、表里、寒热、虚实诸证[18]。在厚朴七物汤中，桂枝是调整方剂阴阳比例的重要药物。

（五）生姜

生姜是药食两用药材，在厨房就能经常见到。生姜的主要功能是解表散寒，温中止呕，化痰止咳，主要用于风寒感冒，胃寒呕吐，寒痰咳嗽。药理研究方面，生姜可以保护胃黏膜、止吐、抑菌抗炎[19]，对胃肠道功能有很明显的促进作用。路志正路老一个很重要的养生方式，就是食用醋泡姜。路老将生姜切成一元硬币大小，放入醋中（以黑醋为佳）浸泡3日，加少许白糖，在每天早餐时食用三片，能起到振奋阳气的作用。生姜是非常好的一个药，也是中药处方常用的一个药。

（六）甘草

甘草味甘，性平，功能补脾益气，清热解毒，祛痰止咳，缓急止痛，调和诸药，主要用于脾胃虚弱，倦怠乏力，心悸气短，咳嗽痰多，脘腹、四肢挛急疼痛，痈肿疮毒，缓解药物毒性、烈性等。药理作用主要是能够减小肠管自发性收缩的幅度，缓解平滑肌痉挛，以及抗炎镇痛、调节免疫[20]。在本方中，甘草主要起缓急止痛，调和诸药的作用。

（七）大枣

大枣味甘，性温，也是药食两用的一味药。功能补脾和胃，益气生津，调营卫，解药毒。主治胃虚食少，脾弱便溏，气血津液不足，营卫不和，心悸怔忡，妇人脏躁。药理研究表明，大枣有护肝、抗氧化、抗衰老、抗疲劳、抗炎等作用[21]。

煎煮大枣时一定要注意提前将枣核去掉，这并不是因为枣核有特殊作用，而是为了要把枣肉露出来。去核的大枣在煎煮中更容易煎出它的有效成分。这就是《伤寒论》中张仲景用枣都要擘的原因。

三、方义探究

厚朴七物汤方证的病机为阳明热结里实，腑气壅滞不畅，兼太阳表寒证未尽解，里实重于表证，主要证候为腹满伴发热、脉浮数、大便秘结等太阳阳明合病表现。治以行气除满，通腑泻热，兼解表散寒[22]。《沈注金匮要略》曰："此有表证腹满也。发热十日之久，脉尚浮数，当责风邪在表。然风气内通于肝，肝盛乘胃，故表见发热，而内作腹满；风能消谷，即能食而为中风，所以饮食如故。用小承气荡涤肠胃之热，桂、甘、姜、枣调和营卫，而解在表之风耳。"认为该方证表里同病，邪热在里而风气在表，其以小承气汤荡里实热而以桂枝去芍药汤散在表之风。

关于本方中为何合桂枝去芍药汤而非桂枝汤，《张氏医通》有载："此本小承气合桂枝汤，中间裁去白芍之酸收，不致引邪入犯营血。虽同用桂枝、甘草，与桂枝汤泾渭攸分。其厚朴独倍他药，正以泄气之浊逆耳。"张璐认为此方于桂枝汤中去芍药，主要在于芍药者血分之药，其有酸敛之性，恐将引邪入营入血故弃之。

四、剂量的魅力

前文已述，厚朴七物汤由厚朴三物汤合桂枝去芍药汤组成，在这首方剂的加减变化中，经方的魅力可窥一斑。除了方剂的药物组成，中医常讲"不传之秘在于量"，这在经方的配伍运用中体现得尤为突出。同样的药物，在不同剂量、不同比例的配伍下，可以发挥出不同的功效，这便是中药剂量的魅力。以下将对与厚朴七物汤相关的几组方剂进行对比。

（一）厚朴三物汤和小承气汤

腹满，痛而闭者，厚朴三物汤主之。

厚朴八两　大黄四两　枳实五枚

上三味，以水一斗二升，先煮二味，取五升，内大黄，煮取三升，温服一升，以利为度。

下利谵语者，有燥屎也，小承气汤主之。

大黄（酒洗）四两　炙厚朴（去皮）二两　炙枳实（大者）三枚

厚朴三物汤方证为实热内积胃肠，腑气壅塞，气滞重于积滞，主症为腹满胀痛拒按，伴大便不通，治以行气泻满，去积通便，方用厚朴三物汤，由厚朴八两、大黄四两、枳实五枚组成。本证气滞重于积滞，厚朴三物汤由大承气汤变化而成，加重厚朴剂量以行气泻满，去芒硝，重用大黄去积通便[22]。

尤在泾云："痛而闭，六腑之气不行矣。厚朴三物汤与小承气同，但承气意在荡实，故君大黄［厚朴：大黄为1：2，主治阳明腑实证之腹满便秘］，三物意在行气，故君厚朴［厚朴：大黄为2：1，主治气滞不行为主的腹满腹痛］。"

厚朴三物汤和小承气汤用到的药味相同，皆为大黄、枳实、厚朴。两方区别在于剂量配伍差异。厚朴三物汤中用厚朴八两、大黄四两；小承气汤中用厚朴二两，大黄四两。其比例发生了变化，药理作用亦随之发生了变化。小承气汤主要是攻坚，与厚朴三物汤行气去腹满有所不同。

（二）桂枝汤和桂枝去芍药汤

太阳病，下之后，脉促胸满者，桂枝去芍药汤主之。

桂枝（去皮）三两　生姜三两　甘草（炙）二两　大枣（擘）十二枚

太阳病，头痛、发热、汗出、恶风，桂枝汤主之。

桂枝三两（去皮）　芍药三两　甘草（炙）二两　生姜（切）三两　大枣（擘）十二枚

桂枝去芍药汤治疗太阳病误下，致表邪不解，胸阳受损的病证，现多用于主治胸阳不振、营卫不和证，临床用于窦性心律不齐、室性心动过速、心房或心室颤动、心动过缓、冠状动脉粥样硬化性心脏病、心肌炎后遗症、慢性胃炎、慢性食管炎等病证而见上述证机者。桂枝去芍药汤由解肌发表、调和营卫的桂枝汤去芍药而成。方中桂枝既透达营卫，走外解肌散风寒，又走胸中温达和畅阳气，故桂枝所以为君也。生姜散风寒，助桂枝以除太阳中风卫强营弱证；大枣甘补脾胃，"助阴补血"，以资助汗源。姜、枣相配，"味辛甘，固能发散，而此又不特专于发散之用，以脾主为胃行其津液，姜、枣之用，专行脾之津液，而和营卫者也"。二药均为佐药。炙甘草补脾和胃，调和诸药，合桂枝辛甘化阳以益胸阳，以疗胸中阳气受损，又与桂枝、生姜合用，助卫阳以疗风寒表虚证[23]。

桂枝去芍药汤中为何要去芍药？一者，芍药除虚热之品，而此腹满是阳明实热气结，不是虚热，故不能用芍药；二者芍药为除血痹之品，此病在气，故不能用芍药；三者芍药收敛不利于解表，太阳中风之表邪需要辛散发越，而芍药具有酸敛性质，有碍阳气的升发。

（三）厚朴七物汤和厚朴三物汤

病腹满，发热十日，脉浮而数，饮食如故，厚朴七物汤主之。
厚朴半斤　甘草三两　大黄三两　大枣十枚　枳实五枚　桂枝二两　生姜五两
上七味，以水一斗，煮取四升，温服八合，日三服。
痛而闭者，厚朴三物汤主之。
厚朴八两　大黄四两　枳实五枚
上三味，以水一斗二升，先煮二味，取五升，内大黄，煮取三升，温服一升，以利为度。

厚朴七物汤和厚朴三物汤主治病证不同，厚朴三物汤以里病为主，重用大黄并且"以利为度"；厚朴七物汤则以表里俱病为主，通里以表里双解，不可重用大黄，如下利则当去之。

（四）厚朴七物汤与桂枝去芍药汤

病腹满，发热十日，脉浮而数，饮食如故，厚朴七物汤主之。
厚朴半斤　甘草三两　大黄三两　大枣十枚　枳实五枚　桂枝二两　生姜五两
上七味，以水一斗，煮取四升，温服八合，日三服。
太阳病，下之后，脉促胸满者，桂枝去芍药汤主之。
桂枝（去皮）三两　生姜三两　甘草（炙）二两　大枣（擘）十二枚
上四味，以水七升，煮取三升，去滓，温服一升。
厚朴七物汤比桂枝去芍药汤少一两桂枝以减少其助热，减少两枚大枣以减缓呆滞，增加二两生姜以助除胸满。

五、加减机变

（一）中医学对腹胀的认识

《丹溪心法·治病必求于本》云："昔黄帝处于法宫之中，坐于明堂之上，受业于岐伯，传道于雷公，曰：阴阳者，天地之道也，纲纪万物，变化生杀之妙。盖有不测之神，斡旋宰制于其间也。人或受邪生病，不离于阴阳也。病既本于此，为工者岂可他求哉！必求于阴阳可也。"《丹溪心法》特别强调治病必求其本，要求它的阴阳，处方时有阴药、有阳药，根据病机特点而组方。

腹胀在中医学中可分为实胀与虚胀。其中，若因实热之邪积于肠中，致燥粪聚结，成为阳明腑实证的腹部胀满；或有水湿之邪积于腹中，再因阳热不足，中气虚寒，产生浑浊之气而发生腹部胀满，均称之为实胀。若因肠气虚弱，传导无权，排便迟慢，肠中腐败物残留，使气机不利（即腑气不利）而发生腹部胀满，则称之为虚胀[24]。

总之，腹胀病变涉及脏腑主要有脾、胃、大肠、小肠、肺（肺与大肠相表里）。

（二）西医学对腹胀的认识

罗马Ⅳ标准中提到，人们对功能性胃肠病（FGID）的认识由单一的胃肠动力异常转变为包括神经胃肠病学和脑-肠互动等多方面的异常。其中特别提出存在两种腹胀，即主观自觉的腹胀与可以测量的腹部膨胀。

腹胀（abdominal bloating）是指腹部胀满感、压迫感或气体堵胀，是一种主观感受（症状）；引起功能性腹胀的机制包括内脏高敏感和各种原因引起的肠道气体增加（包括不同的食物分解物在结肠内酵解、肠道微生态异常和小肠细菌过度生长、肠道对气体的传输异常、肛门排气减少、腹部和膈肌的反射异常）。

腹部膨胀（abdominal distension）是指可以观测到的（客观的）腹围增大，腹部膨胀主要是因为肠腔被气体、液体或固体内容物撑胀和扩张所引起的内脏-躯体反射异常，继而引起膈肌异常收缩伴腹肌异常放松。

在学术研究中，两种腹胀应当予以严格区分。

（三）路老调理脾胃十八字诀

魏玮教授之恩师，国医大师路志正先生遵循中医整体观念和辨证论治的原则，崇尚脾胃学说，临床特别注重调理脾胃。路老治疗腹胀注重十八字诀："持中央、运四旁、怡情志、调升降、顾润燥、纳化常"。

路老认为，脾胃为后天之本、气血生化之源，为气机升降的枢纽。人以胃气为本，故治病注重调理脾胃。路老在十八字诀句首便提出"持中央"，即抓住脾胃-消化系统之环节，以此让四肢百骸健运起来，来"运四旁"。"怡情志"，即调节情绪。由于脑肠之间存在互动，消化系统的稳态与情绪可谓息息相关[25]。"调升降"主要是调脾胃的升降，调肝肺的升降，调心肾的升降。"顾润燥"一句主要强调用药，把阴药、阳药配伍好，就会达到"纳化常"的状态，腹胀就自然消失了。

（四）赵老对厚朴七物汤的发挥

已故山西省名中医赵明锐先生是路老的师弟，也是魏玮教授的另一位恩师。赵老先生的著作《经方发挥》[24]中谈到："厚朴七物汤治疗腹满，如属实热之证，服后泻下肠中之实愈。如属虚寒之证，服两三剂以后，也顺见效……当此之时减去大黄，加大桂枝用量温中去寒，再加茯苓、白术等补脾祛湿之品，方可现固疗效。"即腹胀之症无论虚实皆可先以厚朴七物汤通之，待其里实荡去之后，实证则愈，虚证则加用桂枝一类的阳药慢慢地将阳气补回，通常可起到良好的效果。

（五）厚朴七物汤增减机变

厚朴七物汤为解表兼攻里之表里双解之剂，治疗范围广泛，可治疗多因所致之腹胀。

其中各药物的用量在厚朴七物汤中有一定的法度，临床可依患者病情的变化，参考此法度对其用量进行调整。

《金匮要略》原文即有对厚朴七物汤临证加减法的描述，即呕者加半夏、下利去大黄、寒多者加生姜，这都体现了张仲景对顾护脾胃的重视。除原文所述之法外，对桂枝的剂量进行加减也对全方的阴阳属性有着至关重要的影响。

桂枝的常用量为三两，用于解表、温阳建中；次为二两，多用于表邪不太重，或方中已用麻黄，或用于温经、温化阳气；四两多用于痹证、历节；一两用于阳虚外感，或用在肾气丸中与大量养阴药相伍，阴中求阳；用五两者仅一方，用于平冲降逆。本方中，加大桂枝剂量可变本方之寒凉泻下为温性除实行气之泻下。

六、病案举隅

病案一：腹满（虚寒）

曹某，女，30岁。曾患急性肝炎，因久服寒凉攻伐之剂，虽肝炎勉强治愈，但脾胃之阳受伤，后遗腹部胀满。胀满呈持续性，一年来累治不效，上午较轻，下午较重，饮食不适时更加严重，腹胀时矢气多，消化迟滞，大便不实，手足不温，舌淡，苔薄白，脉迟缓。

病机分析：多因胃肠虚寒，阳气不足，肠活动减弱，排泄迟缓，不通而致。症见腹部胀满，喜按，喜热，腹满时减，复如故，或午后胀甚，或大便不实，小便清长，多矢气，脉多虚弱。治以调补脾胃为主。

处方：经服厚朴七物汤2剂以后，腹胀满大减，数日以后，腹胀如故，又服2剂以后，去大黄，加大桂枝用量，继服10余剂而愈。

心得：桂枝用量为15g以上，服2剂即可以荡涤肠中残结浊气，然后减去大黄，再服本方加以温阳、建中、行气，则腹胀自愈。

病案二：气胀（虚寒）

梁某，男，50岁。患肺气肿喘息，每经治疗缓解后复因少腹胀满而引起胸满气喘，呼吸不畅，如此辗转反复数次。

病机分析：多因内脏虚寒，中阳不足，湿浊之气内生，即所谓"脏寒生满"之义。其特点为腹胀如鼓，时胀时消，叩之如鼓，治当宣气除胀以治其标，温阳祛寒以治其本。

处方：给予厚朴七物汤2剂，以行气泄满，桂枝用量为15g。

心得：加大桂枝用量以温阳建中，服后未发生泻下，但腹胀顿消，胸满气促也随之好转，后继续调理，肺气肿虽未治愈，但腹胀概未复发。

病案三：腹胀（湿热蕴结）

白某，女，52岁。胸满气促，面赤灼热，腹部大而胀满，喉如梅核，已4年之久。每当饭后腹部胀满更甚，小便短赤，大便不畅。

病机分析：由于饮食失节，或饮酒过度，滋生湿热，脾失健运、水湿内停、浊气壅滞，当升不升，当降不降，清浊相混，壅滞中阻，脏气不通而生胀满。症见腹大胀满，脘闷不适，口渴舌燥，小便欠利，大便不畅，苔腻，脉数。

处方：治以厚朴七物汤，减桂枝，加木通、车前子、猪苓。

心得：此时当减少桂枝用量以防止助热，服2剂后，诸症有明显好转。宗上方加减，共服 6 剂痊愈，连同梅核气也随之而愈。

七、临床研究

李孔就与李孔益运用厚朴七物汤加减治疗功能性腹胀，其中显效（临床症状消失或显著减轻）治疗组 51 例，对照组 44 例；好转（临床症状改善）治疗组 8 例，对照组 11 例；无效（经 2 周治疗后，症状无明显改善）治疗组 3 例，对照组 7 例；2 组总有效率比较，差异无统计学意义（$P > 0.05$）[26]。

李广林将腹部术后 1 ～ 2 周表现为炎症性肠梗阻的 95 例患者随机分为治疗组 64 例，对照组 31 例，两组在常规治疗的基础上，治疗组施以加味厚朴七物汤 200ml，2 次 / 日灌胃。结果治疗组总有效率为 96.88%，对照组为 90.32%，两组之间有统计学差异（$P < 0.05$）；治疗组 7 天治愈 12 例、7 ～ 14 天治愈 26 例、14 ～ 30 天治愈 13 例，对照组 7 天治愈 3 例、7 ～ 14 天治愈 7 例、14 ～ 30 天治愈 8 例，治疗组治疗时间明显缩短，与对照组比较有统计学差异（$P < 0.05$）[27]。炎性肠梗阻腹部手术过程中肠管、浆膜及血管损伤，必损伤气血，导致气滞不通或有离经之血残留腹腔，致瘀血阻滞，妨碍气机升降，从而致腑气通降受阻，不通则痛。因此，李广林治以"通"字立法，但谓通，并非单纯攻下通利，必须气血同治，诚如《医学传真》所说："调气以和血，调血以和气，通也。"

刘亚辉用厚朴七物汤加减联合肠内营养支持治疗急性胰腺炎患者 36 例，并与西医常规治疗 36 例对照观察。其中治疗组痊愈 22 例，显效 9 例，有效 3 例，无效 2 例，总有效率为 94.4%；对照组痊愈 17 例，显效 6 例，有效 4 例，无效 9 例，总有效率为 75.0%。两组总有效率比较，差异有统计学意义（$P < 0.05$），治疗组疗效优于对照组[28]。

厚朴七物汤对消化系统相关疾病，尤其是以腹胀为主要表现的消化系统疾病有着良好的疗效。在临床处方中，我们既要认真钻研张仲景的配伍思路，又要依据患者的具体病症进行加减。应当认识到，对经方的加减并非所谓对经方的"不尊重"。认真研读经典，我们不难发现张仲景本身便提倡对方剂进行加减。临床情况复杂多变，仲圣不可能将所有加减法则列出，要靠我们对前人经验进行总结，在个人临床处方中进行灵活的运用。

（魏玮）

参 考 文 献

[1] 王佩娟 . 发挥中医经方在全球疫情防控中的重要作用 [N]. 团结报，2020-04-11（002）.

[2] 高学敏 . 中药学 [M]. 北京：中国中医药出版社，2002：238-239.

[3] 程弘夏，李佩，许腊英 . 厚朴及姜厚朴乙酸乙酯提取部位对小鼠胃肠运动功能的影响 [J]. 中国实验方剂学杂志，2014，20（24）：143-146.

[4] 张志博 . 厚朴酚与和厚朴酚对肠道钙离子转运的影响及其抗腹泻机制探讨 [D]. 长沙：湖南农业大学，2013.

[5] 朱自平，张明发，沈雅琴，等 . 厚朴对消化系统的药理作用 [J]. 中国中药杂志，1997（11）：46-48，64-65.

[6] 傅强，马占强，杨文，等 . 厚朴酚对慢性温和刺激所致抑郁小鼠的抗抑郁作用研究 [J]. 中药药理与临床，2013，29（2）：47-51.

[7] 赵妍，程发峰，王庆国 . 浅析经方中厚朴的主治特点 [J]. 云南中医学院学报，2014，37（5）：41-44.

[8] 滕建业.枳壳促进胃动力化学物质组的筛选及作用机理研究 [D].沈阳：辽宁中医药大学，2011.

[9] 张启荣，朱克刚，彭吉霞，等.枳实煎剂对兔离体肠平滑肌活动的影响 [J].中国中医药科技，2006（5）：335-336.

[10] 武玉清，王静霞，周成华，等.番泻苷对小鼠肠道运动功能的影响及相关机制研究 [J].中国临床药理学与治疗学，2004（2）：162-165.

[11] 隋峰，闫美娟，林娜，等.大黄不同炮制品解热作用及机制研究 [J].中国实验方剂学杂志，2012，18（15）：167-170.

[12] 隋峰，闫美娟，李燕，等.不同炮制法对大黄活血化瘀作用影响的比对研究 [J].中药药理与临床，2012，28（6）：90-93.

[13]Yu M, Luo YL, Zheng JW, et al.Effects of rhubarb on isola-ted gastric muscle strips of guinea pigs[J].World J Gastroen-terol, 2005, 11(17): 2670-2673.

[14] 赵晓波.大黄炮制方法对其药理作用影响 [J].医学理论与实践，2020，33（8）：1246-1247.

[15] 赵娟，沈建平.大黄酒炙前后配伍山楂水煎液中 7 种成分含量测定 [J].中国中医药信息杂志，2018，25（4）：87-90.

[16] 徐锋，王德健，王凤，等.桂枝挥发油的药理作用研究进展 [J].中华中医药杂志，2016，31（11）：4653-4657.

[17] 李丽萍.桂枝的药理作用分析及其临床应用研究 [J].中国医药指南，2017，15（4）：180-181.

[18] 曾荣繁.试述桂枝在《伤寒论》中的应用 [J].实用中医药杂志，2014，30（6）：563-564.

[19] 王姝，梁翠茵.生姜药理作用的研究进展 [J].卫生职业教育，2014，32（22）：148-150.

[20] 张玉龙，王梦月，杨静玉，等.炙甘草化学成分及药理作用研究进展 [J].上海中医药大学学报，2015，29（3）：99-102.

[21] 裴淼，熊中奎，吕梦宇.大枣多糖的药理作用研究进展 [J].中国现代医生，2018，56（22）：161-164.

[22] 尚莹莹，吴晓华，郭召平，等.浅析《金匮要略》"腹满"病之辨治 [J].中医研究，2016，29（8）：4-6.

[23] 王昌儒.桂枝去芍药汤、厚朴三物汤及其合方的实验研究 [J].中国医院用药评价与分析，2008，8（6）：441-443.

[24] 赵明锐.经方发挥 [M].北京：人民卫生出版社，2009.

[25] 陈胜良.应用"肠脑互动"思维认识和处置胃肠动力紊乱 [J].国际消化病杂志，2019，39（4）：239-242.

[26] 李孔就，李孔益.厚朴七物汤加减治疗功能性消化不良 62 例 [J].新中医，2002，34（9）：62-63.

[27] 李广林.加味厚朴七物汤治疗腹部术后早期炎性肠梗阻 64 例 [J].陕西中医学院学报，2011，34（2）：52-53.

[28] 刘亚辉.厚朴七物汤联合肠内营养支持治疗急性胰腺炎 36 例临床观察 [J].河北中医，2013，35（6）：856-857.

第三节 老年患者腹胀的诊治特点

　　老年人在人群中的比例日益增多，使老年患者人数逐年上升，而且往往是多种疾病同时存在。老年性腹胀，特指发生在老年人群的腹胀。很多的器质病变和功能性的疾病都可以引起腹胀，尤其是病位在腹部的疾病，还包括部分心血管疾病和代谢性疾病。因此，老年性腹胀涉及范围非常广。老年人腹胀，根据其症状特点，属于功能性疾病范畴，是整个器官功能减退的问题。因此，诊断老年性腹胀，首先要排除器质性疾病，然后根据临床症状，将中医中药、西药联合运用作为治疗、调整手段。

随着年龄的老化，人体各系统、器官也会发生相应的变化，代偿功能明显减退，因此，只有掌握老年人机体的变化特点，以及老年患者消化系统疾病的临床特点，才能制定出合理的用药方案，提高药物对老年患者的治疗效果，减少药物的毒副作用。

一、老年消化系统的生理变化

（一）胃酸缺乏及 pH 增高

随着年龄的老化，胃黏膜萎缩，胃壁细胞功能减退，基础胃酸分泌量及分泌峰值也下降，胃内 pH 升高，胃酸缺乏，从而导致食欲不振、消化不良、餐后腹胀等症状。而常用的药物多属于弱酸性或弱碱性，胃液 pH 的变化直接影响到药物的吸收。

（二）胃排空速度降低

由于老年人胃蠕动减弱，同时伴有全胃张力下降，导致胃排空延迟，胃肠道动力不足，腹部胀满，同时使口服药进入小肠的时间延迟，药物吸收速率降低，从而影响药效的发挥。

二、老年患者消化疾病的特点

（一）症状和体征不典型

老年人患病后常缺乏典型的症状与体征，这是因为老年人神经反应迟钝，感受性低。所以老年人的痛阈高，对疼痛耐受性强，缺乏典型症状。

（二）病程长，恢复慢

老年人患消化系统疾病一般病程较长，原因是起病隐匿，患者开始常无感觉，当疾病发展到十分严重的程度，或出现并发症时，已发病多时。例如，老年患者的溃疡治愈时间比年轻人长 1 倍甚至更久，这与老年人机体衰老，溃疡修复愈合能力低下有关 [1-2]。

（三）并发症多，病死率高

老年人并发症多主要与老年人机体免疫力降低有关，同时存在心、脑、肺、肾等重要脏器代偿功能减退。如老年消化性溃疡可合并有冠心病、高血压、慢性支气管炎等多种疾病，而且老年消化性溃疡的病死率也较青壮年成倍地增高。有资料表明，70 岁以上消化性溃疡病死率可高达 20% 以上 [1-2]。比如老年人腹泻时，往往更容易引起水、电解质及酸碱平衡失调，严重者可导致低血压、休克。

（四）用药易发生毒副作用

由于老年人各脏器功能均有不同程度的衰退，对药物的吸收、分布、代谢和排泄能力下降，又因为老年患者胃蠕动减弱、胃排空速度降低，使药物的吸收时间延长，某些口服后首先通过肝脏代谢的药物吸收率会增大，这样首次给药就会使血中有较高的药物浓度，因而增加了药物急性中毒的可能性[3-4]。在临床实际工作中，对于老年患者的用药，剂量应比成年人小，特别是有些高龄患者，给药时先考虑患者的年龄因素，再考虑体表面积和体质量。

（五）治疗原则

治疗前应尽量明确诊断。了解患者的用药史，包括种类、剂量、用法、不良反应等。简化给药方案，减少用药种类，掌握药物之间的相互作用，避免不合理用药，减少毒副作用。半量原则：先用药物的半量以观察药物的疗效和毒副作用。试验用药：给予试验性治疗，监控其疗效和毒副作用。从小剂量开始，逐渐增加到一定的有效量，尽力做到给药个体化。

参 考 文 献

[1]Higham J, Kang JY, Majeed A.Recent trends in admissionsandmortality due to peptic ulcer in England: increasing frequency of haemorrhage among older subjects[J]. Gut, 2002, 50(4): 460-464.

[2]Hilton D, Iman N, Burke GJ, et al. Absence of abdominalpaininolder persons with endoscopic ulcers: aprospective study[J]. Am J Gastroenterol, 2001, 96(2): 380-384.

[3] 冯根凤，金朝辉，段建华，等 . 功能性便秘患者精神心理因素的初步研究 [J]. 中国医药科学，2011，1（10）：62-63.

[4] 刘巍，刘晓红，方秀才，等 . 北京地区门诊慢性便秘患者多中心流行病学调查 [J]. 胃肠病学，2010，15（2）：95-98.

第四节　老年患者腹胀的中医治疗

腹胀可见于多种疾病的病变过程中，是临床常见的一个症状。其病位在腹，是脏腑气血功能失调的一个具体外在表现。发病性质既有邪实和正虚的不同，亦有寒与热的区别。所涉脏腑多与脾、胃、肝、肾、大肠、小肠密切相关。老年性腹胀是腹胀的一种，老年人因脏腑功能减退，身体衰弱，故其发病的病因病机、临床表现有其独特之处。脾胃为气血生化之源，脾主运化，胃主受纳，及至老年，其脾与胃运化受纳功能已明显减弱，如稍进食生冷、过食肥甘或辛辣之物，皆可加重脾胃负担、耗伤脾胃之气，使胃受纳腐熟食物的能力受损、运化转输水谷精微的功能下降，皆可出现不同程度的腹胀之症。而脾为阴土，易为寒、湿所伤。人生于天地之间，处气之中，受气候环境所影响，夏秋炎热，潮湿多雨，老年人被湿邪困脾者多；冬春寒冷，气候干燥，老年人本已阴气不足，更被寒邪所伤，而加重腹胀病痛。老年人脾胃之气衰退，加之久病之折损、重病之耗伤，又可累及肾，致肾阳虚衰，而肾的气化功能失调，火不暖土，脾肾两虚，致腹胀之症者临床亦为多见。脾胃为气机升降之枢纽，气机升降失常多致腹胀之发生，故腹胀与脾胃关系最为密切，而肝属木，主一身之气，脾胃气机的升降功能亦赖于肝气的疏泄与条达。老年人常因身体多病、家庭变故而致肝气郁结、疏泄不及，或恼怒伤肝、疏泄太过，使肝木乘土、木郁土壅，终致脾胃气机升降失常，临床上出现脘腹胀满、嗳气不舒等症。

如上所述，老年性腹胀的病机特点是以脏腑功能虚损，气血功能失调为主，所以在临床上容易出现以气血阴阳不足，脾虚、肾虚、脾肾两虚及肝脾（胃）不调为主要证候特点的腹胀诸症。故对老年性腹胀的治疗以补虚为主要着眼点，根据具体的病机特点兼以采用疏肝理气、清利湿热、燥湿运脾、消胀除满等治法。要充分秉持中医整体观念和心身合一的理念，从老年腹胀患者的身体状态、病史的长短、饮食及大便的情况、情志的表现，详细梳理，四诊合参，综合判断患者脏腑虚损程度、气血失调之状态，进而确立治法处方。如患者腹部胀满，伴有大便稀溏、排便不尽感、便意频频、少气乏力，舌体胖质淡苔白，体虚无力，证属脾气不足，中气下陷，可予补中益气汤加减以补中益气、升阳举陷，常用黄芪、党参、白术补脾气之不足，升麻、柴胡升提脾胃之气；如老年体衰，脾胃虚弱而见阳气不足出现腹胀、脘腹冷痛、喜温喜按、倦怠乏力、畏寒肢冷，舌淡苔白舌面水滑者，为脾胃阳虚或脾肾阳虚之证，治以温补脾胃或温肾暖脾之法，多选用理中汤、附子理中汤、厚朴生姜半夏甘草人参汤、四逆汤等方药以通过温阳助火而达到消胀除满之用。干姜、附子、肉桂、小茴香、高良姜等为常用药。

虽然老年性腹胀多为脏腑虚衰（脾肾气虚或阳虚）所致，但临床上亦不乏虚中夹实，或以实证为主要表现者。出现实证者，多兼有气滞、湿阻、食积等，如腹胀伴嗳气、心烦易怒等肝气郁结表现者，治以疏肝化郁，可选柴胡疏肝散、逍遥散等方加减治疗。此类有明显情志不舒的患者常伴有神志不宁、睡眠障碍等症，故临床上在疏肝解郁治疗的同时须配以宁心安神之品以求良效，如加安神定志丸、柴胡加龙骨牡蛎汤等。如症见腹胀纳呆，大便黏滞不爽，苔白厚腻者多为湿邪困脾，气机阻滞，治须燥湿运脾、行气除满，可用胃苓汤加减治疗，常用砂仁、白豆蔻、藿香、佩兰、苍术等芳香化湿、燥湿运脾之药配伍化裁。如腹胀、频转矢气，伴脘腹冷痛、四肢倦怠、不思饮食者为脾胃伤于寒湿，气机阻滞，可选厚朴温中汤加减治疗。如伴见身重倦怠、纳差泛恶、大便黏滞不爽、舌苔黄腻者，则脾为湿热所困，可选三仁汤、连朴饮等方加减以宣畅气机、清利湿热。如有腹胀，嗳气泛恶，泻下不消化食物、气味臭秽，多为饮食积滞，可选保和丸、枳实导滞丸加减应用。木香、厚朴、枳实、苍术、鸡内金、焦三仙为常选之药。

总之，老年性腹胀多由身体组织器官功能减退，脏腑虚衰，气血失调所致。主要责之于脾、肾，与肝失疏泄亦有密切关系，临床表现以虚证为主（气虚、阳虚或气阴两虚），亦多见于虚实夹杂之证。临床上应充分考量老年人的生理病理特点，在详细审因辨证的基础上，选方用药方可获效。

（王垂杰）

第五节　中医补土法在腹胀治疗中的具体应用

早在《黄帝内经》病机十九条中提到："诸湿肿满，皆属于脾。"脾在腹胀发病机制中起到非常重要的作用。腹胀，在以前的中医内科学中没有此病名。腹胀，从脾胃辨无外虚实，实则阳明，虚则太阴。实证多急性，如肠易激综合征、肠梗阻、不完全性肠梗阻，属阳明腑实，用承气汤类泻胃家实火；虚证，多是慢性腹胀。脾属太阴，补土，气虚即补气，阳虚即温中，阴虚即滋阴。李东垣基于此创制补土方剂——补中益气汤。但只用补是不够的，要进行辨证论治。脾虚需要补亦需要运，行气是很重要的。健脾养胃是固本之法，辨证论治是根本之法。

（黄穗平）

拓展

补土法在腹胀治疗中的应用有以下几类常见治法：

（一）补土扶正，培本固元

《黄帝内经》提出"脾胃为气血生化之源"，李东垣在《兰室秘藏》中也指出"脾为血气阴阳之根蒂"，饮食不节、劳役过度、情志因素及外邪侵袭等均可损伤脾胃，使气血生化乏源。《黄帝内经》云："饮入于胃，游溢精气，上输于脾，脾气散精。"脾胃既伤，则精津无以化，五脏六腑不能得其濡养。治疗上以"形不足者，温之以气；精不足者，补之以味"为原则，多用党参、白术、黄芪、炙甘草等药物温补中气，方剂多采用四君子汤、六君子汤、补中益气汤等加减；气血俱虚者或与四物汤合用或使用黄芪桂枝五物汤、归脾汤等加减治疗，共奏气血双补之功；津血同源，津亏则血虚，胃阴不足者，常以沙参、生地、白芍、麦冬、竹茹等滋阴益胃，方剂多采用增液汤、益胃汤、沙参麦门冬汤等加减治疗；中阳受损，阳气亏虚者，常用干姜、附子、肉桂等药温中散寒，温通经脉，遣方上常用理中汤、建中汤类方温阳健脾。现代药理学研究也显示，健脾益气类方药可增强胃动力，提高机体免疫力，增强胃黏膜屏障功能[1-4]。

（二）斡旋中州，调畅气机

张子和在《儒门事亲》中指出人体"气血流通为贵"，若气血循经正常流通，则全身正常功能得以施展。《素问·六微旨大论》言："出入废则神机化灭，升降息则气立孤危。故非出入，则无以生长壮老已；非升降，则无以生长化收藏。"气机升降运动存在于正常的生理活动中，虽然和各脏腑皆有关系，但升降之枢纽在于脾胃。叶天士《临证指南医案》提出"脾宜升则健，胃宜降则和"，李东垣在《脾胃论》中也指出"天地阴阳生杀之理在升降浮沉之间"。因此在治疗上应顺应脾胃气机升降规律，使气血调畅，用枳壳、厚朴、木香、陈皮、砂仁、枳实等理气行气之品，使气机调和。若因情志因素所致气机郁滞，则加入香附、郁金、合欢皮、紫苏叶、柴胡等药物，疏肝解郁，调畅气机。现代研究发现[5]，理气药物能调整胃肠道运动及分泌功能、消除胃肠道症状及改善胃肠道消化作用。

（三）健运中土，驱邪逐瘀

岭南地区气候潮湿，地卑土薄，长居于岭南之地的居民脾胃多虚，易感湿邪为患；或由于天气炎热，患者贪凉饮冷，导致寒湿中阻，内、外湿邪为患，湿聚生痰，痰湿久留为"瘀"，瘀久成毒，因此用砂仁、薏苡仁、半夏、陈皮、茯苓等祛湿化痰，助脾运化痰浊；"瘀血不去，新血不生"，可在健运中土基础上佐加少量三七（粉或片）、延胡索等活血化瘀之品，扶正不留瘀；现代研究发现三七具有抗炎作用，且对 Hp 有较强的抑制作用，还能改善微循环，加快血液流速，改善组织营养，减少炎症渗出，促进炎症吸收等，有助于改善临床症状。

（四）益火补土，脾肾双补

益火补土的本义即温心阳以补脾阳，火为土之母，在治疗脾土疾病时，重在补心火之母，达到温补脾土的目的。《素问·玉机真脏论》曰："五脏受气于其所生，传之于其所胜，气舍于其所生，死于其所不胜……心受气于脾……脾受气于肺，传之于肾，气舍于心。"《素问·阴阳应象大论》曰："南方生热，热生火，火生苦，苦生心，心生血，血生脾……中央生湿，湿生土，土生甘，甘生脾。"由此看出，心属火，脾属土，两者之间存在母子关系。《难经·六十九难》曰："虚者补其母，实者泻其子。"明清以来，命门学派兴起，出现不同见解，益火补土法成为益命门之火即温肾阳以补脾阳的一种治疗方法。张景岳亦在《类经附翼·求正录·真阴论》中说"命门之火谓之元气，命门之水谓之元精""命门为元气之根，为水火之宅。五脏之阴气非此不能滋，五脏之阳气非此不能发"[6]。

对于脾肾阳虚引起的虚寒性腹胀，应用益火补土法，脾肾双补，温阳除胀。温肾阳、补脾阳的代表方为四神丸与真武汤。四神丸是由《普济本事方》的二神丸与五味子散两方组合而成，该方重用补骨脂为君药，以温肾为主，兼以暖脾涩肠，主治命门火衰、火不暖土所致的肾泄，常用于脾肾虚寒之久泻、五更泻及腹胀、不思饮食、腹痛、腰酸肢冷等症。《伤寒论》中真武汤也有温肾阳、补脾阳之意，该方由附子、白术、白芍、茯苓、生姜五药组成。方中附子益命门之火，散下焦之寒为君；茯苓、白术健脾利水，导水下行为臣，凡阳虚水泛、火不生土之证皆可在该方基础上加减。此外，赵献可在《医贯》中指出："命门之火旺，火能生土，而脾亦强，故古方有椒附丸、五味子散……若命门火衰，脾土虚寒者，用八味丸。"

参 考 文 献

[1] 毛阿芳，叶振昊，黄俊敏，等.黄穗平教授补土论治慢性萎缩性胃炎经验[J].中国中西医结合消化杂志，2019，27（2）：150-152.

[2] 陈云斌.六君子汤和平胃散治疗慢性萎缩性胃炎的临床研究[J].中外医学研究，2013，11（11）：124-125.

[3] 王雪梅.76例加味香砂六君子汤治疗慢性萎缩性胃炎的疗效分析[J].中医临床研究，2014，6（32）：122-123.

[4] 苗艳波，程宪春，孙冠鹏，等.木香养胃颗粒对大鼠慢性萎缩性胃炎治疗作用的实验研究[J].中国中医药科技，2016，23（4）：407-409.

[5] 丁惠卿，张剑桥，王凌.理气药促进胃肠运动功能作用的文献再评价[J].现代中医药，2010，30（5）：72-74.

[6] 郭煜晖，周安方，张长城.钩"益火补土"法之隐微[J].中国中医基础医学杂志，2014，20（7）：874-875.

第六节　中医补土法理论源流与应用指导

补土派的代表医家是李东垣，他的补土派思想源自其师张元素，在脏腑辨证理论和《黄帝内经》土生万物理论的启发下，创建了"人以胃气为主"的学说，同时创建了"甘温除热"和"升阳泻火"的用药法度，他的补土思想对后世影响非常深重。如国医大师干祖望先生在治疗慢性疾病时善于补土；国医大师路志正先生在治疗多种疾病时提出"持中央、调脾胃、运四旁"的思想。关于腹胀，历代医家有很多论述，但对于它的基本病机的认识还是以中焦气机运化失司、脾胃升降失调为主，治疗大法以健运脾胃为主，具体理解为以调脾胃为主，首先辨虚实，虚证立足于补土，用四君子汤、补中益气汤，以补益脾胃来健运脾湿达到消除腹胀的作用。对于实证来说，有很多致病因素，如痰湿、气滞、瘀血、饮食停滞等。考虑这些以实性病理变化为主的腹胀时，也要立足于补土，此时补土可以理解为虚则补之，实则损之。补土法在《脾胃论》中有不同的方剂，对于以气滞为主的腹胀，以柴胡、升麻、厚朴等为主；对于以寒湿停滞为主的腹胀，以平胃散为主；对于瘀血不通的腹胀，以四物汤加砂仁为主；对于饮食停滞的腹胀，以枳术丸、橘皮枳术丸为主。

　　总之，对于补土法治疗腹胀的临床应用，应立足基本病机，参合四时，灵活用药。

（杨　倩）

拓展——

一、补土法理论源流

　　脾胃学说是中医理论中的一个重要组成部分，是指导临床辨证论治的理论基础，更是调治脾胃病的重要指导思想。首先《黄帝内经》为脾胃学说奠定了理论基础，脾胃系统是中医藏象理论的一个重要组成部分，对于脾胃的生理、病理、诊断、治疗和预防，《黄帝内经》中都做了详尽的论述，后世脾胃学说的发展，都是在此基础上发展而来的。《伤寒论》和《金匮要略》奠定了脾胃学说临床证治基础，张仲景不仅提出了"四季脾旺不受邪"的理论，而且在六经证治中，还制定了一系列脾胃病的辨证纲要和治法方药，为脾胃理论的临床应用开辟了广阔的前景。唐宋金元时期，脾胃学说得以全面发展，李东垣独树一帜，开脾胃论之先河，创立脾胃论，认为脾胃之病，多由虚损造成，临床上惯用升阳、益气、益胃诸法，成为补土派的鼻祖。明清时期，脾胃学说进一步充实完善，尤以叶天士阐发脾胃之阴的论治，即"滋养胃阴法"，贡献卓越，使脾胃学说逐步发展成为一个完整的理论体系[1]。

　　补土理论为中医学术流派的重要思想之一，《黄帝内经》和《脾胃论》中的脾胃学术思想为补土理论的提出及补土学术流派的发展奠定了基础。《脾胃论·脾胃胜衰论》言："脾胃不足之源……当从六气不足、升降浮沉法，随证用药治之。"重视补土扶正、调理气机、恢复中土运化功能，使脾胃得以发挥正常功能，驱逐痰瘀，最终达到逆转病变的目的。

　　脾，属太阴，补土，气虚即补气，阳虚即温中，阴虚即滋阴。李东垣创制的补土方剂补中益气汤，只用补是不够的，要进行辨证论治。脾需要补亦需要运，行气是很重要的。健脾养胃是固本之法，辨证论治是根本之法。

　　补土派的代表医家李东垣，在易水学派脏腑辨证理论和《黄帝内经》土生万物的启发下，创建了以胃气为主的学说，同时创建了甘温除热和升阳泻火的用药法度，对后世影响非常深远。

　　腹胀在历代医家著作中有很多论述，对于它基本病机的认识还是以中焦气机运化失司、脾胃升降失调为主，治疗大法以健运脾胃为主，具体理解为以调脾胃为主，首先辨虚实，虚证立足于补土，用四君子汤、补中益气汤，以补益脾胃来健运脾湿达到消除腹胀的作用。对于实证，比如痰湿、气滞、瘀血、饮食停滞，这些致病因素引起的腹胀，也要立足于补土。广义的补土可以理解为虚则补之，实则损之。《脾胃论》中有不同的补土方剂，对于以气滞为主的腹胀，以柴胡、升麻、厚朴等为主；对于以寒湿停滞为主的腹胀，以平胃散为主；对于瘀血不通的腹胀，以四物汤加砂仁为主；对于饮食停滞的腹胀，以枳术丸、橘皮枳术丸为主。

二、化浊解毒在腹胀治疗中的应用

狭义的补土法，单指健脾养胃；广义的补土法，包含一切调理脾胃功能、恢复脾胃生理特性、补养脾胃之体的治法。随着生态环境的变化及生活方式、疾病谱的改变，浊毒在疾病发生、发展、演变过程中起到重要作用，也可以引起腹胀等症状。浊毒亦指由于湿浊、谷浊久蕴化热而成的可对脏腑、经络、气血造成严重损害的黏腻秽浊之物，是浊毒理论现阶段研究的重点。浊有浊质，毒有毒性，二者属相互独立又相互作用的单元。浊具有胶结、黏滞、重浊、浑秽的特性，然水湿遇毒发生浊化，浊化之邪较湿更稠厚浓重、胶结秽浊、难以祛除。毒具有燔灼、剧烈、迅猛、易入血络、伤津耗气的特性。毒与浊常兼夹为害，稽留体内，共同致病，影响脏腑、经络功能，造成气血、阴阳失衡。因此，浊毒既是一种对人体脏腑、经络、气血、阴阳均能造成严重损害的致病因素，又是多种原因造成的不能排出体外的病理产物，是影响脾胃功能和引起腹胀的病因[2]。

化浊解毒为其基本治疗原则。化浊解毒法可使浊化毒除，从而气行血畅，痰消火散，积除郁解，气机调畅，恢复脾升胃降的特性，是广义补土法的体现。临证化浊解毒法当随证灵活运用，或给邪以出路，予以通腑泄浊解毒使浊毒从大便而出，渗湿利浊解毒可使浊毒从小便而去，达表透浊解毒则使浊毒从汗液而排。或从根本上截断浊毒生成，予以健脾除湿解毒、芳香辟浊解毒、祛痰涤浊解毒、清热化浊解毒、攻毒散浊解毒等，阻断湿、浊、热、毒胶结成浊毒之势[3]。临床上常用的药物包括辛开苦降类、淡渗利湿类、芳香化浊类、虫类、矿石类等。但不可拘泥一法一方，应根据浊毒病邪轻重深浅，病程新久，在气在血，分层次用药，辨证施治，从而脾胃功能恢复，气机畅通，腹胀得消。

参 考 文 献

[1] 王立忠，郭健.脾胃学说及其临床应用[J].中医学报，2015，30（4）：512-514.

[2] 徐伟超，李佃贵，刘建平，等.浊毒理论创新中医病因病机学[J].中国中西医结合杂志，2019，39（8）：913-915.

[3] 孙建慧，杨倩，刘阳，等.构建中医浊毒理论体系框架的思考[J].中医杂志，2020，61（8）：660-663.

第七节　胃肠功能紊乱与腹胀的中西医诊断及常见病因

关于腹胀，中医学与西医学的概念、体系不同，中医学认为腹胀是一个病，可以作为诊断病名，而西医学认为腹胀仅仅是一个症状，作为诊断病名不完善。西医学将腹胀分为功能性和器质性，而且大部分是功能性的，明确诊断较困难。罗马Ⅳ标准中，对于腹胀已经做了一个比较清楚的分析，功能性疾病包括功能性消化不良、功能性腹胀、慢性便秘和肠易激综合征。对于是腹胀的哪种类型，如何表现，每个人的理解可能不一样，有的人说是腹胀，有的人表述是胃胀。从这一观点来看，西医学是以胃部表现为主，还是以整个腹部表现为主，不外乎功能性消化不良和功能性腹胀。至于其发生的主要原因，主要包括以下三点。

一、肠道菌群紊乱

肠道菌群紊乱是现在研究的一个热点。其与饮食习惯、生活习惯有关。现在循证医学研究发现，腹胀的患者和胃胀的患者往往存在肠道菌群紊乱。实验证明这些患者往往会存在小肠细菌增生活跃，甲烷过多，小肠排空受影响等。

二、动力障碍

各种原因引起的动力障碍会导致胃排空障碍，近几年我国研究胃排空、胃动力障碍的有很多成果，促动力药的应用也非常广泛，动力障碍影响胃肠的蠕动，即张力发生了变化。

三、心身整体因素

中医学强调整体观念。虽然现代医学研究得很细，已到基因水平，将一个专业又分成很多亚专业，但是整体治疗与处理很被动、不完善，精神与身体是一体的，不能单纯地把它分开看待。精神与抑郁会影响到肠道，是因为脑 – 肠 – 微生态轴的调节为双向的，胃肠道可以影响到大脑，大脑也可以影响到胃肠，因此精神状态是影响功能性胃肠病很重要的一个方面，需要更多的证据来证明。

（魏良洲）

拓展

一、腹胀的含义

腹胀是一种常见的消化系统症状，而非一种疾病；可以是主观上感觉腹部的一部分或全腹部胀满，通常伴有相关的症状，如呕吐、腹泻、嗳气等；也可以是一种客观上的检查所见，如发现腹部一部分或全腹部膨隆。引起腹胀的原因主要包括胃肠道胀气、各种原因所致的腹水、腹腔肿瘤等。功能性胃肠病中经常会出现腹胀的症状，且与胃肠功能紊乱有密切关系。功能性胃肠病患者经常报告有腹胀症状，66% ～ 90% 的肠易激综合征患者有腹胀症状。一项超过 16 000 名中国成人的横断面研究发现，腹胀在功能性腹泻患者中的发生率是 21%，而在肠易激综合征腹泻型患者中的发生率是 49%。

二、功能性消化不良与腹胀

功能性消化不良（functional dyspepsia，FD）是极为常见的消化内科疾病，也是临床诊疗中最常见的功能性胃肠病；临床表现以餐后腹胀、早饱感、上腹痛、上腹烧灼感为主；按其临床表现可将 FD 分为餐后不适综合征（postprandial distress syndrome，PDS）和上腹痛综合征（epigastric pain syndrome，EPS）两大类。FD具有多样化、发病率高、反复发作、慢性迁延等特点，对患者的生活质量和身心造成了负面影响。目前FD的病理机制尚未完全阐明，但研究表明FD的病因学是多因素的，并提出了胃肠运动异常和内脏高敏感、幽门螺杆菌感染、脑-肠轴功能紊乱、精神心理因素等多种机制。其中胃肠运动异常为FD主要发病机制之一，其内容包括胃容受性舒张受损、胃排空延迟等，临床中一半FD患者有上述表现。消化间期胃和小肠的主要运动形式为移行性复合运动，并将肠内容物及致病菌机械性地移行向远端肠道，是控制上段小肠细菌生长的重要机制。胃容受性舒张由一氧化氮介导的迷走神经反射调控，一氧化氮可以使胃肠平滑肌收缩受到抑制，降低近段胃的张力，增加胃容积，迷走神经受损会导致胃容受性舒张受损，从而引起FD早期患者出现饱腹感。胃排空延迟被认为是FD的病理生理学特征，且与消化不良症状密切相关。胃-十二指肠运动紊乱被认为是消化不良症状产生的重要机制之一，主要包括：①胃底容受性舒张障碍，被认为与早饱症状有关，病因不详，或与精神应激等中枢因素有关。②胃体、胃窦收缩缺乏或张力降低，与胃排空减慢或餐后食糜在胃内分布异常有关，临床上与餐后饱胀、上腹痛等症状有关。

三、功能性腹胀

功能性腹胀（functional bloating，FB）是临床上比较常见的功能性胃肠疾病，是以腹胀为主要症状的功能性肠紊乱，而无胃肠道器质性或其他功能性胃肠病变。常伴纳差、嗳气、肠鸣、排气增多等症状，具有反复发作和迁延难愈的特点，且长期慢性腹胀，易引起患者的焦虑、抑郁情绪，甚至严重影响患者的生活质量。功能性胃肠病可能存在多种形式的胃肠运动功能紊乱，可能其胃、食管和胆囊、小肠和结肠均出现动力障碍，这些异常可能会影响肠道气体的转运和机体对气体负荷的耐受性，从而产生腹胀等相关的临床症状，而促动力药物在这些患者中往往显示出较好的效果。结肠运动紊乱是远端肠道症状如腹痛、腹胀、胀气、腹泻、便秘等的重要发病机制。结肠运动是在肠固有神经的支配下，小肠运动的延续，受腔内因素（物理性、化学性）和黏膜炎症产物（神经递质、肽类激素、代谢产物、炎症因子等）影响。症状与运动紊乱之间的相关性较差。除与内脏高敏感因素有关外，一般认为腹痛、腹胀还与平滑肌运动增加（痉挛）有关。

在诊断时应该注意功能性腹胀与其他功能性胃肠病的鉴别，如功能性便秘、肠易激综合征、功能性消化不良等。功能性便秘和功能性腹胀均可出现肠鸣、排气增多等症状，但功能性便秘主要表现为持续的排便困难，便次减少，或排便不尽感，功能性腹胀一般无此类症状。肠易激综合征亦可出现腹胀，但往往表现为白天明显、夜间睡眠后减轻，一般腹围不增大，其主要特征为慢性或复发性腹痛、腹泻、排便习惯和大便性状异常。功能性消化不良餐后不适综合征和功能性腹胀均可出现腹胀症状，但功能性消化不良餐后不适综合征主要表现为餐后出现的上腹部饱胀不适，不伴中下腹胀满和腹部膨胀，而功能性腹胀可出现腹部膨胀。

第八节　胃肠功能紊乱与腹胀的中医认识

　　腹胀，即指患者自觉腹中胀满不适，触之无形，或者兼见腹痛而言。因其诊断方法局限，功能性和器质性疾病区分不明确，古代医籍又鲜有对其的单一论述，故此病见于中医学"腹胀病""腹满""痞满""聚证"等范畴中，也可作为外感病或内伤杂病病程中的一个症状出现。古代文献将腹胀的基本病机主要责之脾胃虚弱、气机不利，如《素问·至真要大论》言："诸湿肿满，皆属于脾。"《素问·脏气法时论》云："脾病……虚则腹满肠鸣飧泄食不化。"《张氏医通》记载："胀满悉属脾虚，运化不及，浊气填塞所致。"究其导致脾胃虚弱的病因有多种：一是体质虚弱致病，如《灵枢·五变》记载"人之善肠中积聚者，……则肠胃恶，恶则邪气留止，积聚乃伤脾胃"。二是饮食起居失宜致病，如《太平圣惠方》云："夫饮食不节，生冷过度，脾胃虚弱，不能消化，与脏气相搏，结聚成块。"《汤液本草》言："生者多食，令人腹胀注泄。"《类经》记载："饮食起居，内伤也，故阴受之而入脏……入五脏则𬒈满闭塞，下为飧泻，久为肠澼。"三是肝脾不和致病，如《伤寒说意》言："腹中有肝胆之邪，肝邪克脾，则腹中或疼或胀。"四是寒邪致病，如《金匮要略》记载："趺阳脉微而迟……荣卫不利，则腹满胁鸣相逐。"《外台秘要》言："寒多则气涩，气涩则生积聚也。"五是湿热及寒湿致病，如《证治准绳》云："七情内伤、六淫外感、饮食失节、房劳致虚，脾土之阴受伤，……隧道壅滞而为热，热留为湿，湿热相生，遂成胀满""脾为阴中之至阴，……脾同阴水之化，脾有余则腹胀满，食不化，……脾盛乃大寒为胀满"[1]。

　　林晓明认为脾失健运，中焦气机壅滞为此病的基本病机，并将其分为虚实两证；郑国军认为本病多因饮食、劳倦、内伤诱发，其主要病机为中焦气机不利，升降失司；龚建华认为痰湿易困阻中焦，则运化失常，气机不畅，发为腹胀；刘喜新认为本病病机为脾胃气机失常，多兼郁证，日久则生痰湿；张艳东认为中阳虚损，寒热互结，胃气失和，升降失常，发为腹胀[2]。可见各医家认为本病发生常涉及肝、脾、胃三脏腑，其基本病机主要集中于气机壅滞，不同原因皆可引起脾胃升降失司，中焦气机不利，最终导致腹胀。林楚华的研究再次证实这一理论，通过对 61 例健康人和 301 例患者进行结构方程模型运算，最常见且无重复的证型分别为脾虚证、肝郁证、气滞证及湿证，其中脾虚可引起湿证，湿证可引起气滞，肝郁亦可引起气滞，各证型之间通过相互作用又可出现肝郁气滞、肝郁脾虚、脾虚气滞、脾虚湿阻证，以脾虚证最为常见，为本病发病基础，贯穿于疾病始终[3]。

　　中医学认为腹胀的发生与素体虚弱、内伤七情、饮食不节、劳倦损伤及病理产物等因素相关，病位在大肠，与肝、脾、胃等脏腑关系密切，其基本病机可分为虚实两端，虚证多为气虚、阳虚而致脏腑失养，水湿内蕴，气机停滞，也可是阴津亏虚，肠道失润，腑气不通；实证多为肝气郁结、脾胃湿热或饮食停滞，致使脏腑气机不调，通降失常；亦有虚实夹杂证，导致脾胃失和，运化失司，气机紊乱，发为腹胀[4-6]。

　　近年来，随着生物-心理-社会医学模式的建立，且越来越被重视，以及对功能性胃肠病发病机制的不断深入研究，综合化和个体化治疗被普遍接受并且应用于功能性胃肠病的治疗中，中医学作为整体医学，基于整体观的思想，三因制宜，辨证论治，在功能性胃肠病的诊疗中有着独特的特色和优势，同时受到越来越多人的青睐[7-8]。张仲景在《伤寒论》条文中直言腹胀满二十余处，分别涉及太阳、阳明、太阴、厥阴、少阴证篇，所记载的厚朴生姜半夏甘草人参汤、栀子厚朴汤成为历代治疗腹胀的经典方剂[9]。此外，王好古对于腹胀提出"中满者勿食甘，甘者令人中满"的论述，王肯堂提出"治宜大辛热之剂必愈"作为寒湿为病的治则。

辨证分型和治法选方：①肝郁气滞证，治以疏肝解郁，行气导滞，方用木香顺气散加减；②脾胃湿热证，治以清热祛湿，理气消滞，方用三黄泻心汤合枳实导滞丸加减；③饮食停滞证，治以消食和胃，理气化滞，方用保和丸加减；④寒热错杂证，治以平调寒热，消胀散痞，方用半夏泻心汤加减；⑤脾虚湿阻证，治以健脾和中，化湿理气，方用香砂六君子汤加减；⑥中焦虚寒证，治以温补脾阳，行气消胀，方用理中汤合平胃散加减；⑦肠燥津亏证，治以增液养津，清热润燥，方用麻子仁丸加减。

吴贵恺等[10]将65例功能性腹胀患者随机分组，治疗组予参苓白术颗粒，对照组予莫沙必利，4周后治疗组总有效率明显高于对照组，不良反应少于对照组。郑国军等[11]将102例功能性腹胀患者随机分组，治疗组和对照组分别予枳实消痞丸颗粒和枸橼酸莫沙必利片，临床疗效、临床积分改善情况、复发率及不良反应，治疗组均明显优于对照组，且以上各项结果均有显著统计学差异。龚建华等[12]对67例功能性腹胀患者给予枳厚二陈汤加减治疗，总有效率达88.06%，患者生活质量明显改善，且未出现特殊不良反应。岳沛芬[13]自拟抑肝和胃汤治疗功能性腹胀，与西药莫沙必利对照，42例患者经4周治疗后，中药组疗效明显优于对照组。姚柳伊等[14]分析52例功能性腹胀患者的资料发现，治疗组予健胃消胀合剂，对照组采用枸橼酸莫沙必利胶囊，治疗4周后随访3个月，治疗组在疗效及改善患者餐后饱胀、早饱等主要症状方面优于对照组。陈显椿[15]以补中益气汤合半夏泻心汤为基础方，对湿热型、湿阻型、气虚型分型加减，治疗功能性腹胀患者156例，全部获效，症状均有显著改善。梁尧等[16]将95例脾胃气虚型腹胀患者随机分组，治疗组给予厚朴生姜半夏甘草人参汤，对照组给予莫沙必利，4周后治疗组总有效率为93.83%，临床疗效优于对照组，效果显著。以上临床研究表明，中医药在本病的治疗中作用突出，效果显著。

中医学对于腹胀病的认识全面而深邃，加之医籍、文献中对于本病的记载和阐述，使得中医药在本病的治疗中独具特色和优势，但因其机制尚不明确且无统一标准，故具体运用时还需"观其脉症，知犯何逆，随证治之"。

（舒　劲）

参 考 文 献

[1] 崔羽. 中医药辨证治疗功能性腹胀的探索性研究 [D]. 北京：北京中医药大学，2013.

[2] 占新辉，符思，王微，等. 功能性腹胀中医证型研究概况 [J]. 环球中医药，2015，8（1）：116-119.

[3] 林楚华. 结构方程模型结合项目反应理论实现功能性胃肠病中医辨证量表研究 [D]. 广州：广州中医药大学，2011.

[4] 危北海，张万岱，陈治水. 中西医结合消化病学 [M]. 北京：人民卫生出版社，2003：412-413.

[5] 孙明祎，王希利，彭艳红. 泻心汤加减治疗并调护寒热错杂型功能性胃肠病 [J]. 中国民族民间医药，2011，20（7）：72.

[6] 赵荣莱. 脾胃升降与功能性胃肠病 [J]. 北京中医，2007，（2）：90-92.

[7] 张红英，王进海，李永，等. 功能性腹胀发病机制的研究 [J]. 西安交通大学学报（医学版），2013，34（6）：789-792，802.

[8] 王学红.从医学模式转变看功能性腹胀的成因和处置[J].中华消化杂志,2015,35(9):582-584.

[9] 韦召文.《伤寒论》腹胀满辨证浅探[J].辽宁中医学院学报,1999,(1):10.

[10] 吴贵恺,杨秋香,唐文君,等.参苓白术颗粒治疗功能性腹胀的临床观察[J].中国药房,2010,21(28):2662-2664.

[11] 郑国军,吴延昊,张学文.枳实消痞丸治疗功能性腹胀52例[J].中国中医药现代远程教育,2012,10(16):15-16.

[12] 龚建华,瞿金鸿.枳厚二陈汤加减治疗功能性腹胀67例[J].现代中医药,2010,30(5):11.

[13] 李新一.岳沛芬治疗功能性腹胀的经验研究:附42例病例报告[J].北京中医,2006,(8):465-466.

[14] 姚柳伊,舒劲,田旭东,等.健胃消胀合剂治疗功能性消化不良的临床观察[J].西部中医药,2018,31(3):92-94.

[15] 陈显椿.补中益气汤合半夏泻心汤治疗功能性腹胀156例[J].中国民间疗法,2001,(2):39-40.

[16] 梁尧,安晓霞.厚朴生姜甘草半夏人参汤治疗脾胃气虚型功能性腹胀65例[J].云南中医中药杂志,2011,32(9):47-48.

第九节　功能性腹胀与腹部膨胀的诊断

功能性腹胀与腹部膨胀的诊断标准,必须包括下列2项:①反复出现的腹胀和(或)腹部膨胀,平均至少每周1日;腹胀和(或)腹部膨胀较其他症状突出。②不符合肠易激综合征、功能性便秘、功能性腹泻或餐后不适综合征的诊断标准。诊断前症状至少出现6个月,近3个月符合诊断标准;腹胀可伴有轻度腹痛及轻微的排便异常。

功能性腹胀与腹部膨胀的诊断基于以下3个方面:①临床病史;②体格检查;③尽量少的/有限的诊断性检查。

临床病史:评估患者的腹胀和(或)腹部膨胀应从详细的病史开始,包括症状的发生、与饮食的关系、排便习惯、是否存在支持其他功能性胃肠病的症状。患者典型的主诉是在白天腹胀与腹部膨胀症状加重,尤其是在进食后,但是夜间休息后症状可减轻,利用皮尺测量腹围的方法来评估腹部膨胀,发现白天腹胀加重伴有腹围的增加。在便秘患者,腹胀症状仅与腹围增加存在相关性,表明与便秘相关的腹胀可能存在不同的病理生理机制。因此,典型的功能性腹胀在做出诊断前应排除便秘和功能性消化不良。单纯的腹胀(腹胀但无腹部膨胀)与直肠高敏感性相关;与单纯的腹胀相比,腹胀伴有腹部膨胀与结肠传输时间延长有关。此外,腹胀患者夜间腹围缩小、排气困难表明经肛门排气减少可能是腹胀的根本原因。

体格检查时需区分(主观的)腹胀和(客观的)腹部膨胀,腹部膨胀是指肉眼可观察到患者有腹围的增大。患者有不完全性肠梗阻或者器官增大的体征提示需要做进一步检查评估。

(彭丽华)

拓展

腹胀可以是一种主观感觉,感到腹部局部或全腹部胀满,也可以是一种客观的检查所见，发现腹部一部分或者全腹部膨隆。临床上常见的引起腹胀的疾病有腹水、胃肠胀气、腹腔巨大肿物及某些全身性疾病，晚期妊娠和肥胖等也可引起腹胀，但属于生理性的。

功能性腹胀是临床常见的一种长期、反复发作的功能性肠病。近年来，随着人们生活方式和饮食结构的改变，以及对本病认识水平的提高，本病发病率也在逐年增加。治疗上涉及临床多学科，尤其是消化内科和胃肠外科。轻症功能性腹胀通常不存在明显的肠功能损害和心理异常，患者就医时可能更关心症状是否会对健康产生影响。中重度症状患者所占比例较小，但这些患者会频繁就诊于消化内科、外科等专科，是治疗过程中需要尤其关注的人群。这些患者比轻症患者更容易受到心理上的困扰或存在不同程度的焦虑、抑郁和人格障碍。

第十节　功能性腹胀与腹部膨胀的病理生理特点

一般认为腹胀和腹部膨胀是同义词，不断增多的证据表明两个症状的发生有不同的病理生理基础。因此，应将其区分为两个不同的疾病，尽管它们常有重叠。需要注意的是，该领域的研究仍有问题，部分是由于语言上的差异。由于以下诸多原因，腹胀的病理生理机制仍然未能得到很好的阐述：①腹胀在不同的功能性胃肠病（FGID）中潜在的病理生理过程有所不同；②即使是在相同的 FGID 同一亚型，不同患者之间腹胀病因相应的病理生理机制也不尽相同；③腹胀是一种复杂的表现，其代表多种不同的病理生理过程但最终都引起相同的症状。引起功能性腹胀可能的病理生理机制包括内脏高敏感、肠道气体传输异常、经肛门排气减少、食物在结肠内酵解产生不同产物、小肠细菌过度生长（SIBO）、腹部－膈肌反射异常、肠道微生态异常。与普通的观点不同，实际上大部分 FGID 患者肠道气体量并不比健康志愿者多，然而，当同等水平向肠道内灌注气体时，IBS 患者比健康志愿者更多出现腹胀或膨胀，IBS-C 患者气体在肠道存留的时间比 IBS-D 患者更长。这些研究强调内脏高敏感性和肠道传输能力下降、排气障碍是部分 FGID 患者产生腹胀症状的机制。

由于技术的创新，目前对 FGID 患者的腹部膨胀的病理生理机制有了更深入的了解，包括腹部电感体积描记法——一种测量腹部膨胀的新方法。来自数个研究小组的高质量研究已经表明，包括膈肌和腹壁肌肉在内的内脏－躯体反射是许多 FGID 患者出现膨胀症状的主要机制，尤其是气体、液体或者固体对肠腔撑胀和扩张导致膈肌的异常收缩，伴随腹壁肌肉的放松。与健康志愿者不同的是，这种异常反射可导致客观可见的腹部膨胀。健康志愿者的膈肌放松伴随腹壁肌肉收缩可防止或者减轻腹部膨胀。导致内脏－躯体反射异常的确切病因尚不清楚，尽管有一项研究认为其与 IBS 患者的直肠敏感性降低有关。FGID 患者腹部膨胀常与腹胀感觉相伴发生，但也可以单独发生。此外，其他一些因素在客观可见的腹部膨胀的产生中也起一定的作用。

版块二
腹胀多维度临床资料的剖析
——中西医的不同视角

第一节　肠源性多巴胺及其在肠黏膜中的保护作用

多巴胺（dopamine，DA）是一种重要的神经递质[1]。瑞典科学家 Arvid Carlsson 因为发现多巴胺这一神经递质而荣获 2000 年诺贝尔生理学或医学奖[2]。由于多巴胺的发现，许多疾病的发生机制被证实与大脑多巴胺能系统相关，如帕金森综合征、精神分裂症、抑郁症等。

一、中枢多巴胺与外周多巴胺

越来越多的研究发现，多巴胺不仅存在于神经系统，也大量存在于外周很多非神经系统中。研究报道[3]，多巴胺标志物广泛存在于胃肠道上皮细胞和肠神经元中，可能对大鼠的胃肠运动及分泌吸收等有影响。此外，肠道微生态也可以产生多巴胺。脑 - 肠轴为双向沟通途径，其中肠道菌群通过分泌 γ- 氨基丁酸、多巴胺、去甲肾上腺素等神经递质，影响迷走神经通路，通过下丘脑 - 垂体 - 肾上腺轴等与大脑沟通[4]。Matt 等[5] 的综述通过收集已报道的不同部位多巴胺的浓度相关文献，总结发现外周广泛分布着多巴胺，其中 50% 以上的多巴胺来源于肠道的肠神经、胃黏膜上皮及胰腺等。

二、多巴胺与胃肠功能调节

多巴胺在消化道产生的早期表现就是一系列的胃肠道反应，现在的研究发现与情志、抑郁、智商、吞咽障碍、流涎、睡眠障碍、嗅觉异常等都有关系。多巴胺可以产生于消化道，同时消化道又存在广泛的多巴胺受体，比如胃、十二指肠、胰腺等都存在大量多巴胺受体。多巴胺在胃肠生理与病理生理过程中可能发挥重要的作用，我们团队的研究发现多巴胺具有保护胃肠黏膜、抑制胃肠动力、调节上皮离子转运等功能。此外，也有报道称多巴胺可以抑制炎症和肿瘤生长、调节黏膜血流。在抑制胃动力方面，多巴胺主要通过 D2 受体介导，而对肠动力的抑制作用主要由 D1 受体介导。

三、十二指肠与多巴胺

（一）十二指肠内多巴胺的来源

十二指肠可以接受来自胃的食糜，也包括胃酸、胃蛋白酶、胃泌素，在胃液中我们测到了多巴胺[6]，胰液中也存在多巴胺。十二指肠黏膜本身也可以分泌黏液、碳酸氢根及一系列与酶的分泌有关的物质。十二指肠内的多巴胺主要来自胃液和胰液。在胃液 pH 降低时，多巴胺会升高，在促进胃酸分泌时，多巴胺也会升高。但在使用抑制多巴胺合成酶时，多巴胺减少。

（二）多巴胺对十二指肠黏膜离子转运及屏障的影响

通过短路电流记录、实时 pH 滴定、酶联免疫反应等技术研究多巴胺对大鼠十二指肠黏膜离子转运的调节机制[7]，将多巴胺加入大鼠十二指肠黏膜不同部位观察，发现直接把多巴胺加在十二指肠黏膜的顶膜侧，不能引起反应。而将多巴胺加入基底侧，就可引起明显的反应。以往的研究发现，十二指肠黏膜会分泌碳酸氢根阴离子。而 D1 受体阻滞剂计量依赖性地降低短路电流反应，单独激活 D1 受体可以模拟短路电流改变，证明 D1 受体可介导十二指肠黏膜短路电流变化。应用钾离子通道阻滞剂后，短路电流明显改变，证明浆膜侧多巴胺通过 D1 受体介导十二指肠黏膜上皮钾离子分泌[7]。

黏膜通透性方面，用 D5 敲除的老鼠做实验发现，加入多巴胺后膜的通透性显著增高，在 D5 增高时，通透性增加更明显。由此令人思考 D5 起了什么样的作用。最后我们通过研究[8]证明，多巴胺通过 D5 受体可以影响 tight junction 和 claudin、occludin 蛋白表达，提示浆膜侧多巴胺通过 D5 受体增强十二指肠黏膜上皮的通透性。

（三）腔膜侧多巴胺通过 D2 受体促进十二指肠黏膜碳酸氢盐分泌

虽然之前的研究发现，多巴胺加到浆膜侧根本不产生短路电流，认为没有碳酸氢根的分泌。但是通过实时 pH 滴定及 pH 敏感探针等研究方法，我们发现十二指肠腔侧多巴胺可以明显升高碳酸氢根的分泌，并且呈现剂量依赖性[6]。为了研究是多巴胺的哪种受体对碳酸氢盐分泌起作用，应用 D1 和 D2 样受体拮抗剂进行实验，发现腔侧多巴胺诱导的十二指肠黏膜碳酸氢盐分泌被十二指肠腔侧 D2 受体拮抗剂（非特异性和特异性）完全抑制，而腔侧 D1 样受体拮抗剂则不影响多巴胺的促碳酸氢盐分泌作用，提示该作用是由十二指肠腔侧多巴胺的 D2 受体介导的。进一步通过使用 D2 受体 siRNA 敲低和 D2 受体基因敲除小鼠做实验，进一步证实了多巴胺通过 D2 受体调节十二指肠碳酸氢盐的分泌。

（四）结论

多巴胺在十二指肠黏膜保护方面发挥重要的调节作用。多巴胺可以通过十二指肠黏膜上皮腔侧膜的 D2 受体促进碳酸氢盐的分泌；通过浆膜侧的 D1 类受体促进十二指肠黏膜上皮钾离子分泌，以及通过浆膜侧的 D5 受体影响十二指肠黏膜的通透性。

四、结肠腔多巴胺通过 D5 受体促进大鼠结肠黏膜分泌

结肠腔内有高浓度的多巴胺，而无菌鼠结肠腔内的多巴胺含量明显降低。这说明多巴胺可以产生于肠道微生物。我们在大鼠结肠腔内的粪便中同样检测出了很高浓度的多巴胺。

（一）结肠黏膜多巴胺受体分布

为了探索结肠黏膜中的多巴胺分布情况，通过实时 RT-PCR 和蛋白印迹方法检测了大鼠近端和远端结肠之间的多巴胺受体 D1 ～ D5 的表达[9]，发现在 RNA 水平，多巴胺受体在结肠上广泛分布，其中 D5 受体表现出了阶段性差异，在远端结肠中远高于近端结肠。在蛋白水平上，在隐窝发现了许多杯状细胞，同时此处仅发现了 D5 受体，可以推断 D5 受体与黏液细胞共存，且隐窝杯状细胞被 MUC2 染色的同时可以观察到 D5-IR 阳性，进一步证明结肠杯状细胞表达 D5 受体，提示多巴胺可能通过 D5 受体对杯状细胞功能发挥调节作用。

（二）多巴胺通过 D1 类受体促进结肠黏液分泌

有研究进一步探索了多巴胺受体对黏液分泌的影响，结果显示多巴胺可以剂量依赖性地增加黏液的分泌 [9]。1μmol 多巴胺可以明显增加黏液分泌。使用 D1 类受体激动剂也可使黏液分泌明显增加。而 D2 拮抗剂不能阻断多巴胺的促黏液分泌作用。通过对黏膜组织进行组织化学和免疫组化检测，发现使用多巴胺及其 D1 类受体激动剂后，黏液分泌明显增多，杯状细胞内的黏液颗粒明显减少。

（三）多巴胺通过 D5 受体调节结肠黏液分泌

为了验证 D5 受体在杯状细胞中的作用，使用 D5 基因敲除小鼠和野生型小鼠进行实验观察，发现 D5 基因敲除的小鼠，杯状细胞明显减少，野生型小鼠的杯状细胞明显增多。说明多巴胺可能是通过 D5 受体调节结肠黏液分泌的。

（四）耗竭多巴胺降低黏液细胞数量及黏液含量

1- 甲基 -4- 苯基 -1,2,3,6- 四氢吡啶（MPTP）可以选择性地耗竭小鼠肠神经系统中的多巴胺，使其含量明显减少。应用 MPTP 处理小鼠，观察结肠黏膜多巴胺表达情况，发现远端结肠的多巴胺含量明显下降，酪氨酸羟化酶（合成多巴胺和去甲肾上腺素的限速酶）、多巴胺 D5 受体和黏蛋白 MUC2 的表达，以及杯状细胞黏液颗粒的水平等都明显降低。

（五）6- 羟多巴胺大鼠结肠多巴胺、多巴胺受体及黏液的变化

6- 羟多巴胺（6-DHDA）大鼠是一种常用的帕金森病动物模型，其外周消化道的多巴胺含量往往是升高的，其胃瘫与胃组织中上调的 D2 受体表达有一定的关系。但是在结肠黏膜，虽然多巴胺含量升高，但其杯状细胞的数目明显减少，多巴胺 D1 和 D5 受体的表达也都明显降低。说明多巴胺含量虽高，但因受体减少影响了它对杯状细胞的调节作用。

（六）结论

结肠腔内多巴胺可以通过 D5 受体促进结肠黏膜杯状细胞合成 / 分泌黏液，提示多巴胺对结肠黏膜具有一定的保护作用。

（朱进霞）

参 考 文 献

[1] 张晓媛，徐华 . 多巴胺及其受体与消化道疾病的研究进展 [J]. 临床消化病杂志，2014，26（5）：309-311.

[2] 郭超，丁玉强 . 多巴胺和 5- 羟色胺神经元发育的基因调控途径 [J]. 自然杂志，2009，31（3）：142-147，152，187.

[3]Tian YM, Chen X, Luo DZ, et al. Alteration of dopaminergic markers in gastrointestinal tract of different rodent models of Parkinson's disease[J]. Neuroscience, 2008, 153:634-644.

[4] Philip Strandwitz. Neurotransmitter modulation by the gut microbiota[J]. Brain Res, 2018, 1693(Pt B): 128-133.

[5] Matt S M, Gaskill P J. Where Is Dopamine and how do Immune Cells See it?: Dopamine-Mediated Immune Cell Function in Health and Disease[J]. Journal of Neuroimmune Pharmacology, 2020, 15: 114-164.

[6] Xiao-Yan Feng, Jing-Ting Yan, Guang-Wen Li, et al. Source of Dopamine in Gastric Juice and Luminal Dopamine-Induced Duodenal Bicarbonate Secretion via Apical Dopamine D 2 Receptors[J]. Br J Pharmacol, 2020: 1-15.

[7] Xiao-Yan Feng, Yun Li, Li-Sheng Li, et al. Dopamine D1 receptors mediate dopamine-induced duodenal epithelial ion transport in rats[J]. Translational Research, 2013, 161: 486-494.

[8] Feng XY, Zhang DN, Wang YA, et al. Dopamine enhances duodenal epithelial permeability via the dopamine D5 receptor in rodent[J]. Acta Physiol (Oxf), 2017, 220: 113-123.

[9] Li Y, Zhang Y, Zhang XL, et al. Dopamine promotes colonic mucus secretion through dopamine D5 receptor in rats[J]. Am J Physiol Cell Physiol, 2019, 316(3): C393-C403.

第二节　糖尿病相关腹胀的中医诊治

一、糖尿病是全球公共健康问题

糖尿病是 21 世纪最重要的公共卫生挑战之一，正在威胁着全球公共卫生健康。在全球范围内，患 2 型糖尿病的人数在过去 20 年里增加了 1 倍多。国际糖尿病联合会（IDF）的最新全球估计数据显示，2015 年全球有 4.15 亿人患有糖尿病，到 2040 年这一数字将达到 6.42 亿。WHO 在 2014 年给出了类似的估计，为 4.22 亿[1]。随着时间的推移，糖尿病的患病率会持续增加。2019 年，约有 9.3% 的全球成年人口患有糖尿病，到 2045 年，这一数字预计将增加近 11%。美国的一项基于人群的糖尿病发病率和患病率估计值与人口随时间变化的研究估算了美国主要种族 / 族裔群体中年轻人的糖尿病未来负担。模型预测，在未来 40 年内，以目前的发病率推算，患有 1 型糖尿病和 2 型糖尿病的青年人数可能分别增加 23% 和 49%。但是，如果 1 型糖尿病或 2 型糖尿病的发病率增加，则患有 1 型糖尿病的青年人数可能会增加 3 倍以上，而患有 2 型糖尿病的青年人数（尤其是少数民族青年）会增加 4 倍左右[2]。

我国的情况同样不容乐观。2010 年《新英格兰杂志》发布的统计数据显示，我国成人 2 型糖尿病患病人数为 9240 万，成为继心血管疾病、肿瘤之后的第三大威胁人类健康的非传染性疾病[3]。一项对 22 篇文章的荟萃分析结果显示，2000 ~ 2010 年我国糖尿病患病率显著增加，从 2.6% 上升到 9.7%[4]。另一项荟萃分析共包括了 77 项研究，涉及 3 项国家研究，结果显示，2000 ~ 2014 年我国 2 型糖尿病总患病率为 9.1%，但是各地区糖尿病患病率存在一定差异，东北、华北、华东、华南、华中、西北和西南地区 2 型糖尿病的合并患病率分别为 22.1%、11.5%、8.1%、8.4%、8.4%、6.4% 和 8.9%。东北地区黑龙江（30.6%）和吉林（17.9%）的糖尿病患病率最高。而在西北地区，2 型糖尿病的患病率较低，如宁夏（5.7%）和新疆（6.8%）。糖尿病的患病率与年龄密切相关，与农村人口相比，城市居民的糖尿病患病率更高。比较城市和农村人口中糖尿病患病率的研究发现，城市人口糖尿病患病率更高。分层分析显示，我国 2 型糖尿病患病率显著增加，2000 ~ 2004 年为 7.1%，2005 ~ 2009 年为 9.3%，2010 ~ 2014 年为 10.1%，比其他亚洲国家（如印度、巴基斯坦、印度尼西亚）增加更迅速。另外，对各年龄段的患病率进行分析发现，55～74岁年龄段的患病率比20～34岁年龄段的患病率高6～7倍。年龄可能是糖尿病的主要影响因素。进入21世纪，我国面临人口老龄化的严重后果，需要更加重视为老龄人口提供医疗服务[5]。

一项对发达国家的调查显示，糖尿病患者每人的直接费用为220～7600美元；发现对直接费用影响最大的两个组成部分是药品和住院；每人的年均药品成本为140～2990美元[6]。在日本，糖尿病的经济负担很严重，并且会越来越严重；糖尿病的医疗费用每年增加100万美元，2009年达到1100万美元，其中700万美元来自65岁以上的人群。相比于2型糖尿病患者，1型糖尿病患者的医疗费用可能更高，每年直接医疗费用超过1600美元[7]。2019年糖尿病相关医疗支出统计数据显示，美国的医疗支出最高，近2950亿美元，其次是中国，为1090亿美元。

二、糖尿病胃轻瘫

（一）糖尿病胃轻瘫的发病特点

糖尿病胃轻瘫具有较高的发病率和漏诊率。一项来自明尼苏达州奥姆斯特德县的社区研究评估了社区糖尿病患者发生胃轻瘫的风险。在该研究中，通过内科医生诊断、显像检查或症状表现及内镜检查保留食物以记录胃轻瘫程度。多年来，1型糖尿病患者的症状表现和胃排空延迟的累积发生率为5%，2型糖尿病患者为1%，对照组为1%。1型糖尿病患者发生胃轻瘫的风险大于2型糖尿病患者，但是由于这项研究只记录了那些前来接受治疗的患者，不包括那些没有进行胃肠道疾病研究的患者。因此，研究评估的是糖尿病胃轻瘫（多年）的累积发病率，而非糖尿病胃轻瘫的患病率。另外与2型糖尿病相比，1型糖尿病合并胃轻瘫的患者胃排空延迟更严重。与没有胃轻瘫的糖尿病患者相比，糖尿病患者发生胃轻瘫时死亡率增加，且常与心血管事件相关。在10年间，大约5.2%的1型糖尿病患者出现胃轻瘫，而同期5倍（1%）的2型糖尿病患者出现胃轻瘫。虽然血糖控制良好可以预防或延迟许多1型糖尿病的慢性并发症，血糖控制良好对1型糖尿病胃轻瘫的发病或进展的影响尚不清楚。患有胃轻瘫的糖尿病患者通常有许多糖尿病的慢性并发症（视网膜病变、肾病）且住院次数增加。在少数患者中，胃轻瘫是糖尿病的第一个神经性并发症。

（二）糖尿病胃轻瘫的临床表现

胃轻瘫的主要症状包括早期饱腹感、餐后饱胀感、恶心、呕吐、腹胀、上腹痛和体重减轻。这些症状是非特异性的。2型糖尿病患者比1型糖尿病患者或特发性胃轻瘫患者更晚出现症状。这些症状可能是由多种疾病引起的，除了胃轻瘫外，还必须考虑腹痛和其他症状的原因。恶心是糖尿病胃轻瘫患者最困扰、最主要的症状。然而，胃食管反流病（GERD）或便秘、胆囊疾病等糖尿病患者常见的疾病所引起的恶心是必须考虑的。与胃轻瘫相关的恶心通常位于上腹部，通常在进食后加重，呕吐物含有咀嚼过的食物，长时间的胃胀和隐隐约约的上腹部不适是常见的。1型糖尿病和2型糖尿病患者的症状相似。与特发性胃轻瘫患者相比，很少有糖尿病患者以胃轻瘫为主要症状。在一些胃轻瘫患者（20%），腹痛是主要症状。疼痛应与其他和胃轻瘫相关的症状分开评估，以确定疼痛的具体原因。

慢性胆囊炎、消化性溃疡疾病和腹壁综合征需要排除。胃轻瘫患者必须排除由溃疡或癌症引起的幽门机械性梗阻。体格检查可能正常或显示肥胖或营养不良、视网膜病变、神经病或维生素缺乏症（唇裂症）。2 型糖尿病患者肥胖是胃轻瘫的危险因素。腹部检查可显示腹胀。

（三）糖尿病胃轻瘫的发病机制

1. 高血糖

胃的运动、排空受血糖浓度的调节，1、2 型糖尿病患者血糖浓度的增高与胃排空延缓互为因果关系，即血糖增高可以抑制胃排空，胃排空受抑制又使血糖浓度不易控制，从而形成恶性循环。同时急性高血糖还可抑制正常人胃排空，这些证据说明高血糖与胃轻瘫之间存在着密切的关系。高血糖能抑制健康人及糖尿病患者消化间期移行性复合运动（MMC）的产生和胃窦部动力。高血糖可以引起 MMC 消失、减弱或发生变异。高血糖可抑制胃动力药物对糖尿病胃轻瘫患者及正常人胃排空的促进作用，血糖的控制程度也与胃动力药物的疗效有密切的关系。高血糖可以诱发胃节律紊乱，并降低胃窦部动力。高血糖可以减慢正常人固体及液体胃排空速度，减慢程度与血糖水平有关 [8]。

糖尿病患者的血糖控制与血糖调节之间存在双向关系，即高血糖可延迟血糖调节，而血糖调节紊乱可影响血糖控制。高血糖对胃排空的影响可能受高血糖持续时间的影响。

2. 血清胃肠激素异常

胃肠道分泌的多种激素如胃动素、胃泌素（gastrin）、抑胃肽、生长抑素等在调节胃肠运动中有重要作用。胃肠激素在糖尿病胃轻瘫发病机制中的作用仍有争议。促进胃排空的激素（如血清素、胃泌素、乙酰胆碱、胃动素、P 物质）或抑制胃排空的激素（血管活性肠肽、胆囊收缩素、胃抑制肽或胰高血糖素依赖性胰岛素、分泌素、胰高血糖素样肽）的作用可以通过这些激素或其受体的糖基化或通过其靶器官功能的丧失而恶化。研究表明，空腹血浆胃动素水平随 MMC 的周期性变化而波动，与 MMC 关系紧密。伴神经病变的糖尿病胃轻瘫患者体内胃动素水平较对照组高，正常对照组胃排空与血浆胃动素水平呈正相关，即胃动素水平高，胃排空也较快；在糖尿病胃轻瘫患者却呈负相关，即胃动素水平比正常人高，而胃排空速度比正常人慢。糖尿病患者血浆促胃液素水平升高，与对照组有显著性差异。促胃液素可破坏自发和胃动素诱发的 MMC Ⅲ 期运动，使空腹样胃肠运动转变为食后样运动。糖尿病胃轻瘫患者胃窦部缺乏 MMC Ⅲ 期运动。血管活性肠肽是肠神经系统的抑制性递质，对胃体部的阶段性收缩及自发性或乙酰胆碱诱发的幽门收缩均有抑制作用，故可抑制胃排空。糖尿病胃轻瘫患者血浆血管活性肠肽浓度比正常人高。推测血管活性肠肽异常升高可能参与糖尿病胃轻瘫的发生发展。研究表明，合并胃肠病变的糖尿病患者空腹血浆生长抑素水平低于对照组，而服糖后则比对照组显著增高，并能持续较长时间。服糖后血浆生长抑素水平增高可能与迷走神经损伤有关。糖尿病合并胃自主神经功能障碍者服糖后血浆生长抑素水平增高，抑制了胃肠运动，并且胰岛素分泌也受到抑制，血糖浓度增高，加重了糖尿病及胃轻瘫症状。胰高血糖素样肽 –1（GLP-1）是最常被研究的肠内激素之一，已证实 GLP-1 对胃排空的影响与餐后血糖水平升高之间存在关联。胃饥饿素（ghrelin）也是近年来研究的目标分子之一，胃饥饿素也是一种脑肠肽，在调节食欲、进食及能量代谢方面有重要作用，其调节作用与瘦素正好相反，是刺激食欲、增加饥饿感的激素[9]。胃饥饿素促进抗幽门协调，从而可以改善胃排空。胃饥饿素受体在胃窦和十二指肠神经元上的浓度最高，而在远端则呈下降趋势。因此，可以认为胃饥饿素对迷走神经有影响，并提示神经病与肠神经元之间有联系。一些肠内激素（GLP-1、胃泌素）促进胰岛 B 细胞存活，对胃肠道功能有有益影响，这可进一步说明肠内激素作用的多面性。

3. 自主神经病变

自主神经病变被认为是糖尿病胃肠道疾病的主要机制。最近，越来越多的证据表明肠神经系统［肠神经元和 Cajal 间质细胞（ICC）］和平滑肌肌病存在联系。当内在肠神经系统与外在自主神经系统之间的平衡受到损害时，胃的运动、分泌和感觉功能都可能发生改变。副交感神经调节可同时发挥兴奋和抑制作用，而交感神经输入一般具有抑制作用，但对食管下括约肌有推进作用。胃肠道自主神经病变是一个复杂的病理生理过程，包括神经元细胞的器官和功能损害，以及各种自主调节的进行性失衡。这些改变包括 ICC 数量减少，外来自主神经细胞数量减少，以及抑制性神经传递改变的平滑肌细胞数量减少。糖尿病胃轻瘫时，尽管平滑肌层看起来正常，但胃体胃窦收缩无效，因此，ICC 的耗竭和异常肠神经元细胞的存在是胃神经肌肉功能障碍的机制。肠神经元的丢失导致收缩时释放的乙酰胆碱减少，平滑肌舒张时释放的一氧化氮减少。在糖尿病胃轻瘫患者中，也观察到脑内一氧化氮水平的降低。自主神经系统病变的主要病理生理异常是副交感神经功能的损害。在糖尿病患者中，假性喂养引起的胃酸分泌或对低血糖的胰多肽反应也减少。由于胃分泌功能和胰腺多肽分泌均受迷走神经控制，这些观察结果支持副交感神经损伤在糖尿病胃轻瘫发展中的作用。长期高血糖是自主神经病变最重要的危险因素之一。有研究指出，胃排空障碍的进展似乎慢于自主神经病变的进展。除了慢性代谢暴露外，急性高血糖还可以改变胃肠道迷走神经功能。此外，即使在健康受试者中，高血糖也会影响副交感神经心脏功能，证明了在胃排空的调节中所有可能影响迷走神经控制的因素的生理条件的重要性。当自主神经系统兴奋性和抑制性调节失衡时，胃排空速度可能会减慢。在自主神经病变进展过程中，副交感神经功能较交感神经功能更早出现异常，导致胃兴奋性副交感神经支配减弱，抑制交感神经作用相对增强。交感神经功能的改变也会对胃排空产生不利影响[10]。

4. 微血管病变

糖尿病微血管病变是糖尿病常见的并发症之一，其肾脏、眼底病变最受关注，也可见于全身的微血管，是造成糖尿病胃轻瘫的病理基础之一。当消化道黏膜发生微血管病变，引起微循环障碍，造成局部缺血缺氧，可使消化道平滑肌细胞、神经元细胞发生变性，影响胃肠运动和神经传导，促进糖尿病胃轻瘫的发生、发展。糖尿病患者胃黏膜微血管存在超微结构改变，包括微血管内皮细胞肿胀，吞饮泡增加，细胞连接缝隙增宽、窗孔增大，微血管基膜增厚，进而引起血管内皮细胞通透性增强。2 型糖尿病患者经胃镜检查、黏膜活检及电镜观察，发现胃黏膜微血管基膜明显增厚、内皮细胞明显肿胀，表明微血管病变在无消化道症状的患者中已经存在，微循环障碍可通过影响胃肠自主神经对胃轻瘫的发生发展起促进作用[8]。使用激光多普勒血流仪直接检测慢性非萎缩性胃炎和无胃轻瘫的糖尿病患者，发现二者胃黏膜血流量均显著低于健康无糖尿病者，可见即使未出现消化道症状的糖尿病患者也可能已存在胃黏膜微血管病变[11]。

5. 其他

（1）肠神经胶质细胞（EGC）：其数量超过肠神经元，比例为 2 ：1。鉴于肠神经元与 EGC 在解剖学和功能上的紧密联系，可以认为这些细胞的损伤在糖尿病相关的肠神经系统损伤中起着重要的作用，因此在运动障碍中也起着重要的作用。然而，这种紧密的神经元胶质连接使这些细胞的体内分离研究变得复杂。有条件切除 EGC 会导致肠神经元的神经化学编码发生变化，这可能是胃排空和肠道运输减少的部分原因。在一项体外研究中，由于 EGC 释放谷胱甘肽的神经保护作用缺失，在氧化应激状态下，EGC 的病毒靶向消融增加了神经元的死亡水平。氧化应激也会激活神经胶质介导的炎症机制，从而导致继发性神经元损伤。EGC 在糖尿病相关胃动力障碍中的复杂作用尚未明确，但其潜在的靶向影响可能开辟了新的治疗途径。

（2）情绪因素：功能性胃肠道疾病（如肠易激综合征、功能性消化不良）患者通常会有焦虑和抑郁，这些焦虑和抑郁可能通过对脑 – 肠轴的影响，与生物和社会因素相互作用，形成功能性胃肠道疾病。对 42 项研究进行的系统回顾发现，糖尿病与抑郁症有关；糖尿病患者的抑郁症患病率大约是非糖尿病患者的 2 倍。糖尿病的严重程度和抑郁症是齐头并进的，抑郁的严重程度与高血糖的程度相关，且抑郁的严重程度与糖尿病并发症（即视网膜病变、肾病、神经病变、大血管并发症和性功能障碍）的患病率相关。在 200 936 名抑郁症患者中，74 160 名（36.9%）患有糖尿病，其中 57 418 名（28.6%）有并发症。在抑郁症患者中，有糖尿病的患者严重精神后果的发生率（6.7%）高于无糖尿病的患者（3.3%）。有微血管和大血管并发症的抑郁症患者比没有糖尿病并发症的患者更有可能经历严重的后果。

（3）幽门螺杆菌感染：幽门螺杆菌为一种弯曲状、螺旋形或 S 形的革兰氏染色阴性杆菌。临床中，幽门螺杆菌感染是一种常见的慢性感染，具有感染范围广、涉及人口多、可反复感染等特点，对各年龄组人群均有较高的感染率，在发展中国家其感染率高达 70% ～ 90%。幽门螺杆菌是导致胃黏膜慢性炎症的一种常见细菌，主要存在于人类的消化道，是消化道疾病的致病因子。有研究发现，根除幽门螺杆菌的治疗可以改善糖尿病胃轻瘫症状，幽门螺杆菌感染会使血清胃动素升高，生长抑素下降，并且幽门螺杆菌感染与糖尿病胃轻瘫也有一定关联。但是由于幽门螺杆菌可导致消化功能下降，因此幽门螺杆菌感染与糖尿病胃轻瘫的关系还有待进一步研究证明。

（4）药物因素：众所周知，有些降糖药物可引起胃排空延迟，其中比较明显的有：①双胍类：通过增加外周组织对葡萄糖的利用，减少身体对葡萄糖的吸收。但此类药物影响胃肠道功能，表现为恶心、呕吐、腹胀、食欲下降。② α– 葡萄糖苷酶抑制剂：通过抑制小肠黏膜刷状缘的 α– 葡萄糖苷酶以延缓碳水化合物的吸收，降低餐后高血糖，但此类药物易导致肠胀气、腹泻等。

三、糖尿病腹胀与肠道菌群

医学之父希波克拉底的著名论断：所有的疾病都始于肠道，使我们认识到肠道和饮食在人体许多的均衡功能中所起的重要作用。事实上，人类肠道菌群的作用是至关重要的，因为它由许多不同的微生物群组成。越来越多的证据表明，肠道微生物群与糖尿病的发展密切相关。2 型糖尿病患者的特定肠道微生物、细菌基因与代谢途径显著相关。与非糖尿病患者相比，这些患者的乳酸杆菌水平更高。糖尿病患者中厚壁菌门和梭状芽孢杆菌的比例显著降低。拟杆菌门细菌与厚壁菌门细菌、拟杆菌门细菌与普氏杆菌组、C. coccoides/Eubacterium rectale 组的比值与血糖水平呈正相关。在 2 型糖尿病患者宏基因组关联研究中，来自中国的研究人员证实了一种肠道菌群失调症，其特征是产丁酸盐的大肠杆菌和柔嫩梭菌减少。当分析这种改变的微生物的潜在相关功能时，可以观察到糖的膜转运、支链氨基酸转运和硫酸盐还原及丁酸生物合成的减少。最重要的是，丰富的功能还包括氧化应激途径的增加，这就提出了一种假说，即在2型糖尿病患者中，改变的微生物群和众所周知的促炎状态之间可能存在直接联系[12]。针对欧洲2型糖尿病患者的宏基因组研究显示，某些乳杆菌种类的丰度增加，包括加色乳杆菌、变形链球菌和某些梭状芽孢杆菌。两种典型的丁酸盐生产菌 Roseburia 和 Faecalibacterium prausnitzii 对2型糖尿病具有较高的鉴别能力[12]。

有证据表明，糖尿病患者胃肠道症状，尤其是与上消化道运动障碍相关的症状更为常见。糖尿病常与多种胃肠道运动异常相关，糖尿病患者出现的许多不同的、不常见的症状可能与下消化道的复杂功能有关。一般来说，晚期的糖尿病患者会出现水样、无痛的夜间腹泻，交替出现便秘和间歇性的正常肠道功能。高血糖影响肠道运动，从而影响肠道的微生物群。有证据表明，肠道微生物群通过迷走神经与大脑交流，将信息从管腔环境传递到中枢神经系统（CNS）。微生物群通过调节传入感觉神经，通过脑－肠轴相互作用，通过抑制钙依赖性钾离子通道的开通，增强肠道兴奋性，从而调节肠道运动和痛觉，破坏肠道屏障、干扰肠道功能。此外，微生物群可以通过产生作为局部神经递质的 GABA、血清素、褪黑激素、组胺和乙酰胆碱等分子，以及在肠腔内产生具有生物活性的儿茶酚胺，从而影响肠神经系统（ENS）的活动。此外，乳酸菌还可利用硝酸盐和亚硝酸盐生成一氧化氮和硫化氢以调节肠道蠕动[13]。

四、糖尿病胃轻瘫的中医认识

（一）糖尿病胃轻瘫的中医病因病机

糖尿病胃轻瘫以心下痞满不适、嗳气、反酸、呕吐、心下痛等症状为突出表现，可归属于中医学"痞满""呕吐""胃痛""嗳气""嘈杂""胃缓""胃逆""胃胀""充气上逆""痞证""呃逆""结胸"等范畴。

中医学理论体系中，八纲辨证是辨证的基本方法之一，其中阴阳为总纲，表里多提示疾病的病位，虚实多揭示疾病的发展过程，而寒热则多表明疾病的性质。寒热理论始于《黄帝内经》，垂范于《伤寒杂病论》，确立于宋、元、明、清时期，是中医学最早的理论之一，亦是贯穿中医学基础理论体系的重要纲领。糖尿病属中医学"消渴"范畴，而从历代医家对于消渴的阐述中，寒热端倪可窥之一二。如《素问·阴阳别论》曰："二阳结谓之消"，王冰认为，二阳指胃及大肠，曰："谓胃及大肠俱热结也，肠胃脏热，则喜消水谷。"张仲景继承《黄帝内经》的学术观点并加以发挥，在《金匮要略》中从跌阳脉象之浮数来阐述消渴病胃热津伤、阳明燥结的病机。魏晋隋唐以来，医家重视肾阴亏虚，燥热内盛。《扁鹊心书》曰："消渴虽有上、中、下之分，总由于损耗津液所致，盖肾为津液之原，脾为津液之本，本原亏而消渴之证从此致矣。"金元时期，消渴病阴虚燥热的病机理论逐渐形成，刘完素提出"燥热怫郁"说，张从正提出"三消当从火断"，李东垣提出"血中伏火"致消论，朱丹溪强调"阳有余阴不足"在消渴病因病机中起重要作用。明代李梴在其《医学入门·消渴论》中言："热伏下焦，肾亏精竭，引水自救，随即溺下，小便混浊如膏淋然，腿膝枯细，面黑耳焦，形瘦。"至清代消渴病阴虚燥热的病机理论得到确立，受到医家的普遍认同。叶天士《临证指南医案》曰："三消之症，虽有上中下之分，其实不越阴亏阳亢，津涸热淫而已。"可见中医学对消渴的病机认识主要以阴虚燥热为主，即阴虚为本，燥热为标。热是始动因素，热则伤阴耗气，阴虚是基本病理，两者贯穿消渴病的发生发展过程。

中医学认为糖尿病胃轻瘫的发病机制与消渴病的进展密切相关，是以消渴病为基础的脾胃病证。病位在中焦脾胃，嗳气、呃逆、腹胀等症状均与中焦脾胃气机失调有关。主要病机为中焦之病变，气机升降失调，久而化热。脾胃本以化食物、运清浊、调度周身气机为常，现因消渴之病重渐致脾胃中焦日见损耗，故脾胃清浊不运，胃浊上逆轻者见嗳气、呃逆之症，重者见呕吐，甚有稍进食而呕吐者；脾清不升轻者见语音低弱，重者见精神微弱，终日卧床；中焦气机壅塞轻者见心下痞满不适，重者痞中带痛，日久见多饮、多食、多尿、消瘦症状。糖尿病胃轻瘫的发生多见于消渴发病日久，复因饮食不节或口服降糖药物损伤脾胃。

（二）糖尿病腹胀治疗——重视调理脾胃

糖尿病的典型表现为多食易饥，烦渴多饮，口干舌燥，小便频数量多，形体消瘦，舌红，苔薄而干，脉偏数，即阴虚燥热之象。从患者临床表现发现，多饮、多食、多尿和消瘦是该病主要临床表现，但随着临床尤其西医西药对糖尿病诊断和治疗的进展，典型的临床表现并不多见，特别是中老年患者常表现为形体肥胖，神疲乏力，面色少华，口淡，小便清长，舌胖，苔腻，脉沉弱等湿邪内盛之象，因此更应该强调中焦脾胃的重要作用。饮食干预的原则也符合现代医学防治糖尿病的原则。

五、小结

糖尿病是临床常见的慢性疾病，与腹胀关系密切，腹胀是糖尿病并发症的重要症状，其可以是预测控制糖尿病并发症发展的重要环节及指标。中医药对糖尿病腹胀的治疗方式多种多样，辨证论治是重要的原则，但是仍需要更科学、更严谨的中医治疗和中医治疗相关病症的研究支持。

参 考 文 献

[1] Zimmet Paul, Alberti K George, Magliano Dianna J, et al. Diabetes mellitus statistics on prevalence and mortality: facts and fallacies[J]. Nat Rev Endocrinol, 2016, 12: 616-622.

[2] Imperatore Giuseppina, Boyle James P, Thompson Theodore J, et al. Projections of type 1 and type 2 diabetes burden in the U.S. population aged ＜ 20 years through 2050: dynamic modeling of incidence, mortality, and population growth [J] Diabetes Care, 2012, 35: 2515-2520.

[3] 谢莎莎，张学智 . 2 型糖尿病的中医辨证论治研究进展 [J]. 北京中医药，2015，34（3）：261-263.

[4] Li Hang, Oldenburg Brian, Chamberlain Catherine, et al. Diabetes prevalence and determinants in adults in China mainland from 2000 to 2010: a systematic review [J].Diabetes Res Clin Pract, 2012, 98: 226-235.

[5] Yang Lili, Shao Jing, Bian Yaoyao, et al. Prevalence of type 2 diabetes mellitus among inland residents in China (2000-2014): A meta-analysis[J]. J Diabetes Investig, 2016, 7: 845-852.

[6] Ramzan Sara, Timmins Peter, Hasan Syed Shahzad, et al. Cost analysis of type 2 diabetes mellitus treatment in

economically developed countries[J]. Expert Rev Pharmacoecon Outcomes Res, 2019, 19: 5-14.

[7] Urakami Tatsuhiko, Kuwabara Remi, Yoshida Kei. Economic Impact of Diabetes in Japan[J]. Curr Diab Rep, 2019, 19: 2.

[8] 李浩旭，秦晓民，鲁彦，等．糖尿病胃轻瘫发病机制 [J]．胃肠病学和肝病学杂志，2003，（1）：88-90.

[9] 白颖，丛佳林，田文杨，等．浅析糖尿病胃轻瘫的发病机制 [J]．现代中西医结合杂志，2018，27（35）：3982-3986.

[10] Horváth Viktor J, Izbéki Ferenc, Lengyel Csaba, et al. Diabetic gastroparesis: functional/morphologic background, diagnosis, and treatment options[J]. Curr Diab Rep, 2014, 14: 527.

[11] 李沙．糖尿病胃肠病中西医研究概况 [D]．北京：北京中医药大学，2013.

[12] Qin Junjie, Li Yingrui, Cai Zhiming, et al. A metagenome-wide association study of gut microbiota in type 2 diabetes[J]. Nature, 2012, 490: 55-60.

[13] Karlsson Fredrik H, Tremaroli Valentina, Nookaew Intawat, et al. Gut metagenome in European women with normal, impaired and diabetic glucose control[J]. Nature, 2013, 498: 99-103.

第三节　肝硬化腹胀的发生机制

一、肝硬化腹胀的原因及机制

腹胀是肝硬化患者在临床上比较常见的症状之一，肝硬化患者多以进食后，特别是晚餐后易出现腹胀。产生腹胀的原因包括肝组织弥漫性纤维化、假小叶和再生结节出现时，即肝硬化时胆汁分泌功能失常，胰腺分泌消化液的功能也受到影响，胆汁和胰液中所含消化酶含量减少，直接影响到食物尤其是脂肪和蛋白质的消化吸收。肝硬化失代偿期，由于门静脉压力增高、胃肠道血液瘀滞，胃壁和肠系膜发生瘀血水肿，使消化功能下降，食物不能被正常消化吸收，滞留肠道，在肠道菌群的作用下发酵产气，患者就会出现腹胀。肝硬化晚期患者如果出现肝脾肿大也会引起腹胀，是因为肝脾肿大后腹腔内容积增大，特别是肿大的肝脾对胃肠道的压迫导致了腹胀。此外，肝硬化患者伴有血钾降低时也会出现腹胀，血钾降低时会引起神经肌肉应激性降低，导致消化道平滑肌收缩运动减弱，胃肠蠕动减慢，甚至肠麻痹，此时随食物吞咽的气体和肠道产生的气体不能随肠蠕动充分排出而引起腹胀。最后，肝硬化伴腹水也是引起腹胀的重要原因。一般而言，少量腹水并不会引起腹胀的症状，当腹水量增多时，会对腹腔内脏器产生压迫，导致腹胀 [1]。

综上所述，肝硬化腹胀的原因比较复杂，而且往往是复合性的，不可能是某一原因、某环节单纯起作用。因此，在实际工作中要认真、细致地观察病情，了解疾病的全过程，才能做出正确的判断，为治疗提供依据。

二、肝硬化腹水的形成机制

肝硬化腹水通常发生在肝硬化失代偿期，此阶段提示病情较重。肝硬化腹水的产生原因包括：①门静脉压增高：当肝硬化患者出现门静脉高压时，在一些血管活性介质的作用下，小肠毛细血管的压力变大，以及淋巴液回流量增加，从而使血浆的渗透压降低，组织液回流量减少，从而造成肝腹水的发生。②肝循环障碍：肝内再生结节可能引起窦后性肝静脉阻塞，从而导致肝静脉回流受阻，使肝脏中的淋巴液生成增多，逐渐超过淋巴循环的回流能力，导致过多的淋巴液漏入腹腔中，从而诱发或促进腹水的形成。③醛固酮增多是肝硬化腹水的常见诱因。醛固酮是在肝脏内进行灭活代谢的一种物质，肝硬化患者的肝脏代谢功能发生严重障碍，对体内醛固酮的灭活能力降低，就会造成患者出现继发性醛固酮或者是抗利尿激素增多，从而导致肝硬化患者出现腹水的症状。④低白蛋白血症：肝硬化患者的肝功能受损，会直接影响食物的消化吸收，并且肝硬化患者的食欲普遍偏差，如此则会导致营养的摄入和吸收都不充足，同时肝脏合成白蛋白的机能减退，因此肝硬化患者很容易出现低蛋白血症。低白蛋白血症出现时，机体的血浆胶体渗透压降低，组织液回流减少，从而引发腹水问题[2]。

三、肝硬化腹水的处理原则

对于没有合并感染和肝肾综合征的腹水可分为三级：一级腹水是指使用超声波才能检测到的腹水；二级或中度腹水有中度的对称性的腹部膨胀；三级腹水是指广泛的、大量的腹水，有明显的腹部膨隆。一级腹水一般不需要特殊的治疗，但这些患者通常会发展为二级腹水，必须认真随访，限制盐的摄入，可不限制进水量，必要时可考虑补充白蛋白。二级腹水的患者要减少活动，尽量卧床休息，并且要限盐、限水，同时还要根据患者的出入量来判断是否结合利尿剂。三级腹水，腹水量较大，需放腹水治疗，可结合利尿和补蛋白以使放腹水更安全[3]。

（徐有青）

参 考 文 献

[1] 郭磊. 肝硬化病因及临床特点分析 [J]. 中国继续医学教育，2017，（17）：93-94.

[2] 邵茉莉，刘冰熔. 肝硬化腹水形成机制的研究现状 [J]. 世界华人消化杂志，2013，21（2）：160-165.

[3] 徐哲，黄长形，白雪帆. 肝硬化腹水的处理 [J]. 实用肝脏病杂志，2004，7（3）：185-190.

第四节　中医对肝病腹胀的认识及治疗原则

（一）肝病腹胀的中医认识

1. 古代医家对肝病腹胀的认识

《灵枢·胀论》所云"五脏六腑胀"即寓有本病最早的论述。《素问·阴阳应象大论》认为"浊气在上，则生䐜胀"。《黄帝内经》"病机十九条"曰："诸病有声鼓之如鼓，皆属于热。"刘河间宗《黄帝内经》"病机十九条"之意，在《河间六书·病机论》中说："腹胀大而鼓之有声如鼓者，热气甚则然也，经所谓热甚则肿，此之类也。是以热气内郁，不散而聚，所以扣之如鼓也。"李东垣《兰室秘藏·中满腹胀论》中认为腹胀"皆由脾胃之气虚弱，不能运化精微而制水谷，聚而不散而成胀满"，还指出"大抵寒胀多而热胀少""胃中寒则胀满，或藏寒生满病，以治寒胀，中满分消汤主之"。朱丹溪认为胀满责于湿热，《丹溪心法·臌胀》中说："七情内伤六淫外侵，饮食不节房劳致……清浊相混，隧道壅塞，郁而为热，热留为湿，湿热相生，遂成胀满。"张景岳提出"单腹胀"，《景岳全书·气分诸胀论治》中说："单腹胀者名为臌胀，以外虽坚满而中空无物，其像如鼓，故名臌胀。又或以血气结聚，不可解散，其毒如蛊，亦名蛊胀，且肢体无恙，胀惟在腹，故又名为单腹胀。"明代李梴在《医学入门·臌胀》指出"凡胀初起是气久则成水……必补中行湿，兼以消积，更断盐酱"，对腹胀的病机及治法有着精辟的认识。可见早在《黄帝内经》就对腹胀有了较明确的认识。

2.肝病腹胀病机新认知

中医学中的肝病腹胀类似于肝硬化腹水，其把肝硬化归属于"肝积""臌胀"的范畴，肝积相当于西医学的肝硬化代偿期，臌胀相当于肝硬化的失代偿期。现代医家认为代偿期出现腹胀的原因包括三个方面：第一指不通则胀，不通包括气机的不通和血液的不通。第二指不荣则胀，不荣主要是指肝脏功能失调。中医学讲脾胃与肝胆的关系是相互影响的，肝的功能异常会影响脾胃的消化吸收，那么反过来说，如果脾胃化生水谷精微的作用减弱，不能荣养于肝，势必会导致肝功能失调。对于肝硬化来讲，我们一定要认识到不荣则胀是由脾胃影响到了肝胆，在治疗时，当从脾胃入手。第三指水停则胀，是由于水液停蓄，不得正常流转而引起的臌胀。

（二）肝病腹胀的中医治疗原则

疾病发展到肝硬化失代偿期，可有腹水出现，对于腹水的治疗，中医学强调三个方面。第一，辨证，首先辨别是气臌、水臌，还是血臌，气臌的治疗以行气利水为主。水臌的治疗则以健脾利水为主，对于血臌的治疗则重在活血化瘀而协助利水。第二，注重调理脏腑，而后配合行气的药物。从而达到气行水行、气行血行的目的，最后配合利水渗湿药物。第三，病久及肾，对于肝硬化失代偿期，甚至肝衰竭期的治疗要从肾论治。

此外，在治疗过程中还应当注意有食积、肝郁、湿热、血瘀、脾虚等病理因素，分别治以消导和胃、疏肝理气、清热利湿、活血通络、健脾益气等。

（赵文霞）

第五节 便秘与腹胀

一、便秘与腹胀的关系

中医学认为便秘既是一种独立的大肠病证，也是一个在多种急慢性疾病过程中经常出现的症状，便秘时腑气不通，不通则胀，而腹胀症状也可独立于便秘而伴见于其他病证。西医学认为便秘和腹胀是临床上常见的两个症状，二者可同时出现，同时出现多见于功能性便秘、便秘型肠易激综合征、肠梗阻和左半结肠癌。便秘和腹胀均有器质性和功能性之分，此处主要讨论非器质性便秘和腹胀之间的关系。有研究表明，功能性腹胀的发病可能与肠道气体生成量增多、胃肠运动功能异常、内脏敏感性改变、精神心理因素异常[1]、食物（乳糖等）不耐受、肠道菌群改变[2]、腹壁肌肉张力减弱[3]等诸多因素有关[4-5]。便秘型肠易激综合征病因繁杂多样，包括饮食、精神心理、感染等多方面，具体机制涉及胃肠动力、内脏敏感、脑－肠互动紊乱、肠道菌群等。目前认为动力异常、肠道菌群失调、精神心理因素、大脑中枢的调节均为功能性便秘发病的重要因素[6]。

综上所述，非器质性腹胀和便秘之间在发病机制上有重叠，便秘时大便滞留于肠道内对肠壁产生压迫，引起腹胀；长期便秘者，在菌群的参与下，引起粪便发酵或腐败，产生的大量气体积存在肠腔内也会引起腹胀。便秘患者往往有胃肠动力不足，肠道蠕动减慢，肠腔内气体排出不畅，也会出现腹胀。

二、便秘的中医治疗

临床上，治疗便秘以恢复肠腑通降为要。针对病情的寒热虚实采用相应的治疗方法，即实者泻之、虚者补之、寒者热之、热者寒之。具体来说，寒凝者热之使通，积热者泻之使通，气滞者行之使通，气虚者补之使通，血虚者润之使通，阴虚者滋之使通，阳虚者温之使通。便秘的治疗不能单纯使用泻下法，否则不但起不到治病的效果，还会损伤肠胃。如《景岳全书》中提到"阳结者，邪有余，宜攻宜泻者也；阴结者，正不足，宜补宜滋者也"。就是强调便秘有虚实之分，实证包括热秘、冷秘、气秘，虚秘包括气虚秘、阴虚秘、阳虚秘、血虚秘。气秘可用六磨汤或四磨汤，热秘可用麻子仁丸，冷秘可用大黄附子汤或温脾丸。对于虚秘的治疗，当首辨气血阴阳，具体治疗时需配伍补益药物。此外，《伤寒论》中对于燥屎初结者用和解法，常用调胃承气汤；对于痞满燥而没有实证者，用小承气汤轻下；痞满燥实俱全者，用大承气汤峻下；对于老年人虚性便秘多用麻子仁丸润下。便秘的治疗方法还有中药灌肠、针灸等，可根据不同的人群进行个体化选择。五行中肝属木，脾属土，肝木克脾土，在应用泻下之法时配伍疏肝解郁，健脾益胃的药物效果会更理想。

（陈苏宁）

参 考 文 献

[1] 张红英，王进海，李永，等 . 功能性腹胀发病机制的研究 [J]. 西安交通大学学报：医学版，2013，（6）：101-104，114.

[2]Nobaek S, Johansson ML, Molin G, et al. Alteration of intestinal microflora is associated with reduction in abdominal bloating and pain in patients with irritable bowel syndrome[J]. Am J Gastroenterol, 2000, 95(5): 1231-1238.

[3]McManis PG, Newall D, Talley NJ. Abdominal wall muscle activity in irritable bowel syndrome with bloating[J]. Am J Gastroenterol, 2001, 96(4): 1139-1142.

[4]Maratka Z. Abdominal bloating and distension in functional gastrointestinal disorders epidemiology and possible mechanisms[J]. Aliment Pharmacol Ther, 2008, 27(8): 713-714.

[5]Bortolotti M, Lugli A. What is the origin of postprandial abdominal distension in patients with functional bloating and

irritable bowel syndrome?[J]. Scand J Gastroenterol, 2009, 44(3): 383-384.

[6] 刘海宁，陈玉琢，吴昊，等 . 2015. 肠道菌群与功能性便秘的研究进展 [J]. 复旦学报（医学版），42（4）：564-568.

拓展

一、便秘的中西医认知

中医病名中除"便秘"外，尚有"后不利""大便难""脾约""秘结"等病名。便秘之症首见于《黄帝内经》，将之称为"后不利""大便难"。汉代张仲景在《伤寒论》中记载有"脾约"之名。《景岳全书》中则将便秘分为阳结、阴结。"便秘"之名首见于清代沈金鳌所著《杂病源流犀烛》中，并沿用至今。目前中医学认为本病的病因主要包括饮食不节、情志失调、久坐少动、过度劳倦、年老体虚、病后产后、药物所致等，其中部分患者亦与先天禀赋有关，其病位在大肠，与肺、脾（胃）、肝、肾诸脏腑功能失调相关，基本病机为大肠通降不利、传导失司，病理性质可概括为寒、热、虚、实四个方面，且常常相互兼夹出现或相互转化 [1]。

罗马 IV 标准 [2] 将便秘描述为：排便为硬粪或干球粪，排便费力，排便有不尽感，排便时肛门直肠有梗阻 / 堵塞感，以及排便时需要手法辅助。根据功能型便秘病理生理机制的不同，在临床上可分为三类，即正常传输型便秘、慢传输型便秘、排便障碍型便秘，而病理生理学亚型的诊断则需要相应的诊断技术与手段。《中国慢性便秘诊治指南》(2013，武汉) [3] 根据病因将便秘分为三种：功能性便秘、器质性便秘、药物性便秘。其中慢性便秘多见于功能性便秘。根据临床肠镜、腹部 CT 等相关检查可明确器质性便秘，结合患者的病史可明确药物性便秘。而功能性便秘患者临床往往无明确的器质性病变。罗马 IV 标准中与便秘有关的是便秘型和混合型肠易激综合征、功能性便秘、功能性排便障碍。

西医学在便秘的认识上比较明确，并进行了系统的划分。功能性便秘，其发生原因有：①进食量少或食物缺乏纤维素，对结肠运动的刺激减少；②由于时间、地点、生活条件改变及精神因素刺激等造成排便习惯受到干扰或抑制；③长期滥用泻药造成对泻药的依赖，停止使用后而不易排便；④结肠运动功能障碍，如年老体弱、活动过少、肠痉挛致排便困难等；⑤腹肌及盆底肌张力不足，排便推动力缺乏，难于将粪便排出体外，如中老年人、经产妇的习惯性便秘；⑥结肠冗长。

器质性便秘的发生原因：①直肠与肛门病变引起肛门括约肌痉挛、排便疼痛造成惧怕排便，如痔疮、肛裂、肛周脓肿和溃疡、直肠炎等；②结肠良性或恶性肿瘤、各种原因的肠梗阻、肠粘连、克隆病、先天性巨结肠等；③全身性疾病使肠肌松弛、排便无力，如尿毒症、糖尿病、甲状腺功能低下。此外，血卟啉病及铅中毒引起肠肌痉挛亦可致便秘。

常见的能引起便秘的药物包括抗抑郁药、抗癫痫药、抗组胺药、抗震颤麻痹药、抗精神病药、解痉药、钙拮抗剂、利尿剂、单胺氧化酶抑制剂、阿片类药、拟交感神经药、含铝或钙的抗酸药、钙剂、铁剂、止泻药、非甾体抗炎药（NSAIDs）。

西医保守治疗包括非药物治疗和药物治疗两类。非药物治疗首先是要纠正患者存在的不良饮食习惯和排便习惯，鼓励患者多参加户外体能锻炼，调适心态，保持舒畅心情。此外，生物反馈治疗也属于一种非药物治疗。药物治疗包括各种泻剂、5-羟色胺受体部分激动剂、促动力药、微生态制剂。保守治疗是便秘治疗的一种重要的原则，贯穿慢性便秘的始终，在保守治疗下多数慢性便秘可以得到缓解。慢性便秘患者中 5% ~ 10% 最终需要手术治疗。

二、便秘的中西医认知

（一）古医典籍中对腹胀的认识

腹胀，即腹部胀大或胀满不适。《诸病源候论·腹胀候》曰："腹胀者，由阳气外虚、阴气内积故也。阳气外虚受风冷邪气，风冷，阴气也。冷积于腑脏之间不散，与脾气相壅，虚则胀，故腹满而气微喘。"《张氏医通·胀满》曰："腹胀诸证，虽属寒者多，属热者少，然世治胀，喜用辛温散气之药……气虚不能裹血，血散作胀，必其人大便不紧，或时结时溏，溏则稍减，结则渐加；小便清利，甚则浑白如泔，其脉缓大而滞，气口益甚，慎不可用辛温耗气之药，宜四君子去白术加木香、泽泻、当归、芍药以固其气中之血。有血虚不能敛气，气散作胀，必其人烦热便燥，小便黄数，其脉浮数而弦，人迎尤甚，慎不可用苦寒伤胃之药，宜四物汤去地黄加黄芪、肉桂、甘草、煨姜，以和其血中之气。外因六气成胀，藿香正气散；内因七情成胀，沉香降气散。忧思过度，致伤脾胃，心腹膜胀，喘促烦闷，肠鸣气走，辘辘有声，大小便不利，脉虚而涩，局方七气汤。浊气在上，则生膜胀，生姜泻心汤加木香、厚朴 [《简明医彀》主张用木香顺气汤]。脾胃不温，不能腐熟水谷而胀，附子理中汤。肾脏虚寒，不能生化脾土而胀，济生肾气丸。"对于忧思伤及心脾，腹胀兼有喘促、呕逆、肠鸣、二便不利者，可用苏子汤。食积、虫积等亦可致腹胀。

（二）腹胀的病因病机

肝主疏泄，脾主运化，木郁不达、土失健运，肝脾不调，是腹胀的重要成因。

1. 肺失宣肃

《黄帝内经》云："肺主一身之气""诸气膹郁，皆属于肺"。肺的生理功能，除司呼吸、主一身之气外，有宣发和肃降的作用。生理上肺与大肠相表里，肺气肃降则大肠功能正常，大便通畅。肃降失司，津液不能下达，则可见便秘、腹胀。此外，肺之宣肃功能受损，通调水道之职失司，尤其病程日久，正常生理过程中水液代谢障碍，易致水饮痰湿留滞。这些病理产物的堆积若不及时清理祛除，又可作为第二病因，更进一步影响肺之宣肃等气化功能，而加重腹胀。

2. 脾阳不升

"脾以升则健，胃以降则和"。生理上"脾与胃以膜相连耳，而能为之行其津液"。脾胃之纳化、升降、润燥三对动态平衡若受到影响或破坏都可导致便秘、腹胀。

3. 瘀血留滞

腹胀日久，可由气及血，导致血瘀，而血瘀又可导致气滞加重，此乃络脉瘀阻，载气不能所致。《金匮要略》云："腹不满，其人言我满，为有瘀血。"明确指出瘀血所致腹胀的临床特点。

4. 沉寒痼冷

寒为阴邪，其性凝滞，易损阳气，如阳气受损，进而又易导致内寒重生。内寒又可再度损伤阳气，形成病理性恶性循环。《素问·异法方宜论》曰："脏寒生满病。"《素问·生气通天论》曰："阳不胜其阴，则五脏气争，九窍不通。"说明中寒深沉、阳损内寒是腹胀难愈之恶根。

5. 奇经受损

正常人体十二正经虽循环贯注人体内外,其经脉运行首尾相接,但就相互间纵横交错的整体联系,却有赖于奇经八脉贯串维系其间,从而使脏腑经络发挥其行气血、营阴阳、沟通表里上下的作用。李时珍《奇经八脉考》曰:"医不知此,罔探病机""八脉者,先天大道之根,一气之祖"。李氏尤为注重督任,"通此两脉,则百脉皆通"。任、督直接起于脐下"气海"。腹胀患者脏腑经络气机窒塞、病久延绵,奇经受损并不鲜见,但从病理上如不加认识,难免疏漏。其实早在《难经》中就有"带之为病,腹满……"等明确记载。

三、腹胀的西医认知

腹胀是临床常见症状,表现为腹部不适,有膨胀感,是肠蠕动减慢,胃肠胀气所致。导致腹胀的病因较多,包括最简单的急性胃肠炎所致腹胀,到术后腹胀、癌性腹胀等,由于导致腹胀的病因不同,故处理手段也不甚相同。临床上应注意鉴别各种不同病因所致腹胀,针对病因治疗,方有可能缓解病情。腹胀的预后也是根据病因而异。

引起腹胀的病因大致可分为以下六种:①胃肠道疾病如慢性胃炎、胃溃疡、胃下垂、胃扩张、幽门梗阻、肠结核、痢疾、肠梗阻、左半结肠癌及胃肠神经官能症。②肝、胆与胰腺疾病如急慢性肝炎、肝硬化、慢性胆囊炎、胆石症及胰腺炎等。③腹膜疾病常见于急性腹膜炎、结核性腹膜炎等。④心血管疾病常见于心力衰竭、肠系膜动脉硬化症、肠系膜动脉梗塞等。心绞痛和心律失常亦可反射性地引起腹胀。⑤急性感染性疾病如败血症、重症肺炎及伤寒等。⑥其他可见于手术后肠麻痹、肺气肿、哮喘、低钾血症、吸收不良综合征、脊髓病变、药物反应、慢性盆腔炎、附件炎、结缔组织疾病及甲减等。

腹胀的发病机制包括:①食物发酵:正常情况下,回肠下端和升结肠有大量细菌存在。如果食糜在这段肠腔因某种原因停留时间过长,在细菌的作用下,可以引起食糜发酵,产生大量的气体,引起腹胀。②吸入空气:吃东西时因讲话或饮食习惯不良吸入大量空气,而引起肠胀气。③胃肠道中气体吸收障碍:正常情况下,腹腔内大部分气体,经肠壁血管吸收后,由肺部呼吸排出体外。有些疾病,导致肠壁血液循环发生障碍,影响肠腔内气体吸收,从而引起腹胀。④胃肠道内气体排出障碍:因某些原因,肠蠕动功能减弱或消失,所以肠腔内的气体不能排出体外,因而引起腹胀。

参 考 文 献

[1] 张声生,沈洪,张露,等.便秘中医诊疗专家共识意见(2017)[J].中医杂志,2017,58(15):1345-1350.

[2] Lacy BE, Mearin F, Chang L, et al. Bowel Disorders[J]. Gastroenterology, 2016, 150(6): 1393-1407.

[3] 中华医学会消化病学分会胃肠动力学组,中华医学会外科学分会结直肠肛门外科学组.中国慢性便秘诊治指南(2013,武汉)[J].胃肠病学,2013,18(10):605-612.

第六节　腹胀西医诊治临床资料采集特点

在临床治疗中,诊断是第一位的,对于疾病的诊断西医往往以问诊与视、触、叩、听、嗅相结合的方式进行临床资料的采集。问诊的内容主要包括：一般情况（姓名、年龄等）、主诉（患者就诊的最主要原因或最主要症状）、现病史（当前症状的开始时间、诱因、部位、持续时间等）、既往史、系统回顾、月经史、生育史、家族史等。针对腹胀这一临床表现，西医学注重区分功能性腹胀和器质性腹胀。患者描述其有腹胀表现，医生通过视、触、叩、听等查体方法检查患者，如果发现患者具有明显可观测到的腹部膨隆，此时医生应该考虑肠胀气、腹水、占位等器质性病变，同时结合一些必要的辅助检查和临床预警症状，进而可以明确诊断。当患者只是主观感觉腹胀，并无可测量的腹部膨隆时，就可考虑为功能性腹胀。对于有功能性腹胀症状的患者，首先需要判断是上消化道疾病引起的，还是下消化道疾病引起的，这就需要结合询问饮食情况，如果进食即饱（早饱），则此类"腹胀"属于上消化道疾病，即胃十二指肠范畴，而非此类"腹胀"则归入下消化道，即属于结肠范畴。此外，在诊断功能性腹胀时还要考虑药物、其他疾病等因素，比如除外服用降糖类药物（二甲双胍）引起的腹胀，或者是由于吞气症引起的腹胀。还要详细询问是否有腹部手术史、溃疡病史等，对于糖尿病患者要注意胃轻瘫，有发热、盗汗、咳嗽和腹胀者要注意肠结核。最后，情绪因素也不能忽视，大部分FGID，包括PDS在内，与情绪障碍的关系密切[1]，情绪障碍与这些FGID之间存在因果关系[2]。在治疗这类FGID时，一定要兼顾到情绪障碍的对因治疗，再加上针对FGID的对症治疗，一般来说，在临床中所遇到的情绪障碍以焦虑和抑郁为主。因此，对于功能性腹胀的诊断在结合必需的体格检查之后，还必须经过详细的病史询问，必要时结合实验室检查、影像学检查等做出相应的诊断。

参 考 文 献

[1] 柯美云. 中国消化不良的诊治指南（2007，大连）[J]. 胃肠病学，2008，13（2）：114-117.

[2] 曹建新. 症状导向的二步重归因可提升功能性胃肠病的临床处置 [J]. 中华消化杂志，2015，35（9）：587-589.

第七节　腹胀中医诊治临床资料采集特点

中医的临床资料收集基于望、闻、问、切，明代医家张景岳在《景岳全书》中明确指出，望、闻、问、切乃诊病之要领，临证之首务。中医在诊断过程中，从望、闻、问、切四个维度收集患者的疾病信息，内容囊括患者的精神状态和形色，声音语调和气味，症状、病程、病因、病史和用药经过，脉搏的变化等。此外，望、闻、问、切中尤重问诊，《十问歌》为中医临床诊断思路之提要，涉及望、闻、问、切四诊信息，以及病因、病史、用药经过等问诊内容，有助于临床医者对于病因、病位、病机、病证的判断，体现中医"多维度"诊断思维。"九问旧病十问因"，通过了解患者是否存在禀赋不足或脾胃素虚等情况，以及发病或病情变化是否与饮食偏嗜、情志不节等因素相关，同时根据患者寒热汗出、饮食二便、头身胸腹、口干耳聋等情况，根据八纲辨证、脏腑辨证、气血津液辨证、经络辨证等辨证理论体系，从疾病的病因、病位、病机入手以临床辨证为中医辨病诊断之细化亚型，并以此为据，在"理、法、方、药（穴）"治疗思路的指导下，针对病证类型施予相应治法。中医学认为人体是一个有机联系的整体，人体皮脉肉筋骨、经络与脏腑息息相关，且以脏腑为中心，以经络相通联，外部的征象与内脏功能关系密切，因而局部病变可影响全身，内脏病变也可以从神色、形态及五官、四肢、体表等各方面反映出来。如《丹溪心法》中所言："欲知其内者，当以关乎外；诊于外者，斯以知其内。盖有诸于内，必形诸外。"所以可以通过望、闻、问、切四诊来收集有关疾病的全部资料，进而系统地整理和归纳，并进行分析、综合、推理、判断，从而探求疾病的本质，为辨证论治提供依据。《素问·阴阳应象大论》也言："善诊者，察色按脉，先别阴阳；审清浊而知部分；视喘息，听音声，而知所苦；观权衡规矩，而知病所主；按尺寸，观浮沉滑涩，而知病所生。以治无过，以诊则不失矣。"对于腹胀之症，医家通过望、闻、问、切收集临床资料，了解腹胀的特点，从而对腹胀属寒、属热、属虚、属实做出判断，同时结合患者的饮食、情志等因素，对腹胀的证候进行辨识。

（杨胜兰）

拓展

中西医临床资料采集要点

在临床中没有正确的诊断，就没有合理的治疗。人类与疾病的战斗史，就是不断地了解疾病进而寻求治疗的过程，所谓知己知彼方能百战不殆，中西方医学都曾涌现过大量的探查疾病的手段，充满智慧又各具特色。中西医学在腹胀的诊断过程中都重视问诊，而中医学又结合望诊、闻诊、脉诊，西医则结合视、触、叩、听。西医学诊断的传统基础是视、触、叩、听四种方法，与中医学的司外揣内相似，形式上都是在不破坏人体的前提下，探查人体内部的病变。但相比较中医学辨证论治过程，视、触、叩、听偏重判断的是人体内部结构发生的变化[1]。此外，中医学四大诊法望、闻、问、切以望为首，西医学四大检查手法视、触、叩、听以视当先。可见中西医家均高度重视患者的外在形态特征，乃因不同疾病的形态特征，往往是触发医生临床思维灵感的重要线索。无论是西医学的视、触、叩、听，还是中医学的望、闻、问、切，均能诠释医学之美，是研究诊断疾病的基础理论、基本知识、基本技能和诊断思维的一门临床学科，也是通向临床各科的桥梁[2]。许多常见病通过简单的病史和体检即可诊断。对于疑难复杂病症，在熟悉病史和完善体检的情况下可帮助临床医师缩小鉴别诊断范围，达到事半功倍的效果。

参 考 文 献

[1] 唐仁康. 中西医历史比较研究 [D]. 哈尔滨：黑龙江中医药大学，2018.

[2] 吴祥. 掌握新技术不能忽视基本功 [J]. 心电学杂志，2010，29（5）：371-374.

第八节 腹胀的中医证候特点

腹胀是临床上一个常见的症状。根据腹胀的特点，可分为器质性腹胀和功能性腹胀。

器质性腹胀大多归属于中医学"臌胀""积聚"范畴；而功能性腹胀大部分归属于中医学"痞满"范畴。

在中医证候中，腹胀有实证和虚证之分。实证腹胀具有症状较重，不用药物干预症状很难缓解的特点。实证腹胀的中医证型有四种：第一型，气郁型腹胀，即气胀，明显和情绪有相关性。第二型，食积型腹胀，其特点为腹部胀痛比较明显。第三型，瘀血型腹胀，多见于女性，腹胀部位多在下腹部。第四型，水积型腹胀，就是西医学的腹水。

与之相对的是虚性腹胀。虚性腹胀的特点是腹胀时轻时重，有时能自行缓解，病程往往较长。虚性腹胀的常见证型有两种：第一型，脾虚型腹胀，特点为进食后加重。第二型，肾虚型腹胀，其特点为具有明显的时间规律，多以下午腹胀明显。

总之，腹胀的中医证候特点是有虚实之分，虚实之中在气血阴阳方面又有侧重，在临床治疗时应当仔细辨别。

（张勤生）

第九节　腹胀的中医治疗特点

一、贴近临床真实世界体现腹胀的中医辨治特色

腹胀是一种临床常见的消化系统症状，可以是主观上感觉腹部的一部分或全腹部胀满，通常伴有呕吐、腹泻、嗳气等相关症状；也可以是发现腹部一部分或全腹部膨隆时一种客观上的检查所见。一般来说，西医学从器质性、功能性、菌群失调、Hp 感染等多个角度去认识和区分腹胀；中医学则基于整体观对其进行具体的辨证论治。就腹胀而言，中医学辨证首重虚实：实证主要包括食积、湿浊、血瘀、痰浊等，而虚证则主要包括脾虚、肾虚。但是，在实际临床中，腹胀的中医证候往往呈现为寒热错杂、虚实夹杂的状态，如肝郁脾虚、脾虚夹杂湿热等。由此可知，腹胀无论虚实都与中医的脾胃功能失调密切相关，在具体辨证治疗过程中可以结合首届国医大师路志正教授提出的"持中央、运四旁、怡情志、调升降、顾润燥、纳化常"十八字诀，紧紧扣住脾胃的运化、升降、润燥功能特点进行，常能取得良好疗效。

例如，以腹部胀满为主症，而各项检查未见其他器质性病变的功能性腹胀，流行病学研究表明其发病率为 25%，且女性患者居多。功能性腹胀的西医诊断标准目前参照功能性胃肠病（FGID）罗马Ⅳ标准，西医治疗以促进胃肠动力药为主，但总的来说疗效欠佳。中医学虽无功能性腹胀的病名，但根据其临床表现可归属于"腹胀病"等范畴，且中医学针对此类腹胀的治疗疗效显著。通过对功能性腹胀中医辨证分型的研究，既可指导临床，促进辨证水平和提高疗效，同时还可为今后制定功能性腹胀的中医诊疗标准提供依据，进而一定程度上实现腹胀辨证分型的客观化与标准化，以便更好地服务于临床。对于一些单凭中医四诊难以确诊的疾病，则可以借助西医相关的检查手段，以确定与区分其是属于功能性或器质性病变，将中医与西医手段有机结合，以西医辨病为枢，中医辨证为本、辨症为标，最大限度地体现西医辨病与中医辨证（症）相结合，以更好地提高

临床疗效。

二、腹胀防治应注重饮食与生活习惯的调摄

通过改善不良的饮食与生活习惯，可以有效预防临床功能性腹胀的发生，并有效减少其在临床上的反复发作。

（一）调节饮食习惯

注重饮食均衡，改变不良饮食习惯对于腹胀的防治十分重要；平时生活中应适当增加膳食纤维的摄入；由于洋葱、生姜、生蒜、薯类、甜食、豆类、面食均含有可大量产生氢、二氧化碳和硫化氢等气体的成分，故应尽量减少此类食物的摄入；又由于长期吸烟易引起贲门甚则幽门松弛导致相应的反流，且长期饮酒也容易导致胃黏膜的损伤，故戒烟、忌酒对于腹胀的防治也很重要。

（二）调节生活方式及调摄精神情志

注重改变生活方式，宜早睡早起，多做太极拳、八段锦等有氧运动；养成规律的排便习惯以避免便秘导致的肠道产气增多；保持良好的心态，确立积极健康的生活态度，必要时可进行有针对性的心理疏导。

（三）药物使用注意

应积极治疗原发病，尽可能减少使用容易导致腹胀的药物。若发现报警症状，应及时就医，明确病因并及时治疗。

（胡　玲）

第十节　肠道屏障功能与腹胀

肠道是人体最大的消化器官，90% 的营养通过肠道吸收。同时肠道还是一个免疫器官，发挥着 70% 的免疫功能。此外，肠道还是一个庞大的内分泌系统，它能分泌 50 多种激素和酶。肠道中有 1 亿多神经元，被称为人类的第二大脑，脑－肠互动就是基于脑和肠神经元之间的交流与传递。肠道中还存在着庞大的微生物群，数量高达 10^{10} 个。由此可知，肠道承载着营养供应、免疫、代谢、情感需求等重要作用。

西医学讲肠黏膜屏障包括机械屏障、免疫屏障、化学屏障、生物屏障。

当屏障功能异常时肠道的消化、吸收功能势必会受到影响。而从中医学讲，就是脏腑气血阴阳失衡，脏腑主在肠，根在脾，同时还与肝、肾、肺关系密切。

（迟莉丽）

一、肠道屏障功能及其常见损伤原因

黏膜屏障包括机械屏障、免疫屏障、化学屏障、生物屏障[1]。完整的肠道屏障是防止肠道内有害物质和病原体进入机体内环境，并维持机体内环境稳定的一道重要屏障，是机体防御功能的一道重要防线[2]。

当肠黏膜屏障损伤时，肠道中的微生物和内毒素等便可突破肠黏膜屏障，进入血液引起细菌、内毒素移位，促进肠源性感染的发生，甚至发展为全身性炎症反应综合征或多器官功能衰竭[3-4]。大量研究表明，临床上许多疾病的发生、发展与转归都与肠道屏障损伤有关。

肠黏膜包括固有层、肠神经系统、结缔组织和肌层[5]，共同构成了一道道屏障。

（一）机械屏障

肠黏膜不仅仅是一个解剖意义上的物理结构，更重要的它是一个肠道屏障。通过肠上皮细胞的能量主要是通过一个细胞外途径，有特定的膜泵和通道，以及由紧密连接控制的旁细胞路线。在显微镜下，它们表现为一系列相邻细胞的离散式接触，最终形成复杂的紧密连接。任何原因造成肠黏膜缺血、破损、脱落、萎缩均可引起肠道机械屏障功能损伤[6]。

（二）免疫屏障

肠道黏膜比其他任何淋巴器官都含有更多的淋巴细胞。肠道中也包含着人体中最大、最多样化的微生物和抗原，超过 1000 种细菌。对肠腔内抗原的控制反应的过程称为口服耐受，口服耐受性的破坏是在肠内引发和持续炎症的重要机制。

严重创伤、烧伤或休克等因素均可破坏肠道免疫屏障功能；化疗药物、恶性肿瘤的外照射及长期应用糖皮质激素可损害机体（包括肠道）的免疫防御功能[6]。

（三）化学屏障

肠道中的微生物和抗原通过胃部强酸环境、胰腺液和胆道分泌物时被以非特异性方式降解。消化酶主要是蛋白酶、脂肪酶、淀粉酶和核酸酶，通过破坏细菌的细胞壁杀死微生物[7]。肠道分泌的大量消化液可稀释毒素，清洁肠腔，使潜在的条件致病菌难以黏附到肠上皮上，从而缩短了肠腔内潜在的有毒或致病物质的存在。

临床上，严重感染、创伤等危重患者因处于禁食状态而接受全胃肠外营养支持，此时高浓度营养物质绕过胃肠道直接进入外周组织，胃肠道则处于无负荷状态。由于缺少食物和消化道激素的刺激，胃肠黏膜更新修复能力降低，同时胃酸、胆汁、溶菌酶、黏多糖等分泌减少，消化液的化学杀菌能力减弱[8]；部分患者由于持续胃肠吸引减压，胃酸、胆汁、胰液等大量丢失；此外，梗阻性黄疸患者肠道内胆盐减少，不仅会影响对内毒素的灭活，而且可导致肠内微生物群增加，内毒素池扩大。上述因素均可削弱肠道化学屏障功能，从而促进大量内毒素吸收入门静脉，促进外籍菌的优势繁殖和易位。

（四）生物屏障

肠道菌群位于黏液层最外层，是影响上皮屏障代谢、增殖和维持肠道屏障的重要组成部分[9]。但微生物与肠道上皮细胞的相互作用是双重的。有些被认为是病原体，而另一些被认为是共生的。共生菌群通过竞争营养物质和生态位、改变 pH、释放允许物种间交流的抗菌物质及优化有益微生物数量来限制病原体的定植。当然肠道菌群也为宿主提供了其他重要功能。结果表明，该原籍菌可调节参与多种重要肠道功能的基因表达，包括营养吸收、黏膜屏障强化、异种生物代谢、血管生成和出生后肠道成熟等[10]。肠道屏障是维持人体健康的重要因素，肠道屏障的破坏会引起机体功能失调，导致多种疾病的发生。

临床上抗生素的长期、大量和广谱应用最常引起肠道菌群紊乱。

二、肠道屏障的修复保护

（一）肠内营养

营养支持的发展经历了由肠内到肠外，再由肠外到肠内的螺旋式发展的过程。长期全胃肠外营养可导致肠黏膜萎缩，肠内细菌生态环境变化，肠道屏障功能障碍。肠内营养对于维护胃肠道的结构和功能完整的重要作用已得到肯定[11]。

（二）谷氨酰胺

补充谷氨酰胺可降低肠黏膜通透性、抑制肠道黏膜萎缩的发生。维护肠黏膜机械屏障的完整性；谷氨酰胺还可以维持肠道 SIgA 浆细胞的数量，防止 SIgA 水平降低，维持肠黏膜相关淋巴组织的数量及功能，增强肠黏膜免疫屏障功能[12]。

对于不能进行肠内营养的重症监护病房的危重患者，补充谷氨酰胺对于维护肠道屏障的完整性尤为重要。临床研究证实，经肠外营养途径补充谷氨酰胺在临床上是安全可靠的，可以改善疾病状态下的机体氮平衡，维持肠道正常通透性，保护肠道屏障[13]。

（三）多不饱和脂肪酸

ω-3 及 ω-6 多不饱和脂肪酸（PUFA）为机体必需不饱和脂肪酸，具有重要的生理功能：ω-3 及 ω-6 PUFA 是细胞膜磷脂的主要成分，影响细胞膜结构的完整性、稳定性和流动性；作为花生四烯酸代谢产物的前体，参与调节炎性介质的合成和释放，具有改善机体氮平衡、增强免疫功能的作用。PUFA 可降低肠黏膜通透性，保护肠道屏障功能[14]。PUFA 对肠道黏膜结构及肠道屏障的保护作用，可能与 PUFA 能增加黏膜细胞供能、改善代谢、调节免疫、保护细胞缺血再灌注损伤有关。

（四）膳食纤维

膳食纤维在结肠中被细菌酵解，产生乙酸、丙酸和丁酸等短链脂肪酸（SCFA），SCFA 是结肠黏膜的重要能源底物，为结肠上皮细胞的增殖及黏膜的生长提供代谢能源，并通过增加肠道血流，刺激胃肠激素的分泌，营养结肠黏膜，增加结肠黏膜上皮细胞增殖活性，延缓结肠黏膜上皮细胞的凋亡，具有肠黏膜机械屏障的作用。SCFA 还有促进有益菌群的生长，改变肠腔内环境，抑制致病菌生长，调整肠道微生态环境，保护肠道生物屏障的作用。SCFA 对小肠黏膜的保护作用也已得到证实，实验发现 SCFA 能减轻大鼠移植小肠上皮细胞超微结构损伤，维护移植小肠黏膜形态[15]。SCFA 对进行全胃肠外营养（TPN）大鼠的小肠黏膜增殖有促进作用，能维持其正常形态，保护肠黏膜屏障，防止细菌易位[15]。

（五）生态制剂

肠内的正常微生物群构成了肠道生物屏障，具有排除侵入性外来菌群的作用，在疾病条件下，肠内微生态平衡破坏，共生菌群间的相互制约作用失调，使致病菌大量繁殖，生物屏障受损，可导致肠源性感染的发生。生态制剂通过改善肠内微生态，纠正菌群紊乱，可以降低肠源性感染的发生率。生态制剂包括益生菌（probiotic）、益生素（prebiotic）及合生元（synbiotic）。益生菌是指乳酸杆菌、双歧杆菌等有益于维持肠道微生态平衡，抑制有害菌生长的肠道共生菌；益生素是指可以促进肠道有益菌群生长的物质，主要为膳食纤维、菊粉、低聚果糖。益生合剂是益生菌和益生素的混合制剂，可以改善摄入的活微生物在胃肠道内存活和种植的能力，有益于肠内微生态平衡的恢复。乳酸杆菌对肠道屏障的保护作用机制可能是刺激黏膜分泌黏液，抑制细菌繁殖过度，刺激黏膜免疫，以及合成抗氧化物质而维持黏膜屏障结构的完整性。

（六）中药对肠道屏障的保护

大量实验研究证实，中药对肠道屏障有一定的保护作用[16-19]。

（七）其他

动物实验发现，肠道内给予重组人表皮生长因子（EGF），可以缓解短肠综合征大鼠的体重下降，改善碳水化合物的吸收，保护肠道通透性及屏障功能[20-21]。重组人生长激素（rhGH）对肠道屏障的保护作用与增强宿主全身或肠道局部免疫力，刺激肠黏膜上皮再生、修复，促进肠道黏膜结构和功能恢复有关。胃泌素、胆囊收缩素等胃肠激素具有改善胃肠道血流、营养消化道黏膜上皮的作用，这些胃肠激素在肠道黏膜屏障保护中的作用有待于进一步研究证实。

参 考 文 献

[1] 占新辉，符思，王微，等.功能性腹胀中医证型研究概况 [J].环球中医药，2015，8（1）：116-119.

[2] 李永渝.肠道屏障功能障碍的病理生理机制 [J].胃肠病学，2006，（10）：629-632.

[3] Gosain A, Gamelli RL. Role of the gastrointestinal tract in burn sepsis [J]. J Burn Care Rehabil, 2005, 26: 85-91.

[4] Nagpal K, Minocha VR, Agrawal V, et al. Evaluations of intestinal mucosal permeability function in patients with acute pancreatitis[J]. Am J Surgery, 2006, 192: 24-28.

[5] 刘岩红，沈婷婷，张琴，等.肠道屏障功能与肝脏疾病的关系 [J].肝脏，2019，24（5）：583-585.

[6] 李永渝.肠道屏障功能障碍的病理生理机制 [J].胃肠病学，2006，（10）：629-632.

[7] Sarker S, Gyr K. Non-immunological defence mechanisms of the gut[J]. Gut, 1992, 33: 987-993.

[8] 蒋朱明，于康.肠黏膜屏障损害与肠外和肠内营养 [J].外科理论与实践，2000，5：54-56.

[9] Neish A. Microbes in gastrointestinal health and disease[J]. Gastroenterology, 2009, 136: 65-80.

[10] Daria Szymanowska-Powalowska, Dorota Orczyk, Katarzyna Leja. Biotechnological potential of Clostridium butyricum bacteria[J]. Brazil J Microbiol, 2014, 45: 892-901.

[11] 邓丽静，康焰.肠黏膜屏障与保护 [J].中国呼吸与危重监护杂志，2004，3（5）：327-328.

[12] Ziegler T R. Glutamine supplementation in cancer patients receiving bone marrow transplantation and high dose chemotherapy[J]. J Nutr, 2001, 131: 2578S-2584S.

[13] 刘跃武，蒋朱明，徐艳英.化疗后肠屏障功能损害及谷氨酰胺和生长激素对肠粘膜屏障的作用 [J].中华实验外科杂志，2001，（1）：28-29.

[14] Vine DF, Charman SA, Gibson PR, et al. Effect of dietary fatty acids on the in testinalpermeability of marker drug compounds in excised rat je-junum[J]. J Pharm Pharmacol, 2002, 54: 809-819.

[15] 李可洲，李宁，黎介寿，等.短链脂肪酸对大鼠移植小肠形态及功能的作用研究 [J].世界华人消化杂志，

2002，10（6）：720-722.

[16] 陈德昌，姜兴禄，李红江，等.大黄对危重症患者胃肠粘膜血流灌注的影响 [J]. 中国急救医学，1999，19（10）：581-584.

[17] 阎兆平，陈晓理，张正.大黄与肠道屏障 [J]. 中国中西医结合外科杂志，2001，（6）：57-59.

[18] 王万铁，徐正，林丽娜，等.川芎嗪对肠黏膜屏障功能的保护作用 [J]. 中国病理生理杂志，2001，17（9）：882-885.

[19] 阎勇，田伏洲.丹参对肠道屏障的保护作用机制研究 [J]. 中华消化杂志，2000，（6）：409-411.

[20] Shan J, Martin G, Medding JB, et al. Epidermal growth factor improves nutritional outcome in a rat model of short bowel syndrome[J]. J Pediatr Surg, 2002，37: 765-769.

[21] Liu W, Jiang Z, Wang X，et al. Impact of perioperative treatment of recombinant human growth hormone on cell immune function and intestinal barrier function[J]. World J Surg, 2003，27: 412-415.

版块三
菌群与腹胀——从肠计议

第一节 难治性腹胀的未来：FMT？

粪菌移植（fecal microbiota transplantation，FMT）是将健康人粪便中的功能菌群移植到患者胃肠道内，重建具有正常功能的肠道菌群，通过重建肠道菌群，调整微生态达到治疗作用的有效手段。这种特殊的治疗手段于2013年5月被美国食品药品监督管理局（FDA）纳入研究型新药管理。

利用人的粪便给人治病，由来已久。中医用"黄龙汤""金汁"等治疗食物中毒、伤寒、腹泻等，具有很好的效果。这一疗法的起源或可求溯到1700多年前，公元300～400年，东晋葛洪《肘后备急方》记载，用人粪清治疗食物中毒、腹泻、发热并濒临死亡的患者，"饮粪汁一升，即活"，可见有奇效。后来用人粪便治疗多种消化道的急危重症的案例更加丰富，到明代李时珍时期，在《本草纲目》中记载用人粪治病的方剂更是多达二十多种。

目前，FMT已被用于难辨梭状芽孢杆菌感染、炎症性肠病（IBD）、慢性便秘等多种疾病的治疗。在抗生素等其他治疗方案无效的情况下，它是严重肠道菌群失调、慢性难治性肠病等疾病的最佳治疗方案。那么，对于难治性腹胀的治疗来讲，FMT是否能够有效缓解难治性腹胀的症状，成为治疗难治性腹胀的有效途径呢？下面将从三个方面谈谈这个问题：用FMT治疗难治性腹胀的逻辑、用FMT治疗难治性腹胀的临床证据及如何做得更好。

一、用 FMT 治疗难治性腹胀的逻辑

肠道微生物是居住在人体肠道的数万亿微生物，是一个复杂的生态群落，人体的肠道菌群从新生儿时期就存在于人体内，对于人体来说有着不可或缺的强大功能，通过参与人类营养、代谢、免疫等各大方面的宿主相互作用，影响着人类的发育健康、正常生理和疾病易感性。

（一）人体肠道菌群高度动态化

人类的肠道菌群具有复杂的生态机制，虽然人体菌群在出生后逐渐稳定，但无论从长期或是短期的时间维度来看，人体的肠道菌群组成都处于变化中。肠道微生物群本身的组成受昼夜节律的影响（图1），同时也影响宿主的昼夜周期，其动态变化显示出极大的可塑性，同时在时间尺度和更大变化类型上也非常丰富。

人体微生物区系的成熟是一个生态演替的过程。从出生到壮年阶段，菌群的多样性逐渐增加，随着人体的生长，菌群多样性增加的同时，菌群种类由最开始的需氧菌较多逐渐变化为厌氧菌较多，新生儿的肠道中会通过分娩定植一些兼性厌氧微生物，并在肠道中不断增殖，为新生儿的肠道创造厌氧环境，从而有利于厌氧微生物如双歧杆菌的生长繁殖，可能与年轻时身体需要的氧气多，体内需氧菌亦多的原因有关。而随着人体生理功能的改变，肠道菌群的丰度和种类亦会发生变化，纵观人的一生，菌群亦处于不断变化之中（图2）[1]。

（二）小肠与细菌

对于小肠细菌的理解，人们普遍存在几个误区：①小肠被误解为相对"无菌"，实际上小肠也是有菌的，只不过小肠细菌数量相对大肠而言不多。大量的肠道细菌主要位居结肠

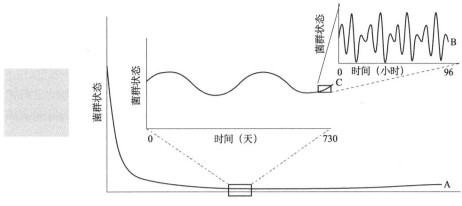

图 1　人体微生物群的动态

人体微生物群被证明是高度动态的。在任何特定地点采集人体微生物群的"代表性"样本都具有挑战性，因为虽然已知微生物群在出生后会逐渐稳定（A 线所示），但其组成可能会在短期和长期内发生变化（分别为 B 线和 C 线）[2]

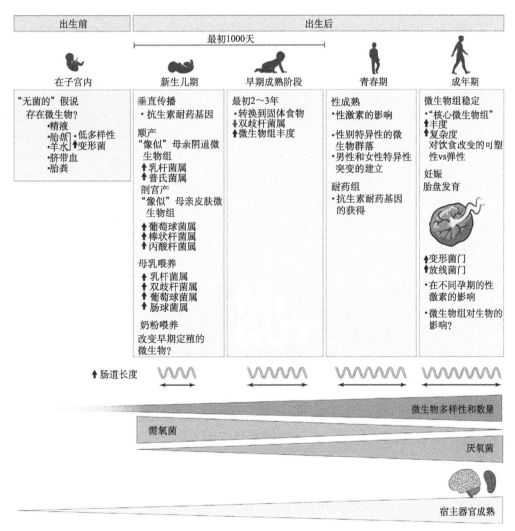

图 2　肠道微生物群从婴儿期到成人期的变化

和远端小肠，菌群的密度分布和多样性由肠道远端向肠道近端递减，由肠腔内向肠腔外递减。②小肠细菌产气后被误解为吞咽的气体。有些医生将腹胀、排气、打嗝等现象解释为吞咽的气体过多，但吞咽的气体并不足以多到可从肛门排出，虽然对于儿童来讲，若情况严重，需要服用消除气体的药物。③认为中消化道菌群移植会导致小肠细菌过度生长。

那么，菌群移植是否会导致小肠细菌过度生长呢？有一部分专家认为经过消化道菌群移植会导致小肠细菌过度生长，但我认为这只是猜测，因为实际上，根据目前全球临床数据显示，经消化道菌群移植治疗难辨梭状芽孢杆菌感染案例大于 40 000 例，并没有导致小肠细菌过度生长的确切报道。相反，小肠细菌过度生长的情况还能够通过粪菌移植或选择性菌群移植得到治疗，可以选择结肠途径经内镜肠道植管术（TET）治疗。

小肠细菌过度生长需要足够的条件并且持续足够长的时间，我们团队对于溃疡性结肠炎患者做了一个单病种的安全性评价，对溃疡性结肠炎患者进行 FMT 治疗，发现在 247 例 FMT 治疗中只有 2 例（小于 1%）发生了术后 6h 内的腹胀，而之后便不再有腹胀的症状[3]。因此，并不需要担心粪菌移植可导致腹胀这个问题。

在 Gut Microbes 上有一篇评论为小肠微生态：被忽略的继子，但被脂肪消化和吸收所需[4]。文章指出，小肠微生态有几个问题需要被重视：①小肠细菌参与了脂肪的消化吸收，并开启调节脂肪消化和运输的宿主过程，对高脂饮食敏感；②小肠微生物对于脂肪消化吸收过程是由不同微生物协同或单独产生的综合效应；③综合效应是通过微生物产生的小分子或生物活性成分介导完成的，参与代谢；④小肠微生态的价值远不止于此。通过 FMT 恢复小肠的微生态环境，恰恰能够治疗腹胀。

（三）FMT 的认识与现状

目前公认的现状是，粪菌移植被认为至少是抗生素治疗无效之后的最后防线，2012 年 7 月，Brandt 等[5]的多中心研究报道，粪菌移植治疗难辨梭状芽孢杆菌感染总的治愈率高达 98%。其中，91% 的患者通过一次移植即治愈。迄今，抗生素尚不具有如此良好的疗效。然而，全世界的粪菌移植主要在大洋洲、北美洲和欧洲实施；在中国，满足现代标准的粪菌移植开展的非常少，其应用范围与临床价值不相匹配。

粪菌移植治病的机制不明。人胃肠道的细菌多达千种。虽然现在的研究对于 IBD、代谢综合征等肠道疾病的作用机制已有重要进展，其与肠道细菌的免疫原性、病原体保护与代谢、微生物组成、系统生物学多方面相关，但各种细菌之间及其与宿主之间的相互作用机制，还知之甚少。我认为，粪菌移植能够发挥确切疗效的原因，是移植的人粪菌群尽可能维持了健康供者的功能肠道菌群，并最终在受者肠道内重建适合受者的功能菌群。而常用的益生菌治疗疗效有限，也正因为细菌种类、数量很少，有学者将粪菌移植定义为一种特殊的器官移植[6]。人粪菌群是人类唯一可真正共享的"器官"，不需要考虑免疫排斥反应的问题。然而，移植相关的疾病传染一样需要严格避免。

二、用 FMT 治疗难治性腹胀的临床证据

（一）根除幽门螺杆菌治疗与腹胀

幽门螺杆菌（H.pylori）被确认与慢性胃炎、消化性溃疡、胃黏膜相关淋巴样组织淋巴

瘤（MALT）及胃癌等消化系统疾病有着密切的关系，被 WHO 列为 I 类致癌因子。幽门螺杆菌的螺旋状结构可以帮助其定植在胃内，对胃黏膜细胞造成直接损伤，促进胃黏膜炎症、免疫反应的发生。根除幽门螺杆菌治疗被认为是防止消化系统疾病进展的重要方法。

目前，以质子泵抑制剂（PPI）、铋剂联合两种抗生素组成的四联疗法是公认的根除幽门螺杆菌的标准方案，但抗生素不良反应较大，且大量的研究显示抗生素的大量应用会破坏肠道正常菌群的平衡，造成菌群失调。一部分患者在根除幽门螺杆菌治疗后还会出现营养不良、睡眠困难等问题，严重腹胀的情况亦有发生。

而通过粪菌移植的方法可以有效减轻根除幽门螺杆菌治疗产生的不良症状。这里分享一例案例，一位患者，因为两次根除幽门螺杆菌治疗后出现腹胀、纳差、睡眠差等症状，运用多种治疗方案长达 2 年，均无效，体重降低 15kg。而通过我们单次中消化道 FMT 治疗后，24h 内症状减轻 50%，之后便痊愈了。这是一个很好的病例用以阐明在做抗生素治疗之后所产生的一系列问题。

肠道的正常菌群包括优势菌群的原籍菌，如双歧杆菌等，对免疫调节、抗病原菌有积极作用；还有一些条件致病菌，这类细菌在人体健康状况良好，肠道微生态平衡时并无害处，但可在特定条件下表现出侵袭性，损害人体健康；此外，还有少量过路菌，这类细菌在肠道长期定植的机会小，但当其大量繁殖，则会致病。以上菌种平时保持平衡状态，且与宿主之间保持着生态平衡，维持身体健康。而抗生素的过长时间或大量使用，即可能破坏此平衡，抗生素大量杀灭或抑制肠道内敏感菌种，造成非敏感菌大量繁殖，对于条件致病菌的抵抗能力减弱。肠道屏障功能降低，进而削弱肠道抵抗致病菌的能力，使致病菌和耐药菌有机会定植于肠道，并且大量繁殖。此外，质子泵抑制剂会造成胃内 pH 升高，亦使许多过路菌繁殖，由此肠道微生态环境发生不良改变，患者则会出现纳差、腹胀等消化道的不良症状，通过 FMT 恢复肠道微生态的平衡则可有效改善这些症状。

（二）便秘与腹胀

1. 引起便秘与腹胀的原因

便秘与腹胀亦有密切关系。引起便秘的病因有很多，包括肛门内括约肌功能障碍、肠道神经系统病变、消化道激素水平紊乱、精神心理、饮食结构等诸多因素。肠道菌群失调也是便秘发生的一个不可忽略的因素。肠道的正常菌群减少，使食物消化降解速度减慢，在消化道停留时间延长，排空减缓，大便形成的数量及速度均下降，从而引起排便次数减少。此外，肠道菌群失调，也可造成肛门直肠动力学变化，使肠道动力减缓，造成大便潴留、粪质干硬，患者因此感到肛门阻塞、排便困难。便秘患者肠道菌群失调，产气增多，大便潴留可有严重的腹胀症状。

因此，纠正肠道微生态紊乱或可有效改善便秘造成的腹胀问题。然而，我们在早些年用 FMT 治疗便秘，发现治疗效果并不明显，但后来我们关注到了一个被忽略的问题，如图 3 中间黑色的线框里面为脱垂的直肠黏膜，它占据了空腔，使得粪便从肛门运输出去时遇到了障碍。

在我们关注到这个问题后，用透明帽辅助内镜下硬化术（CAES）去解决它，再结合 FMT，我们发现之前不能解决的便

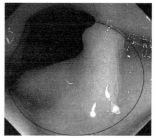

图 3　直肠黏膜脱垂

秘问题得到了解决。这也说明，对于腹胀的问题，不能单一归因于肠道菌群异常，还应该注意到直肠黏膜脱垂的问题，便秘患者由于排便困难，排便时间较长，肛门持续用力，导致直肠持续扩张，从而变得松弛脱垂，进一步加重便秘。

2. CAES 技术

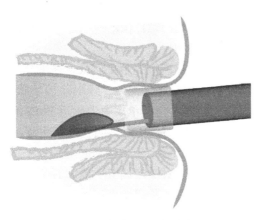

图 4　新内镜硬化治疗方法

CAES 技术是一项改变痔疮治疗格局并主要由消化科医生操作的新技术。传统的硬化剂治疗由医师通过无路镜进行，可能会导致因注射不当而引起医源性风险和并发症，包括疼痛、阳痿、前列腺炎、黏膜溃疡或坏死及前列腺胀肿等。为了解决上述问题，我们利用介入性柔性内镜，设计了一种新的内痔内镜硬化治疗（CAES）方法（图 4）。

我们针对 CAES 技术做了一项安全性和可行性的临床研究，对 30 例患者进行 CAES 治疗，结果表明，CAES 是一种有效的、灵活的介入内镜治疗方法，可用于选择Ⅰ～Ⅲ级内痔患者。100% 的患者达到预期的临床疗效，且临床疗效稳定，未观察到严重或明显的并发症。实际上，CAES 给患者带来了额外的好处，如结肠镜检查、可能的息肉切除术、肛门乳头纤维瘤切除术和内镜下痔疮活检等[7]。

我们用 CAES 技术解决便秘患者的直肠黏膜脱垂问题，畅通肠道，再联合 FMT 有效改善患者肠道微生态环境，这种治疗方法解决了患者的便秘情况，并且有效改善了由于便秘带来的腹胀问题。由此可以看出，肠道菌群对于造成疾病状态的"贡献度"越大，菌群移植需要整合传统治疗的需求就越小；反之，肠道菌群对于疾病的影响越小，菌群移植需要整合传统治疗的需求就越大。

3. 机械性因素与腹胀

病例：患者女性，31 岁，因肠梗阻、肠胀气，外院给予全肠外营养 14 个月。腹胀、呕吐，营养不良，不能直立，缄默症，停经 1 年。最后，无奈之下，我们尝试了 FMT 治疗，患者病情得到了有效缓解，但并未治愈，需要定期 3 ～ 5 个月重复治疗，这个案例说明与机械性因素有关的问题，也需要考虑细菌过度生长。

三、结肠途径经内镜肠道植管术（TET）

多种因素造成的难治性腹胀，需要将小肠菌群也考虑进来，在治疗上也需要兼顾小肠。通过大肠治疗腹胀需要将药物给到大肠，那么如何将给到大肠呢？我们发明了一种新的方法：结肠途径经内镜肠道植管术（TET）。

以往关于 FMT 用于治疗的报道涉及上、中、下消化道，结肠镜检查是一种经典方法，但患者必须忍受肠道准备和结肠镜检查，而当患者需要在短时间内重复治疗时，则会承受较大痛苦。传统的灌肠只能在结肠和乙状结肠提供药物，而许多情况下给药需要扩大到小肠甚至上消化道、中消化道。然而，患者可能在心理上很难接受 FMT 通过上消化道和中消化道。重要的是，可能会发生细菌液体的回流和抽吸，甚至导致窒息。而我们的 TET 置管技术则可以解决上述问题。如图 5 所示，在内镜引导下，用夹子将 TET 管固定在盲肠上。

在患者行内镜检查时，直接通过钳道孔将 TET 管送入肠道回盲部，并用钛夹固定于回盲部，其远端固定于肛门外。可通过 TET 管注射 FMT 混悬液或者药物。利用这种技术，将微生物悬液注入肠道深部病变部位，如小肠或近端结肠。我们的研究发现，TET 技术对于患者的日常生活没有影响，98% 的患者对于这项技术感到满意，且安全性较高。

TET 的新概念在肠道介入治疗中具有广阔的应用前景，目前结肠 TET 植入最小患者年龄仅 3 岁，是儿童自闭症等最佳 FMT 途径。而 TET 技术不仅

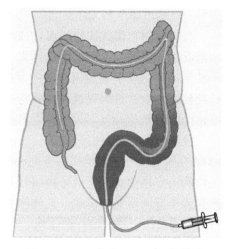

图 5 TET 治疗 FMT 概念草图

可以给不同的药物如中药等，还可以将内容物抽出来检测微生物的变化。我们正在做一项研究，许多教授及研究生都作为志愿者，即监测健康人深部肠道菌群，TET 技术不仅作为治疗的途径，也作为研究的途径，结肠 TET 让动态监测深部肠道菌群成为可能 [8-9]。

四、FMT 治疗的安全性问题

由以上所述，对于难治性腹胀的解决办法，需要考虑机械性因素，需要考虑抗生素治疗因素，需要考虑心理因素。如果考虑 FMT 治疗，则需要优化给药途径。另外还有最近比较受关注的安全性问题。

尽管大多数临床证据表明，FMT 这项技术本身是安全的，但不尽然，菌群移植的安全性必须关注，2019 年 6 月，美国 FDA 公开 1 例粪菌移植导致死亡和 1 例严重感染的严重不良事件，是源自供体的致病微生物所致。粪菌移植供体筛选方法学在不同国家、不同的文化背景和不同的实验室条件下有差别。另外，移植流程相关的不良事件也需重视，如也报道过 2 例因误吸所致的患者死亡。

因此，关于 FMT，我们必须要重视粪菌移植案件的法律问题：①粪菌移植目前是医疗技术，只能由医院的医生提供；②法律允许器械、药品、食品在医院存在的形式；③法律禁止除外器械和药品的产品宣称治疗功能；④粪菌移植出现不良后果的法律追踪由相关方提供（医生、医院、供方）；⑤粪菌移植的美好前景必须依靠守法、诚信、尚德来守护。

五、FMT 是否是"万金油"

由于肠道菌群重建可治疗腹胀、腹泻、便秘等其他疾病，于是有人提出肠道菌群重建是"万金油"，而这其实与中医所说的"异病同治"有异曲同工之妙，多种疾病用同种治法去治疗并不能将这种方法理解为"万金油"，这需要我们理解"异病同治"的本质，异病并不是指所有疾病，而是指这几种疾病有某种相关性，因此肠道菌群重建可治疗的疾病只有

一种——肠道菌群相关性疾病。

而对于判别菌群移植对疾病或疾病状态的治疗预期，也取决于菌群失调对疾病状态的贡献度，贡献度大，治疗获益则大。目前这种预判疗效也更多依靠医师的经验。比如，对于壮年、无免疫系统疾病的患者发生难辨梭状芽孢杆菌感染，FMT疗效很好，治愈率高；长期使用激素，再出现难辨梭状芽孢杆菌感染，治愈率则降低，或容易出现有效治疗后再发感染的情况。

菌群异常对不同疾病及同一疾病不同阶段的贡献不同，FMT治疗的结局则不同。目前FMT在肠道以外的其他疾病方面亦有应用，未来的应用范围更加广泛。肠道菌群与宿主相关疾病治疗是整合人类微生物组计划未来发展的重要内涵。整合人体微生物组计划代表了未来人类健康研究的模式。人体微生态研究以肠道微生态为主体，具有高度整合性。消化科医师通过菌群移植治疗糖尿病、过敏、尿路感染、移植物抗宿主病等将成为趋势。

六、总结

综上，本文论述了难治性腹胀是否可以考虑用FMT来治疗，以及FMT治疗难治性腹胀的逻辑及注意点。总结来讲，难治性腹胀是可以通过FMT进行治疗的，但是需要整体整合考虑，尤其需要考虑治疗策略及移植途径。而FMT只治疗菌群失调相关性疾病。未来的研究将揭示更多微生态与宿主相互作用的机制，发明更多用于诊断、治疗和预防的器械、药物和方法。

（张发明）

参 考 文 献

[1] Kundu P, Blacher E, Elinav E, et al. Our Gut Microbiome: The Evolving Inner Self[J]. Cell, 2017, 171(7):1481-1493.

[2] Gilbert JA, Blaser MJ, Caporaso JG, et al. Current understanding of the human microbiome[J]. Nat Med, 2018, 24(4):392-400.

[3] Ding X, Li Q, Li P, et al. Long-Term Safety and Efficacy of Fecal Microbiota Transplant in Active Ulcerative Colitis[J]. Drug Saf, 2019, 42(7):869-880.

[4] Chang EB, Martinez-Guryn K. Small intestinal microbiota: the neglected stepchild needed for fat digestion and absorption[J]. Gut Microbes, 2019,10(2):235-240.

[5] Brandt LJ, Aroniadis OC, Mellow M,et al. Long-term follow-up of colonoscopic fecal microbiota transplant for recurrent Clostridium difficile infection[J]. Am J Gastroenterol, 2012, 107(7):1079-1087.

[6]Borody TJ, Khoruts A. Fecal microbiota transplantation and emerging applications[J]. Nat Rev Gastroenterol Hepatol, 2011, 9(2):88-96.

[7] 张虹，刘保延 . 功能性便秘的病因研究 [J]. 河南中医，2014，34（7）：1423-1426.

[8]Zhang T, Xu LJ, Xiang J, et al. Cap-assisted endoscopic sclerotherapy for hemorrhoids: Methods, feasibility and efficacy[J]. World J Gastrointest Endosc, 2015, 7(19):1334-1340.

[9]Peng Z, Xiang J, He Z, et al. Colonic transendoscopic enteral tubing: A novel way of transplanting fecal microbiota[J]. Endosc Int Open, 2016, 4(6):E610-613.

第二节 中医药治疗功能性胃肠病的特色诊疗优势

一、IBS 持久不衰的话题——关键问题聚焦

肠易激综合征（irritable bowel syndrome，IBS）是功能性胃肠疾病的一种，具有诊断难、治疗难等特点，在临床上属于消化系统疑难疾病之一。目前 IBS 的诊断以罗马 IV 标准作为规范，但 IBS 在临床诊断和治疗过程中存在很多问题，IBS 一直困扰着全人类健康，属于全球性公共卫生问题。相关数据表明，IBS 属于人群高发病、常见病，人群总体患病率为 5%～25%[1]。西方国家门诊 IBS 诊断率在 10.6/1000 左右，而临床上消化道门诊的 IBS 就诊率为 20%～50%[2]。IBS 的发病可见于任何年龄段，我国一些研究[3]表明，IBS 以青壮年和脑力劳动者多见，以青壮年高发的原因是多方面的，有待进一步阐明。国外相关研究[4]表明，法国 IBS 患者每年产生的直接医疗费用大约在 756 万欧元；美国每年约有 500 万人因 IBS 就诊，消耗的医疗费用大约在 80 亿美元[5]。

IBS 是一种病因尚不清楚的肠道功能性疾病，其发病机制涉及胃肠动力异常、内脏感觉异常、脑 - 肠调控异常及炎症、精神心理问题和肠道菌群失调等。其病理变化可能是上述多种因素共同作用的结果，但到目前为止 IBS 的发病机理尚未明确，有待进一步研究。目前 IBD 机制的研究热点集中在脑 - 肠互动、肠道菌群及感染后的一些问题，但具体的机理仍未探索清楚。IBS 的临床诊断从罗马 I 标准到罗马 III 标准再到罗马 IV 标准，经历了非常漫长的过程。IBS 的诊断在罗马 III 标准和罗马 IV 标准间还有发生了一些变化。比如，主诉从罗马 III 标准"反复发作的腹痛和不适"改成了罗马 IV 标准中"反复发作的腹痛"[6]。腹部不适在我国 IBS 患者中属常见临床表现，因此国内消化领域许多知名专家对此处修改提出了异议，此处修改究竟适不适合我国 IBS 人群还有待进一步商榷。此外，罗马 IV 标准中还改变了对 IBS 发作频次的描述，即将原来的"诊断前症状出现至少 6 个月，近 3 个月内平均发作至少 3 日 / 月"改为"诊断前症状出现至少 6 个月，近 3 个月内平均发作至少 1 日 / 周"，这些修改进一步规范了国内 IBS 的临床诊断，促进了诊断的一致性，有利于科研和临床的掌握、应用，但是也排除了很多患者，缩小了疾病诊断范围。

临床上 IBS 具有症状重叠的特点，而出现症状重叠的原因可能与精神心理、饮食、社会环境、动力异常等多种因素有关，每种因素都会反映出相应的症状，因此会表现出各种各样症状的重叠。有研究表明，无论 IBS-D 还是 IBS-C 在临床上都和其他消化道症状存在明显的重叠，比如腹胀、便秘、腹泻、消化不良、恶心及晨起饱胀感或烧心感等[7]消化道症状在 IBS 患者中常有描述，这一症状重叠的特点不利于 IBS 的诊断。此外，IBS 在临床上除疾病本身的消化系统表现之外，还常伴有精神心理方面异常，如焦虑、抑郁、躯体化症状等，其中在症状重叠患者中更为常见。因此消化科医生在诊治 IBS 时，在围绕患者消化道症状之外，还要关注患者精神心理的变化。

目前临床上用于治疗 IBS 的西医药物包括止泻药、受体拮抗剂、抗生素、解痉药等，这些药物在改善 IBS 临床症状中具有一定作用，但服药疗程尚不确定，长期服用会带来各种各样的后遗症、副作用[8-10]。同时，IBS 的临床疗效评价标准也尚未统一，在临床治疗过程中应该选择什么样的结局指标去评价，同样值得我们思考。此外，IBS 作为一种多消化道症状重叠的疾病，单一靶点的药物无法同时缓解 IBS 的多种重叠症状，需多种药物联合

使用才能解决问题[11]，但各种药物之间是否存在协同或者拮抗作用，也需要进一步研究、论证。另外，IBS 容易复发也是一个非常重要的临床问题。综上所述，IBS 的西医发病机制探索和临床诊疗都存在很多未解决的问题。

二、中医药诊治 IBS 的优势

（一）IBS 的病因病机

中医学有完整的、独立的理论体系，在 IBS 的治疗中体现着自身的特色。祖国传统医学中无肠易激综合征这一病名，中医学将其归属于"泄泻"，最早在《黄帝内经》中便有与之类似病症的记载。中医学认为腹痛、腹泻、便秘等症状均与胃肠功能失常密切相关。中医学讲脾主运化，运化水湿，运化水谷精微；主升清，升清即把营养物质输布全身和五志，脾通"思"志，而思辨活动又依赖于脾运化生成的精微物质。胃是受盛之官，主通降、和降。如果说脾胃功能失常，脾和胃的表里关系就会失常，就会引起脾的升清功能、运化功能失常，胃的通降功能失常，从而引起一系列消化功能异常的临床表现，如 IBS 的腹痛、腹泻、便秘等症状。具体来讲，脾运化水湿的功能异常主要是指体内的水气、湿气不能正常地聚散，水湿不聚，不归正化则大便稀，水湿不散则会出现脘腹部不适或腹痛，困倦乏力，甚至眩晕，舌苔白腻等一系列水湿停聚的表现。脾为湿困，还会导致水谷精微的转输异常，饮食物不得正常转化则表现为纳差、食少、胀满，即为西医学的不吸收、不消化，表现为腹部胀满的症状。脾的升清功能不得正常发挥，则气血不能化生，病久可致气血不足，而出现疲倦无力、气虚便秘；血不养心而多梦；气血不得濡养形体四肢而消瘦；气血不上荣于面而出现面色苍白等。此外，当清气不升反在下时就会出现腹胀、腹泻等消化道症状。胃以通降为主，即胃气必须通畅地向下行才能发挥正常的功能，如果食物停滞于胃中或向下传输不畅，就会出现胃胀、纳差、食少，以及一些胃气上逆的症状，如嗳气、反酸等。同时，中医学讲思则伤脾，即过度思虑会导致脾气结聚，不得正常升发、布散，从而致使脾的功能无法正常发挥。此外，过度的思虑还会暗耗心阴导致心胸懊忱，心胸懊忱伴随的问题就是失眠、多梦、烦躁等精神心理方面的表现。所以说脾胃功能失常不单纯是消化功能的问题，往往还伴随精神心理方面的变化。中医学认为肝脾生理上相互为用，病理上相互为害，强调"见肝之病，知肝传脾，当先实脾"，通俗地讲就是肝的功能异常之后，会影响到脾胃的功能，因此临床上见到肝的疏泄、藏血等功能异常时当注意顾护脾胃。此外，肝具有凝涩之气，脾胃的升降功能必须依赖于肝脏功能的协调，如果肝的功能异常，势必会影响脾胃的运化功能，由肝及脾胃的状态中医学称为肝脾不调、肝胃不和，表现为胃痛、腹痛、腹泻、便秘等一系列症状。同时，肝气郁结，则气机不畅，气不畅达就会出现情绪方面的问题，如抑郁状态，这种状态就是肝气郁结的表现。有些人长期处于肝气功能失常状态，就会导致肝血不足、肝阴不足，经脉不得濡养则出现腹痛，肠道不得濡养则出现便秘，肝阴虚火旺则出现焦躁的表现。因此，从中医学讲，肝阴虚火旺是导致焦虑的机制。中医学认为 IBS 为饮食、情志、体质等因素导致的本虚标实之证，以脾虚为本，湿盛为标，脾虚湿盛是病机核心，其病位在肠，与脾、肝、肾的关系密切。中医治疗 IBS 的原则为运脾化湿，2017 年《肠易激综合征中医诊疗专家共识意见》，将 IBS 分为 6 个证型，其中 4 个与脾相关，分别为脾虚湿盛证、肝郁脾虚证、脾肾阳虚证、脾胃湿热证，在临床最常见的是脾虚湿盛和脾胃湿热证，其次是肝郁脾虚证。在具体治疗时当围绕运脾化湿的核心，结合肝郁、湿热等病理因素辨证论治。

（二）中医治疗 IBS 的特色与优势

中医治疗 IBS 的特色是在整体观念的指导下，给予个体化的辨证论治，通过调整脾胃的功能，着眼于改善整个消化道的症状，既能解决 IBS 症状重叠的问题，又能兼顾精神心理异常的难点，治疗方法包括健脾和胃、调肝健脾等。中医的治疗药物包括中药复方和中成药，中成药大多也是中药复方制剂，复方中每一味药物既有针对某个症状的特异性，相互间又能协同增效。因此，中药复方针对 IBS 这一症状重叠的心身同病疾病具有一定优势，但是尚缺乏高级别的循证医学证据，这需要我们共同努力，把中医药在功能性疾病方面的优势发挥到最好。

1. 中药组方及化裁

针对 IBS 脾虚、大肠传导失司的病机特点，治疗上以益气健脾为基础，方以四君子汤加减。方中白术能振动脾阳，而又最富膏脂，本能滋津，万无伤津之虑，取其补脾燥湿以治土虚。IBS 易受情志影响，多表现为便前腹痛，便后缓解，肝气郁结为主要因素，治疗常以痛泻要方化裁以调和肝脾。若肝郁气滞明显者，可加用郁金、延胡索、枳壳、木香等以疏肝行气止痛。对于身热，大便臭秽夹有黏液泡沫，舌红苔黄等湿热征象明显者，则用葛根芩连汤加减以清利湿热。若腹泻日久累及肾阳，症见下肢发凉，黎明前腹痛、腹泻者，多用四神丸加减以温补肾阳、固涩止泻。若表现为便秘者，多用厚朴三物汤化裁以行气除满、去积通便。此外，肺与大肠相表里，治疗 IBS 时可加用桔梗、升麻等"舟楫之药"，以升举阳气、开提肺气、通调水道。

2. 中成药胃肠安丸治疗 IBS 的疗效及作用机制

胃肠安丸是出自清宫廷的一个秘方，目前是脾胃系疾病很常用的一种中成药制剂，已纳入全国急诊科必备药品，也被很多指南引用。胃肠安丸是一种中药复方制剂，它的君臣佐使是一系列的理气、消食导滞、燥湿健脾药，还包括活血药。多项随机对照试验表明，该药在消化系统疾病中疗效确切，其中一项胃肠安丸治疗 IBS-D 的随机多中心双盲试验结果表明[12-14]，胃肠安丸组的总体疗效优于对照组，且治疗 28 天后，单项症状积分，如腹痛、腹胀、恶心呕吐等也优于对照组。但改善大便性状、减少排便次数方面并不优于对照组，组间比较差异无统计学意义（$P > 0.05$）。相关动物实验研究表明[15]，胃肠安丸能够调节乳酸脱氢酶（LDH）和苹果酸脱氢酶（MDH）活力，提高消化酶的活性，并调节腹泻状态下机体对糖分分解代谢的能力，从而促进营养物质吸收，改善小肠的消化吸收功能。同时，其还可以通过提高 IBS-D 大鼠血清中 NO 浓度发挥抑制胃肠平滑肌收缩，调节胃肠道动力的作用[16]。此外，胃肠安丸还可以降低空肠平滑肌的运动幅度，缓解平滑肌痉挛，调整小肠传输功能紊乱，促进食糜及水分吸收，从而达到止泻的目的。研究还表明，胃肠安丸可通过降低肠黏膜的通透性，保护黏膜屏障，从而有效阻止病原微生物及其毒素对肠黏膜的破坏，发挥止泻的作用。胃肠安丸从临床和动物实验研究角度均证明了其在 IBS 治疗中的作用，可见它是一个多靶点调节胃肠道敏感性和运动功能的药物，临床上值得尝试应用。

3. 注重心理疏导

精神心理因素在 IBS 发病中具有重要作用。在临床上，较多 IBS 患者表现出紧张、焦虑、抑郁、恐惧等强迫性症状，且与疾病缓解时间、程度和复发次数等有密切关系。临证时，在治疗消化道症状的同时还当重视对患者心理的疏导，消除患者对疾病的恐惧及顾虑，帮助其建立战胜疾病的信心。同时还应当关注患者的睡眠情况，因情绪与睡眠具有因果关系，常互相影响，故对于睡眠质量差的患者多辨证运用夜交藤以养心安神，合欢皮以解郁安神，磁石以重镇安神，浮小麦以滋阴安神，改善睡眠。睡眠正常，阳得以入阴，则心情舒畅、脾胃得养、气血充足、脏腑调和。

4. 注重饮食起居调护

饮食起居和 IBS 也有密切的关系，进食生冷、油腻食物或受凉、劳累等常可导致 IBS 复发或加重。在诊治过程中，尤其要重视患者的饮食，建议以清淡、易消化的食物为主，蔬果应煮熟、煮烂，忌食辛辣、酸甜、生冷、油腻刺激性食物，避免郁怒后进食，此外还应当注意避免食用不耐受或过敏食物；同时建议劳逸结合、作息有序、适当运动，养成良好的生活习惯。

综上所述，IBS 仍存在许多未解决的临床问题，如其病理机制复杂，有待进一步探索；其临床表现多为症状重叠，兼顾治疗困难，现代临床以对症处理为主，长期用药副作用大；中医药注重辨证论治、整体调节，针对 IBS 症状重叠、易复发问题有一定优势，但中医药的循证医学证据级别仍需要提高。

（刘凤斌）

参 考 文 献

[1] 张声生. 中成药临床应用指南消化疾病分册 [M]. 北京：中国中医药出版社，2016.

[2] Francis C Y, Whorwell P J. The irritable bowel syndrome[J]. Postgraduate Medical Journal, 1997, 73(855): 1-7.

[3] 侯晓华. 消化道运动学 [M]. 北京：科学出版社，1998：377-391.

[4] Harvey R F, Salih S Y, Read A E. Organic and functional disorders in 2000 gastroenterology outpatients[J]. The Lancet, 1983, 321(8325): 632-634.

[5] Longstreth G F. Definition and classification of irritable bowel syndrome: current consensus and controversies[J]. Gastroenterology Clinics of North America, 2005, 34(2): 173-187.

[6] Drossman D A. Functional Gastrointestinal Disorders: History, Pathophysiology, Clinical Features, and Rome IV[J]. Gastroenterology, 2016, 150(6): 1262-1279.

[7] Talley N J, Dennis E H, Schettler-Duncan V A, et al. Overlapping upper and lower gastrointestinal symptoms in irritable bowel syndrome patients with constipation or diarrhea[J]. Am J Gastroenterol, 2003, 98(11):2454-2459.

[8] 于洪波，李爱萍，戴林. 肠易激综合征的治疗现状及研究进展 [J]. 胃肠病学和肝病学杂志，2014，23（6）：609-617.

[9] Tack J. Antibiotic therapy for the irritable bowel syndrome[J]. N Engl J Med, 2011, 364(1): 81-82.

[10] 邓振华，常江. 肠易激综合征的治疗进展 [J]. 世界华人消化杂志，2016，（19）：3009-3017.

[11] Black CJ, Burr NE, Camilleri M, et al. Efficacy of pharmacological therapies in patients with IBS with diarrhea or mixed stool pattern: systematic review and network meta-analysis[J]. Gut, 2020, 69(1): 74-82.

[12] 宋军民，李岩. 胃肠安丸治疗非便秘型肠易激综合征的疗效和安全性评价 [C]. 全国中西医结合消化系统疾病学术会议论文集，2013.

[13] 王春梅 . 胃肠安丸在腹泻型肠易激综合征的应用及疗效分析 [J]. 中国实用医药，2014，（2）：165-166.

[14] 袁兵，刘红书 . 胃肠安丸治疗肠易激综合征 106 例 [J]. 中国民间疗法，2015，（6）：56-57.

[15] 胡瑞、张桐茂，唐方 . 胃肠安丸对腹泻型肠易激综合征大鼠的止泻作用及其机制研究 [J]. 中草药，2010，41（12）：2039-2043.

[16] 胡瑞、唐方 . 胃肠安丸对 IBS-D 大鼠血清 NO，5-HT 及结肠组织 SP，MC 的影响 [J]. 中国中药杂志，2009，34（23）：3073-3077.

第三节　微生态制剂在腹胀治疗中的应用

在临床中除了针对各种病因的治疗以外还会用到益生菌，而益生菌在治疗腹胀的应用中目前还没有高质量的循证医学依据。

一、微生态制剂的组成

微生态制剂是在微生态理论指导下，用益生菌及其代谢产物或促进物制成的制剂，用以补充和扶持宿主（人、动植物）生理性微生物，特别是其中的有益菌，改变不正常的微生物菌落部分，调整和维持微生态平衡，以达到防病治病的目的。微生态制剂包括益生菌、益生元和合生素三个部分。

益生菌：指含活菌（或）包括菌体组分及代谢产物的死菌的生物制品，经口或其他黏膜投入，旨在黏膜表面处改善微生物与酶的平衡或刺激特异与非特异性免疫。

益生元：指不被消化的食品成分，能在结肠选择性刺激一种或数种生理性细菌生长增殖，从而增进宿主健康。益生元主要包括低聚果糖、低聚异麦芽糖、大豆低聚糖、低聚木糖、低聚半乳糖、水苏糖等数百种低聚糖类，以及抗性淀粉。只能被人体少数几种细菌利用，可以起与益生菌同样的效果，促进益生菌生长，抑制有害菌，达到调整肠道微生态平衡的目的。

合生素：是指益生菌与益生元合并使用的制剂，既可发挥益生菌的生理性细菌活性，又可选择性地增加这种菌的数量使益生作用更持久。

二、微生态制剂在 IBS 中的应用

已有研究显示，微生态制剂在 IBS 的治疗中具有一定作用。IBS 的发病机制复杂，可能与内脏感觉过敏、胃肠道动力异常、肠道菌群失调、小肠细菌过度生长、肠道感染、食物不耐受、免疫异常、社会心理因素刺激及脑 - 肠轴异常等有关。目前已有诸多研究发现，肠道微生态失衡可能与 IBS 症状的产生和持续有关，主要表现为肠道微生物定植抗力受损、大肠埃希菌和肠球菌属数量增加、双歧杆菌和乳杆菌数量减少等。

2018 年欧洲初级保健胃肠病学会关于下消化道症状管理的国际共识意见指出，对于 IBS 引起的腹胀，益生菌是有效的。益生菌治疗 IBS 可以缓解腹胀、胃肠胀气，一些菌株还可以缓解疼痛，并可获得整体缓解。有研究发现，对于便秘型 IBS 引起的腹胀，效果

更佳。

肠道菌群的微生态制剂改善 IBS 主要通过以下几个方面起作用：①调节肠道菌群。②改善肠黏膜屏障功能。③调节肠道免疫功能。④降低内脏高敏感性。⑤影响免疫功能。⑥调节脑 - 肠轴。

基于此，临床会有益生菌的应用，但是益生菌应用的相关研究在国内比较缺乏，以 IBS 这个疾病为例，不同地区、不同个体 IBS 患者肠道菌群紊乱是有差异的，因此在临床工作中如何根据不同个体选择菌种，如何将益生菌、益生元合用，这些问题有待临床工作者开展进一步研究。而根据患者的病情，选取针对性的益生菌制剂就显得尤为重要。根据国内外的研究报道，选取乳杆菌、双歧杆菌等人体原籍菌较为安全有效，并且根据患者病情适当调整剂量，才能达到治疗、缓解 IBS 的目的 [1]。

三、微生态失衡的综合防治

对于微生态失衡引起的腹胀等症状，调节肠道微生态平衡十分重要，但有些原则应被重视，包括应该积极治疗原发病，纠正可能的诱发因素，并减少使用、慎用引起肠道微生态失衡的药物（制酸剂、免疫抑制剂、抗生素等）；应注意调整机体的免疫功能和营养不良状态；合理应用微生态调节剂，可以单独应用活菌制剂（推荐数种活菌联合应用）或益生元制剂，也可活菌制剂＋益生元制剂联合应用 [2]。

总的来讲，虽然微生态学及微生态制剂的应用目前在国内的研究并不广泛，但这方面的基础研究和应用已受到越来越多人的重视，随着微生态制剂的生理、生化、作用机制和开发等方面的研究深入，微生态制剂在临床上的应用亦会日益广泛，在保持肠道菌群平衡、防止感染、提高人体免疫力和提高健康水平等方面将发挥重要作用。

（孟立娜）

参 考 文 献

[1] Hungin APS, Mitchell CR, Whorwell P,et al. European Society for Primary Care Gastroenterology. Systematic review: probiotics in the management of lower gastrointestinal symptoms-an updated evidence-based international consensus[J]. Aliment Pharmacol Ther, 2018, 47(8):1054-1070.

[2] 中华预防医学会微生态学分会，Chinese Preventive Medicine Association. 中国消化道微生态调节剂临床应用专家共识（2016 版）[J]. 中华临床感染病杂志，2016，9（3）：193-206.

第四节 Hp 感染与腹胀

幽门螺杆菌（Hp）感染与小肠细菌过度生长是近年的研究热点，Hp 的感染率较高，多在儿童期获得感染，Hp 在全球自然人群中的感染率超过 50%，地区经济状况、卫生条件、居民的文化水平亦影响其感染率，在一些地区甚至达到 90%。我国 Hp 感染率为 40% ～ 90%。

　　Hp 致病机制复杂，涉及多方面：①Hp 感染后机体的免疫系统被激活，炎症细胞浸润，进一步会分泌各种炎性细胞因子如 IL-8、IL-6、TNF-α 等，各种细胞因子会造成胃黏膜的屏障功能损害；Hp 的菌体、鞭毛蛋白质、内毒素（LPS）等多种成分可以作为免疫原，激活机体产生特异性细胞免疫和体液免疫应答。②Hp 感染后会导致胃酸分泌异常，感染者可表现为不同的胃酸分泌状态，胃酸分泌增多、减少或者无明显变化，胃酸分泌的改变影响胃排空功能及胃肠道微生物组成。③胃微生态的改变：Hp 感染与胃内微生态能产生相互影响[1-2]，一方面，Hp 感染会影响胃内其他菌群的改变；另一方面，其他菌群的改变也将影响 Hp 感染者的临床结局。

　　临床中 Hp 感染的患者会表现为各种各样的症状，如餐后上腹部不适、排便异常、IBS 的表现等。Hp 感染可能早期大家比较关注和胃炎、胃溃疡、胃癌等疾病的关系，而近年来，Hp 与功能性疾病相关的研究成为关注点。

　　在罗马Ⅳ标准中，将 Hp 感染也列为一个考虑指征，尤其是在高感染率的地区，若在根除 Hp 治疗后 6 个月内，症状得到缓解，考虑消化不良症状是由 Hp 感染造成的，若 6 个月后症状未缓解或只是暂时缓解则考虑症状与 Hp 感染无关。

　　根除 Hp 治疗是一个对于未来胃癌发生风险的重要的可控因素，所以我们需要用到抗生素治疗，部分患者在应用抗生素治疗时会出现菌群一过性失调，但是对于大部分患者来说抗生素治疗是很安全的，对于患者长期的菌群通常没有明显影响[3-4]。

（成　虹）

参 考 文 献

[1] 杨成，崔梅花 . 幽门螺杆菌致病因子及其致病机制研究进展 [J]. 世界华人消化杂志，2017，25（10）：857-864.

[2] Pero R, Brancaccio M, Laneri S, et al. A Novel View of Human Helicobacter pylori Infections: Interplay between Microbiota and Beta-Defensins[J].Biomolecules, 2019, 9(6):237.

[3] 成虹，胡伏莲 . 幽门螺杆菌与功能性消化不良 [J]. 中国医药导刊，2006，（5）：343-345.

[4] He C, Peng C, Wang H, et al. The eradication of Helicobacter pylori restores rather than disturbs the gastrointestinal microbiota in asymptomatic young adults[J]. Helicobacter, 2019, 24(4): e12590.

第五节　Hp 感染与消化不良

　　腹胀是一个全身各个系统的疾病都会出现的症状，器质性腹胀容易诊断，反而功能性腹胀是临床的一个难题。

　　Hp 感染是功能性消化不良（FD）发病的可能机制，Hp 感染可能早期大家比较关注和胃炎、胃溃疡、胃癌等疾病的关系，近年来，Hp 与功能性疾病相关的研究成为关注点。FD 在排除了一切引起消化不良的器质性问题后方能诊断，其发病机制目前并不十分清楚，除了内脏敏感性、动力异常及近几年提出的脑 - 肠轴异常之外，也会存在肠黏膜屏障功能异常，以及中枢神经、肠道调节神经异常，由此也会增加 Hp 感染的概率。Hp 感染可引起胃黏膜的慢性炎症，而 Hp 感染所致的胃黏膜炎症可导致胃感觉和运动异常。此外，Hp 感染导致的胃酸及促胃液素的分泌异常可能也在 FD 的发病中有一定的作用。Hp 感染亦会影响内分泌功能、神经调节功能等，从而加重腹胀症状。

根除 Hp 治疗对 FD 患者有以下益处：

（一）根除 Hp 治疗可以缓解部分 FD 患者的消化不良症状

Hp 感染是 FD 发生的危险因素之一，据此学者们推测根除 Hp 治疗应当可以缓解 FD 患者消化不良的症状，根除 Hp 治疗能有效改善部分合并 Hp 感染的 FD 患者的消化不良症状，使其生活质量明显提高。

2017 年美国关于消化不良的指南里陈述了一项纳入全球 22 个 RCT 的研究，其中有 4896 例 Hp 感染的相关患者，通过分析发现根除 Hp 感染在全球患者中都是可以获益的，同时指南也建议对于 60 岁以下未确诊 FD 的患者先进行 Hp 检查，60 岁以上患者则应先进行内镜检查，若正常再进行 Hp 检查。

（二）根除 Hp 治疗可消退炎症，预防溃疡

根除 Hp 可使绝大多数患者胃黏膜炎症消退，并可以降低胃癌前期病变发展成胃癌的危险性。Hp 感染的 FD 患者可能发生消化性溃疡，根除 Hp 可预防消化性溃疡的发生。

2018 年，美国休斯敦共识会议上建议对于腹胀和消化不良的患者直接进行 Hp 的检查和治疗，证据等级 1A 级。也有专家证实根除 Hp 感染可以加快胃肠排空，甚至对于糖尿病胃轻瘫患者，根除 Hp 都是可以获益的。因此，根除 Hp 治疗与腹胀的相关性很大，很多指南也是推荐的。

（张北平）

第六节　IBD 与腹胀

一、IBD 患者发生腹胀的原因

（一）炎症反应

急性炎症反应是引起活动期 IBD 患者腹胀症状的主要原因。此外，IBD 患者免疫功能紊乱，较正常人更容易被细菌和病毒感染，细菌大量繁殖产气也是活动期 IBD 患者发生腹胀的因素。

（二）炎性梗阻或狭窄

活动期 IBD 患者或可发生肠梗阻或肠道狭窄的并发症，但发生概率较低，中度的 IBD 患者，由于长期慢性炎性刺激可以导致肠壁纤维化的发生，进而引起肠壁顺应性下降、肠腔狭窄，增加肠梗阻的风险。

（三）精神心理因素

精神心理因素往往会加重患者腹部不适的症状。IBD 患者往往伴有焦虑、抑郁状态，且与病情严重程度相关。由于反复肠镜检查，以及免疫抑制剂、激素等药物的应用，可对 IBD 患者造成一定的精神压力，因此 IBD 患者常存在内向、敏感、抑郁、焦虑、易怒等心理障碍，情绪多不稳定，对人际关系敏感，对外界刺激反应强烈，且环境适应能力较差。

二、IBD 相关腹胀的治疗要点

IBD 和腹胀相关的问题如上述所讲，有肠道动力、肠道通畅及患者感知。因此，对于 IBD 引起的腹胀的处理，首先应该评估患者病情，如分析是否有小肠梗阻，长期溃疡性结肠炎患者是否可能并发癌变，在全面评估的基础上找到导致腹胀的主要原因。其次是对于 IBD 患者应该积极治疗原发病，控制原发病是治疗腹胀最根本的办法。再者，一定要重视患者的感知状态，即相关精神心理方面的问题。只有将此三方面的问题控制好才能从根本上消除患者症状。

拓展————————————————————————————

IBD 相关腹胀的诊疗

IBD 是一组病因尚不十分清楚的慢性非特异性肠道炎症性疾病，包括溃疡性结肠炎（ulcerative colitis，UC）和克罗恩病（Crohn's disease，CD）。便血、腹痛、腹胀在 IBD 中是一个非常常见的伴发症状，通常我们会把腹胀分为 IBD 活动期和非活动期。

IBD 活动期通常是由于急性炎症引起的，那么对于这部分患者的处理和 IBD 非活动期是不同的。IBD 活动期的腹胀不仅有炎症引起的腹胀，同时还有炎症相关的炎性梗阻或狭窄引起的腹胀。非炎症活动期的腹胀通常由多方面因素引起，有时 IBD 会伴发一些其他的疾病，如乳糜泻、小肠菌群生长过度、功能性胃肠病，处理的方法也不同。

（一）IBD 活动期患者的处理

IBD 活动期患者的治疗目标为诱导并维持临床缓解及黏膜愈合，防治并发症，改善患者生活质量。药物方面应用氨基水杨酸制剂、激素、硫嘌呤类药物等。因此，在处理 IBD 相关腹胀时，在炎症活性期主要是针对免疫反应、糖皮质激素的应用等。

对于合并肠梗阻的患者，可借助增强影像学检查，判断梗阻肠管的狭窄性质。急性炎症性狭窄可应用激素或生物制剂治疗缓解肠梗阻，相应腹胀的情况亦会缓解。情况更加紧急的患者可考虑置入小肠减压管，通过引流缓解梗阻症状。

（二）IBD 非活动期患者的处理

1. 低 FODMAP 饮食疗法

IBD 缓解期患者的治疗除了用维持治疗的药物外，对于非活性期发生腹胀的治疗通常是基于病因，如果伴发乳糜泻、小肠菌群生长过度可用抗生素，如果未伴发其他症状，仅仅是功能性腹胀，则采用低可酵解的低聚糖、双糖、单糖和多元醇（fermentable, oligosaccharides, disaccharides, monosaccharides and polyols, FODMAP）饮食。

IBD 患者或存在食物不耐受情况，富含 FODMAP 的食品会增加肠道气体的产生：肠腔内产气细菌发酵，产生大量氢气和（或）甲烷，诱发或加重腹痛、腹胀等相关症状；并可能增加肠腔内液体量，引起肠道屏障功能障碍，下调肠道炎症痛阈，改变肠道微生物群落，导致肠道病理状态。

近年来，国外研究发现低 FODMAP 饮食能有效改善 IBD 患者的 IBS 样症状。研究表明，溃疡性结肠炎患者进行低 FODMAP 饮食能够显著缓解腹胀的情况。低 FODMAP 饮食干预对缓解溃疡性结肠炎患者 IBS 样症状有积极作用；可使患者症状改善，焦虑、抑郁状态好转，生活质量改善[1]。

2. 粪菌移植

在 IBD 中比较公认的粪菌移植有效的是难治性艰难梭菌肠炎，但是对于肠梗阻型 IBD 的腹胀，粪菌移植的治疗效果仍然有争议。

参 考 文 献

[1] 倪紫微，李娅，周静，等. 低 FODMAP 饮食对溃疡性结肠炎患者肠易激综合征样症状的影响 [J]. 河南医学研究，2020，29（11）：1966-1969.

第七节　腹胀与饮食习惯的相关性

我们团队做了一项横断面研究，纳入了 1000 多例经胃镜诊断确诊为慢性胃炎的患者，对患者的主要消化道症状和饮食习惯及偏好进行了相关性研究，发现腹胀作为临床最常见症状之一，与饮食习惯及偏好具有重要关联，主要包括以下三个方面。

1. 进食方式

进食过快容易引起腹胀，首先进食过快会带入大量的气体，其次咀嚼不充分会加重胃肠负担，延长食物在胃内的消化时间，对于胃肠动力障碍的患者更容易引起腹胀。

2. 进食种类

腹胀主要与肉食、甜食有关，与中医学理论中十分重视的"肥甘厚腻"易伤脾胃的作用相一致。肉食所含脂肪和蛋白质比较多，常与煎炸炙烤相伴，均为高蛋白、高脂肪的不易消化食物，需要更多的时间去排空，这就加重了胃肠负担。另外，食物在胃肠内停留的时间长，与细菌进行发酵，产生大量 CO_2 也会加重腹胀症状。甜食，不仅指味道甜，尤其指不容易消化的短链碳水化合物（如果糖、乳糖、多元醇、果聚糖、低乳半聚糖），这些食物难吸收、高渗透、易被细菌快速发酵，导致液体负荷及气体产生激增，引起腹胀。

3. 饮食温度

饮食寒凉，一个是温度上的寒凉，另一个是中医学所谓的性寒凉，日积月累导致脾胃阳虚，影响脾胃运化功能，加重腹胀。

（丁　霞）

中医学与现代研究在饮食调摄方面的指导均很丰富，腹胀患者更需要重视饮食调养。除上述饮食方式、口味及食物种类、温度等，还有三因制宜和中医辨证的饮食方的应用等[1]，以及中医"八合"理论指导，具体包括合时令、合方域、合年龄、合性别、合身心、合习惯、合病势及合营养[2]。中医辨证食疗和现代研究结果均可以有效控制或缓解腹胀。在临床指导患者进行饮食调养时，宜忌不可能面面俱到，而 FODMAP 饮食[3]可以算是"饮食手册"般的存在。现代研究方面，避免产气食物、消化困难、高 FODMAP 食物等均对缓解和控制腹胀有显著作用。部分有乳糖不耐受的患者，要指导患者合理避免这类食物。

参 考 文 献

[1] 王万卷，李园，杜世豪，等.运用"三因制宜"理论指导慢性胃炎防治饮食干预探微[J].世界中西医结合杂志，2019，14（2）：278-281.

[2] Du S, Li Y, Su Z, et al. Index-based dietary patterns in relation to gastric cancer risk: a systematic review and meta-analysis[J]. Br J Nutr, 2019, 26:1-11.

[3] 韩博宇，金虹，潘雨烟，等.低 FODMAP 饮食和消化病的中医食疗 [J]. 中国医药导报，2019，16（21）：32-34.

第八节　腹胀的饮食治疗

中华文化博大精深，古语常说"民以食为天"，过去是与温饱有关系，现在是和健康有关系。通过饮食来调养身体的传统更是源远流长，蕴含着丰富的人文素养和科学内涵。腹胀是一种常见的消化道症状，多种原因均可导致腹胀的出现，中医学对此亦早有认识。如《兰室秘藏·中满腹胀论》曰："脾湿有余，腹满食不化……亦有膏粱之人，湿热郁于内而成胀满者……或多食寒，及脾胃久虚之人，胃中寒则生胀满。"可见腹胀与饮食息息相关。祖国医学以整体观和辨证论治为核心，源远流长的养生法则亦是如此。饮食养生是很常见的一种，现代物质丰富，因饮食不节导致的腹胀在临床十分常见，指导患者进行饮食方面的调养主要体现在两个方面。第一，从中医辨证角度对饮食进行指导；第二，可以参考现代研究。

一、中医辨证指导饮食

中国传统营养学成果丰富[1]，在中医理论的指导下，依据食物的性能、作用及其制备方法，辨证使用食物来保障人群健康和防治疾病。《素问·脏气法时论》曰："毒药攻邪，五谷为养，五果为助，五畜为益，五菜为充，气味合而服之，以补益精气。"就提出了不同性能的瓜果蔬菜来调养机体的方法。基于中医食疗安全有效的特点，在临床应用广泛。在临床上，我们将腹胀分为以下五种。

（1）热胀：为湿热之气壅滞于中所致的腹胀满。《素问·至真要大论》"病机十九条"中就有提到："诸腹胀大，皆属于热。"《河间六书》曰："阳热气盛，则腹胀也。"可见热胀是腹胀中最常见的证型之一。《证治汇补·胀满章》曰："热胀宜清，诸腹胀大皆属于热，因湿热之气不得施化，壅滞于中而成腹胀者，宜以苦寒药治之。"在治疗方面，热胀应用清法，选用苦寒之品。在临床指导饮食调养方面，可以加一些蒲公英、苦花、莲子心之类的寒性食物，莲子心泡水喝亦可。

（2）寒胀：多见于脾胃虚，脏腑偏寒者。《黄帝内经》中说："胃中寒则胀满"，其形成机制为"厥气在下，营卫留止，寒气逆上，真邪相攻，两气相搏，乃合为胀也"。李东垣在《兰室秘藏》中说："如或多食寒凉及脾胃久虚之人，胃中寒则胀满，或脏寒生满病。"脾胃虚寒，阳气不足，运化失司，气机阻滞，可出现胀满。《杂病源流犀烛·肿胀源流》曰："寒胀，腹满濡，时减，吐利厥冷，宜温之。"在治疗方面，温中散寒是基本治则。所以在临床上指导饮食调养应该用一些温热之品，可指导患者在饮食中加一些生姜、丁香、肉蔻、肉桂等。

（3）瘀血腹胀：是由瘀血、癥瘕坚积所致的胀满之证。《金匮要略》曰："病人腹不满，其人言我满，为有瘀血。"瘀血可困滞阳气，阳气不足，寒凝胃腑，出现胀满甚至腹痛。《证治汇补·胀满章》曰："实胀宜下。腹坚惧按，舌黄脉牢者，此实邪有余，治宜推荡，所谓下之则胀已是也。"瘀血内阻之证应荡涤瘀血，或是破血逐瘀，使瘀血从下而解。在临床指导患者用药方面可以加一些桃仁、山楂等。

（4）湿热胀：指肠胃湿热内蕴所致之腹胀。《东垣十书》中云："亦有膏粱之人，湿热郁于内而成胀满者。"《症因脉治》曰："湿热腹胀之证，面目黄肿，小便赤涩，大便或结、或泄黄糜，或日晡潮热，烦渴口苦，口甘口淡，腹胀胁痛。"湿热内蕴所致的腹胀治宜清利湿热。《世医得效方》指出可以加茯苓、薏米、绿豆等。

（5）虚胀：即阴虚胀，因脏腑阴血虚亏所致胀闷不适之证。《景岳全书·杂证谟》曰："凡病肿胀者，最多虚证。"虚胀临床多见，且历代医家有"阳虚易治，阴虚难调"的说法，所以在临床治疗阴虚腹胀时，更适宜选用食疗的方法，安全有效，可长时服用。可指导患者多应用百合、玉竹、芦笋等品。

依据中医整体观和辨证论治理论，在临床上可以做到精准用膳。

二、结合现代研究选择饮食

（1）高碳水化合物：指的是富含碳水化合物的食物，比如土豆、芋头、南瓜、板栗。经过细菌的充分发酵，会产生氯化氢、氮气等，如一时排不出去，蓄积在肠道之中，会产生腹胀。

（2）豆制品：含有很多的营养因子，其中两种是与胃肠道有关的，一种是胰蛋白酶抑制素，是能抑制体内蛋白酶活动的一种物质，如摄入过多，会影响对蛋白质的消化，对胃肠有刺激作用；另一种是肠胃胀气因子，它能使人产生胃肠道胀气、腹泻及消化不良等现象，腹胀患者应避免应用。

（3）十字花科的蔬菜：如西兰花、花椰菜、芽甘蓝和卷心菜，含有很多复合糖。其中有一种复合糖是蜜三糖，这种糖比其他种类的糖更难被人体吸收，当它在肠内被艰难吸收同，就会产生气体引起胀气，所以要避免应用。

（王彦刚）

参 考 文 献

[1] 沈卫.中西医结合营养学科的历史渊源与进展 [C].中国中西医结合学会营养学专业委员会.第十届全国中西医结合营养学术会议论文资料汇编,2019:5-12.

第九节　益生菌在腹胀中的应用

目前,益生菌在临床的使用已经非常广泛。在临床上有很深刻的体会,给腹胀患者补充菌群可以明显缓解腹胀症状。

辨证论治是中医学最大的特色,亦是治疗疾病的基础。然而在多种菌群可供选择的情况下,不同菌群与中医证型之间有什么关系,是值得我们去深入研究的。目前中医学对菌群的研究还处在刚刚起步的阶段,腹胀和菌群之间的关系或许能成为解开中医学奥秘的金钥匙。

菌群的药性与组成成分是有关联的,在中医学辨证论治观念指导下,研究菌群移植的精确化、个体化是有必要的,即今后菌群移植也应该辨证论治。

益生菌作为生物屏障阻遏外来致病菌入侵,然后对肠道菌群进行调节。如酪酸梭菌活菌可与肠内有益菌共存,消耗肠内氧气,抑制腐败菌生长,形成有利于双歧杆菌生长的无氧环境[1]。腹胀是一种常见的消化道症状,多种疾病都可伴见。

益生菌在临床应用广泛,治疗腹泻、Hp 感染、便秘、黄疸、溃疡性结肠炎、肠炎、抗生素相关性腹泻等疾病均有应用。益生菌主要分为三类:共生菌、原籍菌和真菌[2]。共生菌是源于人体肠道菌群之外,可以与宿主体内菌共同生存以促进体内菌生长的一类菌株,原籍菌主要为本身就存在于肠道菌群之内的细菌,而真菌是一种以布拉酵母菌为主的菌群。

益生菌最基本的作用就是维持和重建体内菌群平衡,基于此可以缓解和治疗临床多种症状,基于症状的研究十分丰富。谭彬[3] 研究了老年功能性便秘患者口服益生菌制剂后的胃肠道症状表现,发现临床症状较前减轻,便秘较前显著改善,总体有效率达 73.53%。老年功能性便秘安慰剂组的有效率为 30% ～ 40%[4-5],说明益生菌对脾胃症状的缓解是确切有效的。但针对症状或是疾病的研究绝大多数是以同一种益生菌制剂为干预对象的,这与中医学辨证论治是不相符的。所以如果能够做到辨证应用益生菌,将能进一步提高有效率,并且这也将是益生菌未来的研究趋势。

参 考 文 献

[1] 张胤,花仕德,罗小钟.醒脾养儿颗粒联合酪酸梭菌活菌片治疗小儿消化不良性腹泻的研究 [J].当代医学,2017,23(12):98-99.

[2] 郑跃杰,黄志华,刘作义,等.微生态制剂儿科应用专家共识(2010 年 10 月)[J].中国实用儿科杂志,2011,(1):20-23.

[3] 谭彬.益生菌对老年功能性便秘患者的临床研究 [J].中外医学研究,2014,12(20):136-137.

[4] 顾志坚,苏静,卞慧,等.三生通便方治疗功能性便秘肠道实热证的随机双盲安慰剂对照临床研究 [J].现代生物医学进展,2020,20(1):97-101,157.

[5] 焦晨莉，张敏，高玉芳，等 . 当归芦荟胶囊治疗老年功能性便秘临床研究 [J]. 现代中医药，2018，38（5）：72-75.

第十节　中医学如何看待菌群在腹胀中的作用

中医学如何认识菌群？在几千年前，菌群就随着人类的出生而存在，但古人没有微观世界，所以菌群在传统中医看来应该是人体的一部分。从五脏六腑理论结合现代菌群的研究，菌群在饮食代谢方面的功能来看，应该属于中医学"脾"的范畴，或者属于"正气"的范畴。

一、菌群失调与中医病机

菌群是人类在长期进化过程中自然选择，或个人在成长中不断适应的作用下形成的，菌群与宿主之间，菌群、宿主与环境之间存在相互依存、相互制约的关系。中医学整体观和辨证论治观亦强调了人与自然环境相互影响，菌群作为一种人体内存在的调节机制，是影响辨证的一个重要因素。我们将菌群失调的病机归纳为脾的功能失调，属脾虚或是肝郁脾虚。

（一）脾虚

脾虚是常见的一种证候，脾主运化，脾虚则运化失司，水谷壅滞，可出现腹胀的表现。从"脾胃为仓廪之官""脾为胃行其津液"可知脾胃为消化吸收营养物质的脏腑，而肠道菌群有着相类似的作用，参与消化吸收水谷精微。故而菌群失调可能是脾虚的病理基础[1]。刘佳等[2]通过对比男性老年健康志愿者和脾虚证患者的粪便肠道菌群变性梯度凝胶电泳结果，发现脾虚证老年患者的肠道菌群结构与健康人具有明显差异。此外，应用脾虚模型大鼠研究其肠道菌群，也可发现明显紊乱现象[3-4]，为菌群失调与脾虚证提供了明确的基础证据。在对症治疗方面，健脾药物如四君子汤[5-6]、参苓白术散[7-8]、七味白术散[9]等均能改善腹胀症状和肠道菌群紊乱，是对脾虚这一病机的反证。

（二）肝郁脾虚

肠道菌群是脑－肠轴的一个重要组成部分，更有人称之为菌群－肠－脑轴[10]。所以从脑－肠轴来看，菌群紊乱的中医病机与肝郁息息相关，与之相关联的就是肝郁脾虚证。肝郁脾虚是指肝失疏泄，气机郁结，脾失健运而出现腹胀。胡俊秀[11]通过用逍遥散干预肝郁脾虚型 FD 大鼠，发现逍遥散对肠道菌群的结构组成及分布紊乱起到调节作用。张星星等[12]用健脾疏肝方联合针灸治疗肝郁脾虚型 IBS-D 患者，发现可有效缓解临床症状，其机制与调节肠道菌群相关。

二、菌群失调与脾胃病

提到细菌，不可不提 Hp。菌群与 Hp 是完全不同的，Hp 现在普遍认为是一种外邪，肠道的菌群应该属于人体正气的一部分，如果要致病，从中医角度看，只有正气虚才邪有所凑。所以脾胃功能不好，Hp 才能致病。

菌群失调可导致胃肠道功能失调，引起腹胀、腹泻、便秘等。现代研究多通过观察特定疾病患者的肠道菌群情况来研究两者的关系，可以明确脾胃病与菌群密切相关。但是先有脾胃功能紊乱，再出现菌群失调；还是先有菌群失调后有脾胃功能紊乱并不能得出准确结论，即两者因果关系如何还有待研究。

三、金汁与菌群移植

治疗方面，菌群移植最早源自 1700 多年前，金汁的制备是由童便埋在地下，经过几年的"洗礼"形成的中药。《雷公炮制药性解》曰："[金汁] 造法于冬月，取竹笋置缸上，棕皮铺满，加草纸数层，屎浇于上，汁淋在缸，新瓷盛贮，磁钵盖之，盐泥封固，埋地年深，自如清泉，闻无秽气。"介绍了金汁详细的制备方法。金汁的使用和现代的粪菌移植技术在给药方式、制备方法、有效成分等方面均有明显区别。

从治疗角度推断，金汁在中药属性上应该是凉性、寒性的。而现代菌群的药性研究也有相类似的结果。我们通过比较寒、热证克罗恩病患者进行粪菌移植后的表现，得出了粪菌移植药性与金汁有相似的寒凉性质[13]。依据文献可以知道金汁多用于脓毒症、传染病等危重疾病的治疗，而粪菌移植技术主要是针对难治性肠病的治疗[14]，两者适应证不同。金汁寒凉药性已知，但粪菌移植的药性依据供体、采集方式、制备方式等不同，还需更进一步的研究。

菌群的药性与组成成分是有关联的，在中医学辨证论治观念指导下，研究菌群移植的精确化、个体化是有必要的，即今后菌群移植也应该辨证论治。

（胡运莲）

参 考 文 献

[1] 杜锦辉.脾虚证与肠道菌群相关性的探讨[C].中国中西医结合学会消化系统疾病专业委员会.第二十九届全国中西医结合消化系统疾病学术会议论文集，2017：489-490.

[2] 刘佳，彭颖，张硕颖，等.老年脾虚患者肠道菌群 16S rDNA 变性梯度凝胶电泳分析[J].中华中医药杂志，2010，25（10）：1566-1569.

[3] 王卓.肠道菌群分子指标在脾虚治疗中药活性组分研究中的应用[D].上海：上海交通大学，2008.

[4] 李秋明，张亚杰，张大方，等.健脾止泻颗粒对脾虚证及抗生素肠道菌群失调模型小鼠的微生态调节作用[J].中国中医基础医学杂志，2010，16（12）：1119-1120.

[5] 孟良艳，陈秀琴，石达友，等.四君子汤对脾虚大鼠肠道菌群多样性的影响[J].畜牧兽医学报，2013，44（12）：2029-2035.

[6] 吴秀，周联，罗霞，等.四君子汤多糖对脾虚小鼠肠道菌群及免疫功能的影响[J].中药药理与临床，2014，30（2）：12-14.

[7] 杨旭东，张杰，王崴.参苓白术散对脾虚小鼠肠保护作用及其机制的研究[J].牡丹江医学院学报，2009，30（5）：9-11.

[8] 孙娟，王键，胡建鹏，等.参苓白术散对脾虚湿困证溃疡性结肠炎大鼠结肠菌群的影响[J].云南中医学院学报，

2013，36（4）：1-4.

[9] 谭周进，吴海，刘富林，等.超微七味白术散对肠道微生物及酶活性的影响 [J]. 生态学报，2012，32（21）：6856-6863.

[10] 王文建，郑跃杰.肠道菌群与中枢神经系统相互作用及相关疾病 [J]. 中国微生态学杂志，2016，28（2）：240-245.

[11] 胡俊秀.肝郁脾虚证 FD 大鼠脑及胃肠道内 CNP 与 BDNF 的关系及肠道菌群的变化 [D]. 大连：大连医科大学，2019.

[12] 张星星，吴坚，裴丽霞，等.健脾疏肝法对腹泻型肠易激综合征患者疗效观察及对肠道菌群的影响 [J]. 中国实验方剂学杂志，2019，25（13）：79-86.

[13] 文娜.克罗恩病的寒热病性与粪菌移植疗效的相关性研究 [C]. 中国中西医结合学会消化系统疾病专业委员会.第三十一届全国中西医结合消化系统疾病学术会议论文集，2019：206-207.

[14] 许建峰，林瑞珠，张彦明，等.中药金汁和粪菌移植液的菌群结构特征 [J]. 中国微生态学杂志，2019，31（11）：1241-1245，1254.

医学新知

第一节　猴头菌在消化系统疾病中的治疗价值研究进展

一、猴头菌颗粒的成分与发展

猴头菌是药食两用菌，在我国使用历史悠久，种植资源丰富。随着近些年的研究人们发现了其成分的营养价值与治疗价值，从而更多地投入研究，并不断改进提取技术（注：猴头菇是指"子实体"也就是蘑菇本身，猴头菌是总称，可以指菌种也可以指子实体）。

猴头菇子实体与菌丝体中含有大量不同结构的生物活性组分，约有 70 种次生代谢物，如猴头多糖（HEP）、猴头菌素、猴头菇酮、糖蛋白、多酚、甾醇类及其他，其中猴头多糖是猴头菇发挥其功效的重要生物活性成分，也是其活性成分中研究最多的一类次生代谢产物[1]。

相关研究发现，猴头菇在抑菌、胃肠保护、抗氧化、抗肿瘤、预防神经退行性疾病、保护心血管，以及抗疲劳、抗抑郁等方面具有一定的药用功效[2]。

（一）猴头多糖

猴头多糖有多种类型。研究表明，猴头多糖具有抗疲劳作用，可与细胞膜上特定的受体结合降低血糖，并对活性氧自由基具有一定的清除作用，其中，从猴头菇子实体中提取出的 HEP-S，具有免疫调节活性。

（二）猴头菌素

猴头菌素是从猴头菇菌丝体中分离出来的二萜类化合物，能够有效促进细胞神经生长因子（NGF）的合成，可用于治疗阿尔茨海默病等疾病。

（三）猴头菌酮

部分猴头菌酮也具有较强的促进神经生长因子合成的活性，其中猴头菌酮 E 也对阿尔茨海默病有较好的治疗效果[3]。

猴头菌颗粒经过多年的发展，从第一代、第二代发展到第三代，我们今天要讲的谓葆猴头菌颗粒是第三代，它是优质的猴头菌菌种经过深层发酵，用现代化的工程技术提取出来的，第三代的有效成分含量比较高。猴头菌颗粒里除了有猴头多糖和多肽，还有 18 种氨基酸，其实更重要的是有我们人体必需的 8 种氨基酸，当然还有微量元素、天然维生素 C、不饱和脂肪酸等。它在消化系统疾病中的作用主要体现在四个方面：①可以促进胃肠黏膜修复；②可以调节免疫功能；③可以逆转肠上皮化生；④可以增强胃肠蠕动。

二、作用机制

胃黏膜损伤是保护因素和损害因素失衡的结果，因此猴头菌颗粒可以通过以下作用机制对胃黏膜起到修复和防御的作用。第一，它可以增加胃黏膜的血流量。第二，它可以增加胃黏膜中前列腺素 E2 的含量。第三，它可以促进多肽因子的分泌。第四，它可以增强营养供给。后两条是胃黏膜损伤后的修复机制，多肽因子还能促进表皮生长因子、成纤维细胞生长因子和转化生长因子的表达，它们都可以进行上皮的分裂和增殖，可以促进肉芽组织微血管的形成，还可以保护胃黏膜的完整性。对大鼠的研究发现，猴头多糖可以显著提高大鼠胃黏膜血流量，增强黏膜的防御功能，起到修复胃黏膜的作用。同时，研究也发现猴头多糖能够增加胃黏膜中前列腺素 E2 的含量，能够有效地发挥防御作用。

一系列研究发现，猴头多糖能够增加表皮生长因子的含量，促进溃疡部位上皮细胞的分裂和增殖，加快胃黏膜的修复。同样，猴头多糖对乙酸引起的大鼠慢性胃炎的成纤维细胞、转化生长因子都有影响，起到再修复和再生的作用。

猴头菌还有 18 种氨基酸，还有多种微量元素，为细胞的再生、修复提供了全面的营养。相关研究发现，猴头多糖可以提高免疫功能，抑制小鼠吞噬细胞的吞噬功能，从而增加机体的非特异免疫功能。

猴头菌可以对淋巴细胞起到正向的促进作用。猴头多糖还可以调节机体免疫功能，通过非特异性免疫和特异性免疫来实现，无论是免疫抑制状态还是正常状态都可以起到改善和促进的作用。也有相关研究探索猴头菌对肠上皮化生的作用。比较谓葆猴头菌颗粒和枸橼酸铋钾，会发现猴头菌相对枸橼酸铋钾来说，可以显著提高肠上皮化生的改善。猴头菌对小鼠的肠蠕动有正向的促进作用。

综上，猴头菌具有促进胃黏膜修复、调节免疫功能、逆转肠上皮化生、促进胃肠蠕动的作用，适用于慢性胃炎、消化性溃疡、消化不良。

三、消化系统疾病具体临床应用

在临床症状的改善方面，谓葆猴头菌颗粒明显优于枸橼酸铋钾。猴头菌颗粒在慢性萎缩性胃炎中对慢性炎症、炎症活动性、萎缩程度、异型性、肠上皮化生有一定的疗效。

（一）慢性胃炎

1. 慢性非萎缩性胃炎

慢性浅表性胃炎是非常常见的消化道疾病，发病机制有几种：① Hp 感染；②十二指肠胃反流；③自身免疫因素；④各种理化因子损伤及其他因素。对于 Hp 阳性的患者，我们一般采用三联或四联疗法进行 Hp 的根除治疗；对于存在十二指肠胃反流的患者，十二指肠液中的溶血卵磷脂、胆盐、胆汁酸等成分会损害胃黏膜，一方面需要患者调整生活习惯和作息，另一方面可以使用多潘立酮、莫沙必利等促胃肠动力药来促进胃排空；有免疫因素参与的慢性浅表性胃炎，调整作息尤为重要，也可使用胃黏膜保护剂[4]。

慢性非萎缩性胃炎可以单用谓葆猴头菌颗粒，反酸症状明显的可以加上一些抗酸药如奥美拉唑、泮托拉唑等。对于 Hp 阳性的患者，可以在抗 Hp 三联治疗的同时联合猴头菌来治疗。

2. 慢性萎缩性胃炎

慢性萎缩性胃炎（CAG）有一定的癌变风险，存在固有腺体减少、异型增生、肠上皮化生等病理表现。慢性萎缩性胃炎依靠内镜下胃黏膜的病理表现进行诊断，目前没有明确的治疗药物。慢性萎缩性胃炎的危险因素较多，有年龄、生活习惯等因素，有 Hp 感染的因素，也有胆汁反流等造成黏膜炎症的因素，作为"炎癌转化"的一环，患者需要定期复查胃镜，如有癌变及时处理。

萎缩性胃炎是猴头菌颗粒治疗的重点，一方面，因为萎缩性胃炎与免疫异常有关，猴头菌颗粒通过免疫调节、胃黏膜修复能够明显改善患者的相关临床症状；另一方面，猴头菌颗粒可以明显改善肠上皮化生。还有研究表明，猴菇菌醇提取物能够调控胃癌组织细胞增殖、凋亡及周期分布[5]，对于萎缩性胃炎可以使用猴头菌颗粒加促消化的药物，Hp 阳性的患者还可以加抗 Hp 治疗。

（二）消化性溃疡

消化性溃疡是临床常见病，包括胃溃疡和十二指肠溃疡，它的发病机制与胃黏膜的防御能力减弱、损害因素增强直接相关。患者可能存在长期胃酸过多、细菌感染、使用某些药物、食用对胃黏膜有刺激的食物等损害因素。对于消化性溃疡，胃黏膜修复、溃疡面愈合是重要的治疗方法，急性期止血、防止穿孔，一般使用抑酸剂及胃黏膜保护剂，同时也要防止溃疡复发。

有相关研究采用猴头菌提取物与雷贝拉唑肠溶片对比治疗胃溃疡患者，15 周后，试验组患者胃黏膜修复情况、心理因素、生活质量相比对照组及干预前都有改善，认为猴头菌提取物颗粒可显著提高慢性胃溃疡患者的血清 NO、6-酮-前列腺素 1α（6-keto-PGF1α）、EGF 水平，促进胃黏膜修复，提高患者生活质量，临床疗效较好[6]。

猴头菌颗粒对于消化性溃疡是通过胃黏膜的修护防御机制实现的。对于溃疡恢复期的治疗和预防复发疗效确切，而且可以长期使用。有研究发现，谓葆猴头菌颗粒通过联合三联疗法使用，可以提高溃疡治疗的有效率、愈合力，对 Hp 的根除率，还可以减少溃疡的复发。同样的，猴头菌联合三联疗法可以缓解溃疡患者的临床症状。对于消化性溃疡恢复期，可以单用猴头菌来预防复发，急性期可以联合三联疗法使用。

（三）功能性消化不良

功能性消化不良患者长期有早饱、餐后饱胀、上腹痛、上腹烧灼感等症状，且经过检查排除了器质性病变。治疗方案一般为对症治疗，如有早饱、餐后饱胀，则使用促胃动力药；如有上腹痛、上腹烧灼感，可使用质子泵抑制剂等。

对功能性消化不良来说，猴头菌颗粒也可以通过保护胃黏膜，促进胃肠蠕动，从而明显改善患者消化不良的症状。

四、总结

猴头菌经过深层发酵提取出的猴头菌颗粒含有猴头多糖、猴头菌素、猴头菇酮等，以及一些微量元素、氨基酸，对于胃肠黏膜有防御和修复的功能。因此对于胃肠黏膜损伤，如慢性胃炎、胃溃疡、十二指肠溃疡都有治疗作用；能调节机体免疫功能，对于免疫相关疾病如慢性萎缩性胃炎有治疗作用；能促进胃肠蠕动，对功能性消化不良有较好疗效。所以说猴头菌颗粒是一个"可以调节免疫功能的胃黏膜修复剂"，有较好的治疗与发展前景。

参 考 文 献

[1] 涂彩虹，罗小波，郑旗，等 . 猴头菇生物活性成分研究进展 [J]. 农业与技术，2019，39（3）：22-23.

[2] 涂彩虹，罗小波，郑旗，等 . 猴头菇药用功效及安全性研究进展 [J]. 农产品加工，2019，（1）：61-65.

[3] 王雪儒，刘斌 . 猴头菇的生物活性成分及加工研究现状 [J]. 现代食品，2020，（4）：21-23.

[4] 吴焱 . 慢性浅表性胃炎的治疗现状及进展 [J]. 世界最新医学信息文摘，2019，19（2）：42-43.

[5] 徐平平，王宝香，陈琼，等 . 猴菇菌醇提物对胃癌大鼠肿瘤细胞凋亡的干预作用 [J]. 现代食品科技，2019，35（11）：25-29，309.

[6] 陈秋凤，赖思蓓，祁真 . 猴头菌提取物颗粒治疗慢性胃溃疡的疗效及对胃黏膜的修复作用 [J]. 亚太传统医药，2019，15（10）：143-145.

第二节　胃黏膜保护与损伤及胃黏膜保护剂的应用

一、胃黏膜保护与损伤

（一）胃黏膜保护历史

针对胃黏膜保护与损伤的探讨由来已久，涉及它的研究甚至早于对胃酸的研究。从观察的历史层面来看，自 18 世纪到现在的 21 世纪，探讨的步伐从未停止。最早在 18 世纪，法国人若穆发现了胃液能够消化肉类，19 世纪法国人克劳·伯尔纳在前人研究基础上发现胃耐腐蚀力强，胃黏膜好像是由"瓷"做的，开启了对胃黏膜的研究。随后在 20 世纪 70 年代，加拿大细胞保护概念的奠基人 Andre Robert 博士发现前列腺素可以明显防止和减轻皮质类固醇、NSAIDs、应激、结扎幽门（Shay 大鼠）等对胃黏膜的损伤，其效果呈剂量依赖性，与胃酸分泌无关，据此提出了细胞保护（cytoprotection）概念。Robert 指出某些物质如前列腺素，具有防止或明显减轻有害物质对胃、肠细胞损伤和致坏死作用的能力，也包括拮抗溃疡的作用，是一种适应性细胞保护因子。我国学者在这方面也进行了较深入的研究，王志均院士是我国生理学奠基人，在 20 世纪 80 年代初期就开始进行细胞保护的研究，涉及脑 - 肠肽的细胞保护、胰多肽 - 胰腺保护、生长抑素 - 胃肠道保护、上皮生长因子 - 肝细胞保护、内源性前列腺素 - 胃肠道适应性保护等多项研究，并于 1995 年出版细胞保护的专著。1996 年美国 Wallace 总结了胃黏膜防御的五层网络结构，随后研究者又推出了胃黏膜防御修复系统及瀑布式黏膜防御与修复机制。随着研究的不断深入，关于黏膜损伤和防护的机制及现象研究也越来越透彻。

（二）胃黏膜保护定义

胃黏膜保护是指黏膜能耐受经常接触的各种损伤因子，包括大幅度 pH、渗透压和温度变化，以及具有去垢作用的物质或能引起全身或局部炎症反应的细胞代谢产物及抗原等，而结构与功能不受明显伤害的现象。结构与功能，二者并非完全一样，有些结构虽受影响，但功能不受影响；有些结构看上去并没有明显损害，但功能已经发生了改变。

（三）胃黏膜保护因子

1. 胃黏膜保护网络体系

1996 年 Wallace 全面阐述了胃黏膜防御修复系统[1]，这是一个立体、多层次、相互联系的网络体系。Wallace 结合解剖和功能将胃黏膜的防御修复分为五级。

第一级：黏液 –HCO_3^- 屏障

胃腔内存在各种具有防御功能的物质，如 HCO_3^-、黏液、免疫球蛋白、抗菌物质（乳铁蛋白等）、表面活性磷脂。黏液 –HCO_3^- 屏障与黏膜上皮细胞的磷脂双分子层及黏膜表面所附着的磷脂共同构成胃黏膜的疏水性屏障，是胃黏膜的第一道屏障[2]。胃黏液包含水、糖蛋白、磷脂，糖蛋白相互重叠形成黏液凝胶层覆盖于胃黏膜表面，由胃黏膜表面细胞和幽门腺、贲门腺、胃底腺的黏液细胞分泌。人体黏液凝胶厚度为 500 ～ 652μm，呈连续性分布。胃黏液具有润滑和机械保护作用，能减少胃内容物对胃黏膜的损伤，还能有效阻止胃液中的 H^+ 逆向扩散，保护胃黏膜免受 H^+ 损伤。黏液与 HCO_3^- 组成屏障，H^+ 与 HCO_3^- 结合具有中和胃酸的作用，任何可引起 HCO_3^- 分泌减少的因素均能造成黏膜损伤[3]。黏液 –HCO_3^- 屏障对胃酸、胃蛋白酶等的防御作用有限，当黏液 –HCO_3^- 屏障功能减弱时，容易发生消化性溃疡[4]。

第二级：上皮层障碍

胃黏膜上皮细胞及细胞间的紧密连接共同构成胃黏膜屏障的第二道防线，是一种物理屏障、机械屏障。胃黏膜上皮细胞之间紧密连接能保持电子梯度，防止上皮细胞酸化。胃黏膜上皮细胞顶膜能抵御高浓度酸；胃黏膜上皮细胞呈递抗原，有利于免疫探及并限制潜在有害物质；胃黏膜上皮细胞具有快速增殖能力，能促进细胞快速重建或整复。人体胃黏膜上皮细胞每分钟脱落 50 万个，2 ～ 4 天完全更新一次，有助于受损的胃黏膜在数分钟内修复，但人体胃黏膜的增生能力会随着年龄增长不断衰退。只有保证上皮屏障细胞组织结构的完整性才能抵御各种损伤因子的损害。

第三级：胃黏膜微循环

胃黏膜的微循环，包括体液、血液、内分泌激素（前列腺素 E、表皮生长因子、生长抑素、三叶因子）、神经介质及其调节等。胃黏膜血流（gastric mucosal blood flow，GMBF）在保护机制中处于基础地位，一方面能运输氧、营养物质、胃肠激素等维持胃黏膜的结构功能与更新，同时带走组织中多余的 H^+、局部代谢产物、毒素、氧自由基和送来临时不足的 HCO_3^-，对细胞内的代谢和维持酸碱平衡起重要作用；另一方面能促进黏膜上皮黏液的生成和分泌。胃黏膜毛细血管含有"窗孔"结构，摄取壁细胞产生的 HCO_3^-，运输至上皮细胞，分泌入黏液层，参与构成黏液 –HCO_3^- 屏障。如酸或其他损伤因子反流入黏膜，将会引起神经介导的 GMBF 升高，对限制损伤进一步发展和促进修复有重要意义。此外，前列腺素、一氧化氮、降钙素基因相关肽也能显著增加 GMBF，促进损伤修复。黏膜下血流减少是胃黏膜损伤发生的中心环节，当黏膜处于缺血状态时，黏膜的屏障功能减弱，容易发生胃溃疡，因此胃黏膜血流和全身酸碱平衡状态对胃黏膜屏障的防御功能起着重要的作用。

第四级：免疫细胞 – 炎症反应

黏膜的免疫系统，包括警戒细胞，如肥大细胞、巨噬细胞、T 细胞等在发生一些炎症损伤时能起到清除损伤因素的作用，并于上皮损伤时促进细胞快速重建或整复。巨噬细胞、肥大细胞定居在固有层，作为警戒细胞能够感受异体成分，并释放炎性介质，增加粒细胞浸润，形成适当的炎症反应。然而炎症是一把"双刃剑"，既有防御作用，其产生的氧自由基也有损伤作用。

第五级：修复重建因子

修复重建因子，如表皮生长因子（epidermal growth factor，EGF），在胃黏膜损伤后能促进黏膜上皮和腺体的快速修复、生长。EGF 是一种单链多肽，生理状态下主要由颌下腺和十二指肠 Brunner 腺分泌。当黏膜损伤时溃疡区附近细胞（ulceration- associated cell lineage）能合成并分泌 EGF，在局部与 EGF 受体结合，从而促进上皮修复。修复分为早期修复和晚期修复。早期修复指伤后数分钟，EGF 促进损伤周边（愈合带）上皮细胞移行覆盖创面。晚期修复包括上皮和腺体的修复。EGF 促进上皮细胞分裂、分化、增殖，完成"再上皮化"；EGF 还能促进某些低分化细胞进入溃疡底部的肉芽组织形成小管，转化成腺体。溃疡局部的成纤维细胞、血管内皮细胞能生成并释放碱性成纤维生长因子（basic fibroblast growth factor，bFGF），能显著促进肉芽组织内新生血管生成。

胃黏膜防御修复系统中各防御因素不是相对孤立的一个体系，而是相互联系、相互影响，并受到机体神经 – 体液因素调节，是立体、多层次、相互联系的网络体系。

2. 其他防御修复因子

除了胃黏膜防御修复系统的五级外，还存在一些其他的防御修复因子，如三叶肽、热休克蛋白、巯基 – 氧自由基清除系统、前列腺素等。

（1）三叶肽（TFF）：是一种非常稳定的小分子多肽，对胃黏膜的保护作用主要体现在两个方面：一方面三叶肽能与黏液凝胶层中的糖蛋白结合形成复合物，加强黏液凝胶层；另一方面三叶肽是黏膜损伤的快速反应肽，在早期修复阶段上调表达，愈合带上皮基侧面受体结合腔内三叶肽，与胃黏膜血流协同，促进上皮细胞的迁移修复。

（2）热休克蛋白（HSP）：是生物界广泛存在的一类高度保守性蛋白，又称为"分子伴侣"。在应激状态下，如热休克、葡萄糖饥饿、病原菌感染等，能高表达，从而抑制应激诱导的胃黏膜细胞凋亡。

（3）巯基 – 氧自由基清除系统：胃黏膜内含有丰富的巯基物质，能够清除自由基及中和炎症物质。巯基 – 氧自由基清除系统保护胃黏膜的机制可能为：①谷胱甘肽等非蛋白结合巯基（NPSH）与谷胱甘肽过氧化物酶及谷胱甘肽还原酶组成氧自由基清除系统；②巯基物质可降低血管通透性，维护血管形态、功能的完整性；③通过前列腺素介导起保护胃肠黏膜的作用[5]。

（4）前列腺素（PG）：在胃黏膜防御机制中起着重要作用。前列腺素通过调节黏膜血供、黏膜和 HCO_3^- 分泌、上皮增生和黏膜免疫细胞功能来保持胃黏膜屏障的完整性。前列腺素对胃黏膜细胞的保护作用可能与以下几方面有关：①刺激胃黏液的生成和分泌；②促进 HCO_3^- 的分泌；③增加胃黏膜表面活性磷脂的生成和释放，加强胃黏膜屏障的疏水活性；④保护胃黏膜微循环结构的完整性，维持胃黏膜的血液供应；⑤保护增殖细胞，促进黏膜上皮的更新和修复；⑥抑制肥大细胞脱颗粒和白细胞黏附；⑦抑制胃运动过强等[6]。

（四）胃黏膜损伤因子

引起胃黏膜损伤的因素有很多，比如胃酸就是广为大众所知的一个重要损伤因素，其他还包括胃蛋白酶、Hp 感染、胆汁反流、NSAIDs、应激、器质性病变等都是对胃黏膜造成损伤的不利因素。

1. 胃酸和胃蛋白酶

胃酸可以消化活组织,胃壁除黏膜、浆膜和肌层外均可被消化,且酸的浓度越高,消化能力越强。胃酸由壁细胞分泌,神经内分泌、旁分泌及自主分泌均可影响胃酸分泌。胃酸过高是引起胃溃疡的主因,早在 1910 年 Schwartz 就提出了"无酸无溃疡"的概念,时至今日来看也不失其准确性,有动物实验和临床实践表明,抑制胃酸分泌能显著促进大鼠实验性胃溃疡和人类胃溃疡的愈合 [7]。胃蛋白酶能消化蛋白质,在胃酸 pH < 3 时,主细胞、颈黏液细胞合成的胃蛋白酶原被激活形成胃蛋白酶。胃蛋白酶的消化活性在溃疡发生中起主要作用,且胃酸对消化活性起支持作用,胃蛋白酶原可以作为溃疡体质的一个标志。胃蛋白酶与胃酸可损伤除胃黏膜外的胃壁活组织,是导致胃病变的重要损伤因子。

2. Hp 感染 [3]

众多研究表明,Hp 与胃部疾病有很强的相关性。Hp 的致病机制是由它产生的毒素及有毒性作用的酶破坏胃黏膜和促使机体产生炎症及免疫反应。① Hp 的螺旋样形状及鞭毛的摆动,使 Hp 有足够的动力,动力越强其致病力也越强。② Hp 通过它的多种黏附因子与胃黏膜分泌上皮细胞的特异受体结合,紧紧黏着胃黏膜,为致病提供条件。③ Hp 的尿素酶催化尿素分解成氨和 CO_2,氨中和胃酸保护 Hp,还能降低黏膜上蛋白含量,削弱屏障功能,造成 H^+ 逆向弥散,干扰细胞能量代谢。④ Hp 的脂多糖抑制层粘连蛋白与受体结合,造成胃黏膜损害。⑤ Hp 产生空泡毒素使真核细胞空泡变性。⑥有些 Hp 具有细胞毒素相关蛋白(CagA),能使胃黏膜细胞分泌更多的白细胞介素 -8(IL-8),产生较强的炎症反应。⑦ Hp 感染后炎症和免疫反应造成胃黏膜屏障的损害。

3. 胆汁反流

胆汁反流与诸多上消化道疾病发病相关,当胃、十二指肠动力紊乱时,胆汁反流入胃,其中胆盐增加 H^+ 的逆向弥散,降低黏膜电位差,并引起转化生长因子(TGF)-α mRNA 增加,胆汁酸刺激肥大细胞释放组胺,从而使黏膜血管扩张,毛细血管壁通透性增加,导致出现水肿、出血、糜烂等症状。胆汁反流造成的黏膜损伤在临床诊断上较为复杂,部分患者在内镜检查时能看到胆汁反流的现象,但还有部分患者内镜下并不能看到反流的迹象,仅根据临床症状推测有胆汁反流的发生。

4. NSAIDs

NSAIDs 是一类不含甾体结构的药物,具有解热、镇痛、抗炎、抗风湿等作用,临床上广泛用于治疗感冒发热、头痛、手术后创口痛及风湿性关节炎、类风湿关节炎等疾病 [8]。近年随着 NSAIDs 在临床的广泛应用,其所引发的胃黏膜损伤也越来越多,有报道显示 15% ~ 20% 服用 NSAIDs 的患者可发生胃肠黏膜糜烂、溃疡、出血、穿孔及幽门梗阻等。服用 NSAIDs 后引起胃黏膜损伤的机制较多,若大量药物附着于黏膜表面,引起局部炎性介质释放,可直接损伤胃黏膜。此外,NSAIDs 可抑制环氧合酶(COX)的活性,减少前列腺素的合成,从而减弱胃肠道黏膜的保护作用,导致胃肠道损伤。

5. 应激

应激性胃黏膜损伤(stress-induced gastric mucosal lesions)是指由于手术创伤、休克、烧伤等应激引起胃黏膜保护机制与损伤机制发生失衡而出现的以溃疡或糜烂为特征的严重并发症。应激性胃黏膜损伤是由神经内分泌失调、胃黏膜保护屏障破坏、胃黏膜损伤因素增强、细胞凋亡等因素共同作用而产生的一种严重的身心应激并发症 [9]。近年来,重症疾病患者因为应激引起相关胃黏膜疾病越来越常见。内镜下检查发现 70% ～ 100% 的重症患者存在胃黏膜损伤，轻者表现为糜烂、上皮下出血；重者表现为溃疡甚至大出血。

6. 器质性病变

除了上述损伤因子外，在器质性病变诸如门静脉高压的基础上发生病变也会引起黏膜和功能发生改变。门静脉高压性胃病（portal hypertensive gastropathy）是指门静脉高压基础上发生的胃黏膜病变，是肝硬化门静脉高压症上消化道出血的常见原因之一。门静脉高压性胃病常发生于胃底，内镜下典型表现为"马赛克征"。其发生机制与门静脉高压引起毛细血管通透性增加，黏膜防御机制减弱，局部缺血，氧合降低，血管活性物质 PG 合成减少，NO、TNF-α 和内皮素等生成增加等相关。

二、胃黏膜保护剂的应用

（一）胃黏膜保护剂的定义

胃黏膜保护剂是保护和增强胃黏膜防御功能，以及促进胃黏膜屏障修复的一类药物。理想的胃黏膜保护剂应做到攻防并举。既能中和胃酸、吸附胆汁酸，抵抗损伤因子，又能做到促进胃黏膜重建与修复。

（二）胃黏膜保护剂的临床应用

胃黏膜保护剂的运用要早于抑酸类药物即 PPI 的使用，尽管它在胃黏膜的保护方面没有 PPI 运用得那么广泛，但二者在机制上却十分相似，都能快速地愈合创面，使症状快速缓解。近几年关于胃黏膜保护剂的研究越来越深入，产品也越来越多。胃黏膜保护剂在临床应用上主要从三个方面发挥作用：①消除或减少损伤因素如酒精、NSAIDs、阿司匹林、胆汁反流及应激等对胃黏膜的损伤；②增强胃黏膜屏障功能；③提高溃疡愈合质量。胃黏膜保护剂增强胃黏膜屏障功能的作用主要集中在五个方面：防止 H^+ 逆向弥散、增加黏膜血流、促进 PG 的合成、增加 EGF 的释放、促进细胞更新与修复。

（三）溃疡愈合质量

1990 年 Tarnawski 等在夏威夷国际消化会议上提出了溃疡愈合质量（quality of ulcer healing，QOUH）的概念，这是国际上对消化性溃疡认识的第 3 次飞跃。Tarnawski 教授提出溃疡愈合不仅需要黏膜缺损的修复，更需要黏膜下组织结构的修复重建。临床上一些所谓的愈合溃疡，实际上仍有明显的组织学和超微结构异常，正是这些异常干扰了胃黏膜的防御功能，造成胃黏膜损伤[10]。研究发现，溃疡复发与 QOUH 密切相关，若溃疡愈合质量不佳，则很容易引起溃疡复发，而当消化性溃疡达到 S2 期愈合时，溃疡的复发率明显下降。

（四）胃黏膜保护剂的作用机制

胃黏膜保护剂具有能对抗或减弱内源性和（或）外源性攻击因子，促进和（或）增强内源性保护因子产生的作用。胃黏膜保护剂主要作用机制有以下几点：①增强或改善胃黏膜微循环及胃黏膜血流；②增加胃黏膜细胞黏液和碳酸氢盐的分泌；③增加胃黏膜细胞前列腺素的合成；④增加胃黏膜和黏液中磷脂的含量，从而增加黏液层的疏水性；⑤黏膜黏附保护作用；⑥促进组织修复及再生过程；⑦阻止炎症介质合成和（或）抑制炎性反应过程，炎症抑制主要包括抑制系列炎症反应、抑制中性粒细胞活化、抑制细胞因子作用、抑制活化炎性反应及有害物质作用、消除自由基及抗氧化作用。

（五）常见的胃黏膜保护剂

胃黏膜保护剂的种类很多，有的还兼有一定的抗酸作用和杀灭 Hp 的作用。如碱式碳酸铋兼有抗酸作用，而枸橼酸铋钾、胶体果胶铋等还具有杀灭 Hp 的作用。胃黏膜保护剂大致可以分为以下几类：

1. 胶体铋剂

此类药物具有胶体特性，铋剂中的小分子酸根（如枸橼酸根、硝酸根、碳酸根）被大分子果胶酸取代后，胶体特性增强。在酸性环境中能形成高黏度溶胶，该溶胶与溃疡面及炎症表面有较强的亲和力，可在胃黏膜表面形成一层牢固的保护膜，增强胃黏膜的屏障功能，对消化性溃疡和慢性炎症有较好的治疗作用。

2. 前列腺素及其衍生物

此类药物是近 20 年来发现并日益引起人们重视的一类抗消化性溃疡药。此类药对胃黏膜屏障有加强的作用，使胃酸不致回流侵入，造成细胞的伤害。它更可促进重碳酸盐及黏液的分泌，使上皮细胞披着一层较厚的黏液层，且因重碳酸盐覆盖造成胃腔内细胞间的酸碱度差别，进而保护细胞不直接受到胃酸伤害。前列腺素可增加胃肠道黏膜的血流量，且对受伤的细胞有促进再生的功能。目前用于临床治疗溃疡病的前列腺素制剂有 PGE1、PGE2，PGE1 的代表药米索前列醇有强大的细胞保护作用，并可通过降低细胞 cAMP 水平减少胃酸分泌，从而发挥抗溃疡作用。PGE2 的代表药为恩前列素，具有较强的抑制胃酸分泌的作用，并可使胃蛋白酶分泌减少。本品还具有增加防御因子的作用，能促使上皮细胞分泌碳酸氢盐中和胃酸，增强黏膜屏障，增加黏膜血流，保护细胞，防止各种刺激引起的胃溃疡与损伤。

3. 铝剂

常见的铝剂有硫糖铝、磷酸铝凝胶。硫糖铝摄入后，能附着于胃、十二指肠黏膜表面，增加黏膜面非流动层厚度及黏液凝胶体的黏性和疏水性，并改善黏膜表面层活性磷脂屏障的保护作用。磷酸铝凝胶附着在胃黏膜上之后，形成了保护膜层，能中和胃酸，保护受损害组织，并促进溃疡面肉芽增生，促进溃疡愈合。

4. 其他

如吉法酯、复合硅铝酸盐及新型胃黏膜保护剂等，能通过不同机制保护胃黏膜，促进溃疡愈合。

（六）新型胃黏膜保护剂

目前，临床上有很多新型胃黏膜保护剂，如替普瑞酮（Teprenone）、瑞巴派特 / 瑞巴匹特（Rebamipide）、吉法酯（Gefarnate）、麦滋林 –S（Marzulene-S）、索法酮（Sofalcone）、伊索拉定（Irsogladine）等，此类药物的化学结构不同于前列腺素类药，但是具有前列腺素类药的药理作用，临床上广泛应用于胃溃疡、胃炎的治疗。在此主要讲解瑞对巴派特的认识及其应用。

瑞巴派特是主动型、双向生物调节的最新一代胃黏膜保护剂，能提高溃疡愈合质量，使其更少复发，且具有副作用小的优势，我国共识已明确提出了瑞巴派特在胃炎、溃疡的治疗中都发挥着重要作用。

瑞巴派特修复黏膜作用主要体现在三个方面：一是能增强胃黏膜保护因子，瑞巴派特可促进环氧化酶（COX）、前列腺素（PG）的合成，增加胃黏膜血流量[11]，并刺激胃上皮细胞生长、血管生成从而促进组织重建[12]，提高胃黏膜细胞增生、修复能力；二是能抑制胃黏膜的损伤因子，可抑制乙醇所引起的胃黏膜电位差低下、抑制 Hp 黏附及 IL-8 的产生，从而减少胃黏膜损伤；三是能够抑制一些胃黏膜炎症反应，当胃黏膜受到 NSAIDs、Hp 及应激等刺激时，会引起中性粒细胞活化，中性粒细胞进一步黏附、浸润，并释放自由基及弹性蛋白酶等损伤因子从而造成胃黏膜损伤，并在胃酸的参与下进一步发展为胃溃疡和胃炎等疾病。瑞巴派特正是从抑制中性粒细胞活化，抑制中性粒细胞黏附、浸润，抑制中性粒细胞释放损伤因子这三个方面达到抑制胃黏膜炎症反应的目的。

临床研究证实，瑞巴派特能很好地改善黏膜炎症。长期应用瑞巴派特能抑制 Hp 阳性萎缩性胃炎的炎症反应，提高 Hp 阳性胃溃疡患者溃疡愈合质量并改善黏膜炎症。有研究认为，这可能是通过抑制感染 Hp 胃黏膜的中性粒细胞表面分子 CD11b 表达、抑制胃上皮细胞产生炎症细胞因子（如 IL-8）而发挥的黏膜保护作用[13]。瑞巴派特在溃疡治疗方面疗效显著，它能刺激前列腺素的产生，抑制瘢痕部位的炎性反应，抑制 Hp 对胃黏膜的黏附，阻止其繁殖，提高溃疡愈合的质量，促进溃疡愈合，降低溃疡复发率。在临床运用方面，胃黏膜保护剂在快速缓解症状及溃疡快速愈合方面可能不如 PPI，但 PPI 长期大量运用会对人体造成一定的影响，而研究证实瑞巴派特在各年龄群均具有良好的安全性，具有一定优势。瑞巴派特作为一种新型胃黏膜保护剂，其长期运用的安全性相对于 PPI 是可靠的，在临床也能发挥更好的作用。除了黏膜破损以外，瑞巴派特对于一些症状的改善也有益处，比如内镜检查没有食管黏膜破损或巴雷特食管的表现，但存在反酸、疼痛等症状的非糜烂性胃食管反流病（NERD）患者，以及没有器质性改变，仅以腹胀、早饱等消化不良症状为表现的功能性消化不良（FD）患者，瑞巴派特在这些症状的改善方面也是疗效显著的。胃黏膜保护剂除了对黏膜损伤的修复以外，对改善一些可能存在的症状也是有一定的帮助的。

（吴咏冬）

参 考 文 献

[1] Wallace JL, Granger DN. The cellular and molecular basis of gastric mucosal defence[J]. FASEB, 1996, (10): 731.

[2] 陈敏敏，郑松柏，塞力思 . 胃黏膜防御 - 修复机制相关生物活性因子水平的增龄变化 [J]. 中华老年病研究电子杂志，2016，3（4）：41-45.

[3] 刘越连，刘来有，李俊生 . 胃黏膜的损伤因素与防御体系 [J]. 中国厂矿医学，2008，（1）：99-101.

[4] 罗丹，向未，肖国辉，等 . 胃黏膜屏障功能及其中医外治法的研究进展 [J]. 光明中医，2014，29（1）：202-204.

[5] 屠柏强，李健，王美娟，等 . 谷胱甘肽对胃黏膜保护作用的实验研究 [J]. 上海医学，2000，（2）：115-116.

[6] 彭元杰.胃黏膜保护机制的论述 [J].中国医药导报，2008，（16）：30-31.

[7] 索菲娅，崔俊杰，陈世忠.愈溃宁颗粒抗胃溃疡的药效学及急性毒性试验研究 [J].中成药，2007，（2）：186-189.

[8] 张彭，王孟春.非甾体抗炎药致胃肠道黏膜损伤的研究进展 [J].实用药物与临床，2008，11（6）：378-380.

[9] 张爽，刘海峰，张成岗.应激性胃黏膜损伤发病机制的研究进展 [J].世界华人消化杂志，2009，17（17）：1697-1701.

[10] 钱云，姒健敏，吴加国，等.胃黏膜保护剂对实验性胃溃疡愈合质量的影响 [J].浙江大学学报（医学版），2007，（1）：71-77.

[11] 刁磊，梅俏，许建明，等.瑞巴派特对 NSAIDs 肠病中肝线粒体功能的影响 [J].安徽医科大学学报，2011，46（10）：993-996.

[12] 任献青，郑贵珍，管志伟，等.丁樱教授从热、瘀、虚辨治小儿过敏性紫癜性肾炎经验 [J].中华中医药杂志，2013，28（12）：3586-3588.

[13] 王海燕.瑞巴匹特——一种新型抗感染和抗溃疡药物的研究进展 [J].医学综述，2000，（9）：422-423.

版块四
腹胀的心身医学观——医学新知

第一节　腹胀需要心身同治

　　腹胀的病机比较复杂，我们对腹胀的认识是沿消化道主线进行的，首先要知道腹胀从哪里来，才能知道如何处理。从腹部消化道器官图来看，第一种腹胀在上腹，向左上方顶胀，常在进餐过程中出现；第二种腹胀是坠胀，一般在进餐过程中逐渐出现；第三种是中间胀，一般在进餐后 0.5 ～ 1.5h 出现；第四种是右侧胀，一般在餐后 0 ～ 1h 出现；第五种是左侧胀，一般在餐后 0.5 ～ 1.5h 出现；第六种是左下腹胀，与进餐关系不大；第七种是肛门胀，与进餐无关联。

　　我们根据以上七种腹胀的脏器来源来阐述其心身治疗。

（一）来源于胃的腹胀及心身治疗

　　来源于胃的腹胀临床类型包括两种：第一种是上腹胀满，向左上方顶胀，常在进餐过程中出现。其原因是胃底承纳顺应性下降，胃体环形肌张力升高，在进餐过程中胃体不能舒张而出现胃胀。一般与焦虑、激惹情绪相关，体内多巴胺分泌增多。第二种是坠胀，即像砝码一样的下坠感，其原因在于胃体环形肌张力下降而兜不住食物。

　　心身治疗方面可针对以下三种运动紊乱进行：

1. 胃底承纳障碍合并胃体收缩增强

　　此类即上述第一种上腹胀满，可伴有胃底黏膜损伤和纵行排列的胃体部（或胃窦）黏膜损伤等。治疗药物推荐选择具有多巴胺 D2 受体拮抗作用的促动力药物；焦虑、激惹病情轻者用黛力新或中成药乌灵胶囊，病程较长者用坦度螺酮、曲唑酮；病情较重者用帕罗西汀，病情更重者用度洛西汀。

2. 胃体收缩缺乏

　　餐后胃内容物过早流向胃窦部致分布异常，临床上患者主诉餐后坠胀、纳差等。治疗药物推荐 5-HT4 受体激动剂或多巴胺 D2 受体拮抗剂；常与抑郁情绪相关，可使用黛力新、阿米替林，如不能缓解可使用氟西汀、曲唑酮，仍不缓解者用文拉法辛，最后还不能缓解者用米氮平，精神科医生治疗消化系统疾病常用此药，适用于抑郁合并失眠患者。

3. 胃窦收缩无力

　　胃窦收缩无力亦表现为餐后坠胀，伴有胃窦黏膜弥漫性损伤。治疗方案同胃体收缩缺乏的治疗。

（二）来源于十二指肠的腹胀及心身治疗

　　此类一般在餐后 0.5 ～ 1.5h 出现，部位在肚脐偏上一点。人体在焦虑、激惹状态下，餐后相运动频繁，十二指肠无效运动增加，Oddi 括约肌过度开放，胆汁酸暴露，胆汁反流。人在抑郁状态下，空腹相和餐后相都减少，十二指肠处于郁滞状态，十二指肠不开放，导致胆管和胰管扩张，年轻人常见十二指肠上动脉压迫征，中老年人易反复发作胰腺炎。

　　心身治疗方面可针对以下三种运动紊乱进行：

1. 1 型紊乱

　　1 型紊乱指餐后运动相增加合并 Oddi 括约肌过度开放。推荐的处置药物包括钙拮抗剂、胆碱能拮抗剂、多巴胺 D2 拮抗剂、镇静抗焦虑剂、三环类抗抑郁药（TCA），能同时减轻十二指肠黏膜炎症。

2. 2 型紊乱

2 型紊乱指空腹相 MMC 过度。推荐的治疗是减轻炎症，改善环境。

3. 3 型紊乱

3 型紊乱指十二指肠运动缺乏。推荐的药物包括 5-HT4 受体激动剂、抗抑郁药（SSRI、SNRI 等）、利胆中成药等。

（三）来源于结肠的腹胀及心身治疗

此类分为以下几种：①右侧腹部的胀满一般在餐后 0 ～ 1h 出现，是胃 - 结肠反射敏感的表现；②左侧腹胀一般在餐后 0.5 ～ 1.5h 出现；③左下腹胀满在乙状结肠，与胃 - 结肠反射稍微相关，但不密切。

心身治疗方面可分为以下三种运动紊乱进行：

1. 1 型紊乱

1 型紊乱见稀烂便。推荐治疗药物包括钙拮抗剂、胆碱能拮抗剂、镇静抗焦虑药、减轻胃体部黏膜炎性因素药物、抗炎益生菌及短暂使用抑制胃酸药物（降低胃 - 结肠反射敏感性）。

2. 2 型紊乱

2 型紊乱见干硬便。推荐使用 5-HT4 受体激动剂、抗抑郁药、促分泌药物、渗透性泻剂、促代谢益生菌等。

3. 3 型紊乱

3 型紊乱见交替性状粪便。推荐合并使用肠动力调节药物，减轻黏膜炎症，改善肠腔理化和微生态环境，抗焦虑、抑郁等。

（四）来源于直肠的腹胀及心身治疗

直肠胀满与排便密切相关，肛管 - 肛门排便运动紊乱的病因和发病机制较为复杂，既是结肠运动紊乱的延伸，又具有鲜明的精神心理认知和行为学因素。

心身治疗方面可分为以下两种运动紊乱进行：

1. 1 型紊乱

1 型紊乱见颗粒、细条便。推荐使用黏膜刺激性泻剂、渗透性泻剂、5-HT4 受体激动剂、促分泌药物、抗抑郁焦虑药、小剂量抗精神分裂药物、短效 PPI、改善认知药物等。

2. 2 型紊乱

2 型紊乱见稀烂便。推荐使用减轻炎症的药物、抗焦虑药、镇静药、小剂量抗精神分裂药物和生物反馈制剂等。

（五）全腹胀及心身治疗

全腹胀常与抑郁情绪相关，根据主观腹胀感受和腹部外形可分为三类：

1. Bloating 类

此类指主观感觉腹部胀满，但腹部未见明显变化者。治疗应在去除病因的基础上，加用抗抑郁药：TCA、SSRI（如氟西汀、舍曲林）、SNRI（如文拉法辛）。

2. Distension 类

此类指主观感觉无腹部胀满,但腹部外形可见胀满者。治疗应在去除病因的基础上,加用抗抑郁药:TCA、SSRI(如帕罗西汀、氟伏沙明)、SNRI(如文拉法辛)、NaSSA。

3. Bloating 和 Distension 类

此类指主观感觉腹部胀满,且腹部外形胀满者。治疗应在去除病因的基础上,加用抗抑郁药:TCA、SSRI(如西酞普兰)、SNRI(如曲唑酮)、NaSSA。

总结腹胀治疗的体会,主要有两点:①深刻理解不同腹胀类型的病理生理机制是有效处置的前提。腹胀由不同的病理生理机制联合产生,其中胃肠动力紊乱是重要环节。胃肠动力紊乱是胃肠道症状及与消化吸收功能下降、消化道腔内环境改变等问题相关的重要病理生理学环节。②心身同治的整体医学思维和手段是提升疗效的突破口。必须强调,神经递质药物的应用尝试必须在现有法律(精神卫生法)法规,以及各级医疗卫生机构各类规章制度规范的框架内进行。以患者为中心,做到知情同意,尊重患者的选择和自愿决策。

（陈胜良）

拓展

腹胀是常见的临床症状,系指腹部膨胀的主观感受,可以发生在部分腹部或全腹,常有腹部隆起。腹胀由不同的病理生理机制联合产生,其中胃肠动力紊乱是重要环节。然而,由于胃肠道各部位运动状态复杂,导致运动紊乱的病因和发病机制不详,且运动紊乱与临床症状之间缺乏有利于药物治疗决策的对应关系,同时临床上可应用的胃肠动力调节药物的种类有限,药理作用难以实现趋向生理需要的运动状态,致使疗效差强人意。故目前如何处置复杂的胃肠运动紊乱,仍然是取得消化系统相关疾病疗效研究突破的主要挑战,尤其常常涉及精神、心理因素,使得消化系统相关疾病的心身同治成为临床治疗的突出要求。

近年来,随着我国学者在消化专科基础研究和临床工作中的积累,我们对于消化系统疾病中应用神经递质药的诸多具体问题,有了更进一步的探索和思考。本文从临床实用角度,围绕腹胀这一临床常见症状,就胃肠生理状态的运动和神经支配、精神因素对于胃肠运动的影响、常用的胃肠动力和神经递质药物、消化心身整体医学理念下的药物治疗策略等内容,作一系统梳理。

一、胃肠的运动[1]

(一)胃的运动

食物由胃进入十二指肠的过程称为胃排空。食物从胃完全排空需 4～6h,胃内液体食物的排空取决于幽门两侧的胃和十二指肠内的压力差。固体食物必须先经幽门窦研磨至直径在 2mm 以下,并经胃内的初步消化,固体食物变为液态食糜后排空至十二指肠。胃既有接纳和贮存食物的功能,又有泵的功能。胃底和胃体的前部(也称头区)运动较好,主要功能为贮存食物。胃体的远端和胃窦(称尾区)有较明显的运动,其功能是研磨食物,使食物与胃液充分混合,逐步排入十二指肠。

1. 容受性舒张

咀嚼和吞咽食物时刺激口腔、咽和食管的感受器,通过迷走神经反射性地使胃底和胃体的胃壁舒张,准备接入入胃的食物,这种现象称为容受性舒张。胃容量由空腹时 50ml 增加到进食后 500 ～ 5000ml，而胃腔内的压力变化不大。胃底和胃体的平滑肌纤维具有弹性，其长度较原来增加 2 ～ 3 倍，可容纳数十倍于原来体积的食物。胃的容受性舒张是通过迷走神经的传入和传出通路反射实现的，切断两侧迷走神经后，容受性舒张不再出现。这个反射中，迷走神经的传出通路是抑制性纤维，其末梢释放的递质既非乙酰胆碱（ACh），也非去甲肾上腺素（NE），而可能是某种肽类物质。此外，胃头区有持续缓慢性收缩和胃底波，保持一定压力有利于食物缓慢向尾区移动。

2. 胃的蠕动

食物进入胃后约 5min，蠕动即开始。蠕动从胃的中部开始，有节律地向幽门方向进行。胃饱满时，尾区的运动主要是蠕动。胃的基本电节律起源于胃体大弯侧近端 1/3 和远端 2/3 连接处的纵行肌，为起搏点由此沿胃体和胃窦向幽门方向扩散，节律约 3 次 / 分，其速度越接近胃窦越快，大弯侧略快于小弯侧，这样把胃内容物向前推移，蠕动波到达胃窦时，速度加快。蠕动的生理意义是：一方面使食物与胃液充分混合，以利于胃液发挥消化作用；另一方面，则可搅拌和粉碎食物，并推进胃内容物通过幽门向十二指肠移行。

3. 胃的排空

胃的排空是食物由胃排入十二指肠的过程。胃蠕动将食糜送入终末胃窦时，胃窦内压力升高，超过幽门和十二指肠的压力，使一部分食糜送入十二指肠；由于终末胃窦持续收缩，幽门闭合，而终末胃窦处压力持续升高，超过胃窦近侧内压力，食糜（颗粒直径 > 1mm）又被持续收缩送向近侧胃窦，食糜反复推进与后退，食糜与消化液充分混合，反复在胃内研磨，形成很小的颗粒（颗粒直径 < 0.5cm），待幽门开放，十二指肠松弛时，再使部分食物进入十二指肠，待下一蠕动波传来时再行重复。

（1）胃内因素促进排空

1）胃内食物量对排空率的影响：胃内容物作为扩张胃的机械刺激，通过壁内神经反射或迷走神经反射，引起胃运动加强。胃排空的速率与留在胃内食物量的平方根成正比。食物的渗透压和化学成分也对胃排空产生影响，糖类的排空时间较蛋白质类短，脂肪类食物的排空时间最长，胃完全排空通常需 4 ～ 6h。

2）胃泌素对胃排空的影响：扩张刺激及食物的某些成分，主要是蛋白质消化产物，可引起胃窦黏膜释放胃泌素。胃泌素除了引起胃酸分泌外，对胃的运动也有中等程度的刺激作用，可提高幽门泵的活动，对胃排空有重要的促进作用。

（2）十二指肠因素抑制排空

1）肠 - 胃反射对胃运动的抑制：十二指肠壁上存在多种感受器，酸、脂肪、渗透压及机械扩张，都可刺激这些感受器，反射性地抑制胃运动，引起胃排空减慢，这个反射称为肠 - 胃反射，其传出冲动可通过迷走神经、壁内神经，甚至还可能通过交感神经等几条途径传到胃。肠 - 胃反射对酸的刺激特别敏感，当 pH 降到 3.5 ～ 5 时，反射即可引起，能抑制幽门泵的活动，从而阻止酸性食糜进入十二指肠。

2）十二指肠产生的激素对胃排空的抑制：当过量的食糜，特别是酸或脂肪由胃进入十二指肠后可引起小肠黏膜释放几种不同的激素，抑制胃的运动，延缓胃的排空。促胰液素、抑胃肽等都具有这种作用，统称为肠抑胃素。

上述在十二指肠内具有抑制 Oddi 胃运动的各项因素并不是经常存在的，随着盐酸在肠内被中和，食物消化产物被吸收，它们对胃的抑制性影响便逐渐消失，胃运动便又逐渐增强，因而又推送另一部分食糜进入十二指肠。

胃运动还受神经调节：①迷走神经为混合性神经，其内脏运动（副交感）纤维主要通过神经递质如乙酰胆碱促进平滑肌运动。迷走神经所含的内脏感觉纤维使胃底在进食时产生容受性舒张。②交感神经主要通过胆碱能神经元释放神经递质或直接作用于平滑肌细胞而抑制胃平滑肌运动。

（二）十二指肠的运动

十二指肠和小肠的运动有紧张性收缩、分节运动和蠕动三种形式，使食糜与消化液充分混合，进行化学性消化，并向远端推进。生理情况下，十二指肠的运动状态分为两种形式：

1. 环形肌主导的餐后运动相

特点是十二指肠细小的蠕动，纵向轴未出现明显的缩短。与 Oddi 括约肌交织排列的十二指肠壁的平滑肌运动，可发挥"门把手"样效应，使 Oddi 括约肌开放。胆汁酸和消化酶原释放至十二指肠腔内。十二指肠细小的分节运动使食糜、胆汁酸和消化酶充分混合、消化，食糜在腔内的徘徊保证了其与肠黏膜的充分接触和吸收。

2. 纵行肌主导的空腹状态下的移行性复合运动

纵行肌主导的空腹状态下的移行性复合运动（migrating motor complex，MMC）沿着小肠向远端移行，周期性一波又一波进行，伴有十二指肠纵轴的缩短及 Oddi 括约肌保持关闭状态。生理意义是使近端小肠腔内食糜快速排空，减少小肠黏膜的胆汁酸、消化酶及微生物等损伤因子的暴露。

十二指肠运动的调节，除纵行肌和环行肌间内在神经丛起主要作用外，一般副交感神经的兴奋加强肠运动，而交感神经兴奋则起抑制作用。但有时要依肠肌当时的状态决定。除神经递质乙酰胆碱和去甲肾上腺素外，肽类激素如脑啡肽、P 物质和 5- 羟色胺（5-HT）均有兴奋作用。

（三）小肠的运动

在消化期，小肠的运动功能是继续研磨食糜，使食糜与小肠内消化液混合，并与肠黏膜广泛接触，以利于营养物质的吸收，同时推进食糜从小肠上段向下段移动。在消化间期小肠也存在周期性的 MMC。功能是将肠内容物，包括前次进食后遗留的食物残渣、脱落的上皮细胞及细菌等清除干净；阻止结肠内的细菌迁移到终末回肠。小肠的 MMC 起源于胃，胃的三相蠕动波、收缩波通常以每分钟 5～10cm 的速度，由胃体移行至胃窦、十二指肠和空肠，约 90min 可到达回肠末端。有时收缩波从胃发生，但并不扩布到回肠，而是在近端小肠就消失了。

1. 小肠的运动形式及其作用

（1）紧张性收缩：是其他运动形式的基础。当小肠紧张性降低时，肠壁对小肠内容物的压力减小，使食糜与消化液不能充分混合，食糜的推进速度也变慢；反之则增快。

（2）分节运动：是以环行肌为主的节律性收缩和舒张的运动，主要发生在食糜所在的肠管上。其表现是：在同一时间内一段肠管的多处发生收缩，同时邻近处发生舒张，将肠管及肠内容物分割成许多节段。数秒钟后，原来收缩的部位发生舒张，原来舒张的部位发生收缩，使原来的节段分成两半，而相邻两半节段则合拢形成新的节段。如此反复进行。其意义在于使食糜与消化液充分混合，并增加食糜与肠壁的接触，为消化和吸收创造条件。分节运动在空腹时几乎不存在，进食后才逐渐加强。小肠各段分节运动的频率不同，小肠上部频率较高，下部较低。十二指肠分节运动的频率约为 11 次/分，回肠末端为 8 次/分，这种活动梯度对于食糜从小肠的上部向下推进具有一定生理意义。

（3）蠕动：小肠的蠕动可发生在小肠的任何部位，通常重叠在节律性分节运动之上，两者经常并存。肠蠕动时，由于肠腔内食物被推动，可产生声音，称为肠鸣音，在临床上常用作判断肠运动功能的指标。肠蠕动亢进时，肠鸣音增强；肠麻痹时，肠鸣音减弱或消失。小肠蠕动的速度很慢，为 0.5～2cm/s，蠕动波很弱，通常只把食糜推进一段短距离（约数厘米）后即消失。蠕动的意义在于使分节运动作用后的食糜向前推进，到达一个新肠段，再开始分节运动。食糜在小肠内实际的推进速度只有 1cm/min，按此计算，食糜需要历时 3～5h 才能从幽门部到达回盲瓣。

除基本蠕动形式外，小肠还有一种传播速度快、传播距离远的蠕动，称为蠕动冲。蠕动冲可把食糜从小肠始端一直推送到回肠末端，有时还可推送到结肠，其速度为 2～25cm/s。这种运动可能是由于吞咽动作或食糜进入十二指肠引起的，在某些药物（泻剂）作用下也可产生。

另外，在十二指肠与回肠末端常出现与蠕动方向相反的蠕动，称逆蠕动。食糜可以在这两段内来回运动，有利于食糜的充分消化和吸收。

2. 小肠运动的调节

（1）内在神经丛的作用：位于纵行肌和环行肌之间的肌间神经丛对小肠运动起主要调节作用。当机械和化学刺激作用于肠壁感受器时，通过局部反射可引起平滑肌蠕动。切断小肠的外来神经，小肠蠕动仍可进行。

（2）外来神经的作用：一般来说，副交感神经的兴奋能加强肠运动，而交感神经兴奋则产生抑制作用。但上述效果还依肠肌当时的状态而定。如肠肌的紧张性高，则无论副交感或交感神经兴奋，都使之抑制；相反，如肠肌的紧张性低，则这两种神经兴奋都有增强其活动的作用。

（3）体液因素的作用：小肠壁内的神经丛和平滑肌对多种化学物质具有广泛的敏感性。除两种重要的神经递质乙酰胆碱和去甲肾上腺素外，还有一些肽类激素和胺类，如 P 物质、脑啡肽和 5-HT，都有兴奋肠运动的作用。

（四）结肠的运动

1. 结肠的运动形式及其作用

（1）袋状往返运动：是由环行肌不规则的收缩引起肠黏膜折叠形成袋形而引起的，空腹时多见，它使肠袋中的内容物向两个方向做短距离的位移，但并不向前推进，使肠内容物受到搓合而混匀。

（2）分节运动：通过一个结肠袋的收缩将内容物推移到下一段，可将肠内容物挤向两个方向。进食时增强，睡眠时减弱。

（3）多袋推进运动：几段结肠大致同时收缩，将其中一部分或全部内容物推到邻近的一段结肠中，并使袋形消失。之后，接受内容物的远端结肠也以同样的方式收缩，从而使肠内容物得到较大的推进，餐后该运动形式增加。

（4）蠕动：与小肠蠕动波相似，但速度慢得多，由一些稳定向前的收缩波组成。结肠的蠕动将粪便以每分钟 1～2cm 的速度向前推进。

（5）集团运动：结肠内还有另外一种蠕动，它通常开始于横结肠，行进速度快，传播距离远，称为集团蠕动。它可使结肠内压力明显升高，并将一部分结肠内容物推送到降结肠或乙状结肠。每天发生 2～3 次，常在餐后、谈论食物或排便时发生。餐后发生者又称为"胃-结肠反射"。

2. 结肠运动的调节

结肠运动的调节非常复杂。受肌源性、神经性及体液因素的调控，而结肠群集性收缩及移行复合运动的调控机制尚未阐明，肠神经系统可能发挥主要作用。

（1）肌源性调控：通过结肠平滑肌膜电位的振荡从时间及空间上调控结肠收缩。膜电位的自动周期性去极化可控制每个平滑肌细胞收缩的时间并协调相邻平滑肌细胞的收缩，是引发动作电位的基础。

（2）神经性调控：结肠运动同时受中枢神经系统、自主神经系统及肠神经系统的调节。①中枢神经系统：控制结肠运动的中枢神经信号来自大脑，能在排便时协调结肠运动、肛门括约肌松弛和腹肌收缩，但对正常结肠运动的影响很小。②内在神经丛：位于肠肌间神经丛及黏膜下神经丛的兴奋性与抑制性神经元互相竞争调控结肠的运动，结肠平滑肌的收缩与舒张取决于它们所释放神经递质数量的时间比。③外来神经：电刺激副交感神经可引起全结肠纵行及环行肌的运动，不被阿托品阻滞；而电刺激副交感迷走神经引起的结肠运动可被阿托品所阻滞。电刺激交感腰神经可抑制自发性结肠收缩或由迷走、盆神经引起的结肠收缩，刺激内脏神经仅能抑制近端结肠的收缩。

（3）体液因素的作用：通过神经末梢或多种内分泌、旁分泌细胞释放的化学物质亦可调控结肠的运动。如乙酰胆碱、组胺、P 物质、胆囊收缩素（CCK）、5-HT 可促进结肠运动；而去甲肾上腺素、血管活性肠肽、胰泌素、生长抑素、一氧化氮（NO）则抑制结肠的运动。

二、精神因素对于胃肠运动的影响

精神和情绪的波动影响胃肠各部运动状态的主要机制是引发自主神经（交感和副交感神经）的功能状态失衡，最终通过肠固有神经系统的效应输出，影响胃肠道各部平滑肌（消化管壁环形肌、纵行肌和括约肌）静息张力、运动状态。通常整个消化管壁环形肌较易表现交感神经的输出效应，而幽门括约肌、Oddi 括约肌易于表现副交感神经的输出效应。同时自主神经整体功能下降，胃肠道平滑肌运动协调性低下。精神心理和情绪表型可总结为两极化呈现，即激惹焦虑等正性精神情绪状态和压抑抑郁等负性精神情绪状态[2-3]。

（一）精神因素对于胃部运动的影响

不同的精神心理和情绪反应状态可通过影响自主神经交感和副交感的平衡，影响胃各部位的运动状态，引发不同特征的动力紊乱症状及胃黏膜损伤表型。

"激惹""焦虑"等精神和情绪反应会导致餐后胃底部容受性舒张不良，导致早饱和餐后胀满或撑胀的感觉。交感神经兴奋性升高，可增加胃体部平滑肌的张力，限制餐后胃底食糜经过胃体的流量，增加胃体部黏膜与食糜的摩擦，在加重餐后上腹部胀满症状的同时，易发生胃体皱襞黏膜的炎性反应和损伤。交感神经兴奋性升高也增加了胃窦部环形肌的张力和蠕动，缩窄胃窦冠状面的腔隙，受挤压和磨损的黏膜损伤呈现与胃纵轴方向一致的排列。

"抑制""压抑"等精神和情绪反应会导致自主神经兴奋性下调，使胃部平滑肌张力降低。餐后胃体对食糜通过的流量节制作用减弱，造成餐后食糜在胃部分布异常，过早、过多流向胃窦部，出现餐后腹部坠胀感。增加胃窦研磨和向幽门输出的负担，胃内容物的物理和化学损伤因素对胃窦黏膜的损伤加剧，胃窦部黏膜损伤的分布倾向于弥漫性或与胃纵轴垂直的冠状排列。

（二）精神因素对于十二指肠–Oddi括约肌运动的影响

在"激惹""焦虑"等正性精神反应状态下交感神经兴奋性升高，进食节律被破坏，加上十二指肠的黏膜炎性反应等局部因素，使十二指肠的餐后运动相时长增加，Oddi括约肌过度开放，会造成胆汁酸和消化酶暴露增加，或伴有肠内容物向胆胰管内反流。这种运动紊乱状态，理论上与多种临床问题相关：①胃–食管反流病及胆汁反流性胃炎；②近端小肠腔内排空不佳，引发小肠细菌过度生长（SIBO）；③近端消化吸收效率下降，远端肠道腔内物理、化学和微生态环境恶化，引发肠道炎性疾病、门静脉引流病原性肝病、代谢性肝病，以及与"肠–脑"调控紊乱相关的全身系统性问题。

"抑制""压抑"等负性精神情绪反应，多伴有自主神经功能低下，造成十二指肠运动（特别是MMC）缺乏，直接相关的十二指肠–Oddi括约肌运动紊乱包括十二指肠瘀滞，胆道和胰管排泄不畅。令人印象深刻的临床现象有十二指肠瘀滞、周期性呕吐、十二指肠肾动脉压迫症、胆胰管泥沙样结石，以及与此相关的反复发作的胰腺炎等。

（三）精神因素对于结肠和肛管运动的影响

结肠与小肠的运动形式类似呈现环形肌主导的分节运动和纵行肌主导的MMC。与临床关系密切的是整个结肠的运动状态及肛管–肛门括约肌的排便运动。结肠接受肠道固有神经系统调节且与临床关系密切的主要呈现形式是胃–结肠反射。适当的胃–结肠反射敏感度对结肠内粪便的传送及对排便冲动的形成具有重要的意义。但过度敏感的胃–结肠反射，往往会引发与进餐相关的腹胀（多发生于餐后1～2h，腹部左侧或右侧），在极端的情况下，会出现餐后不能控制的排便行为。结肠平滑肌器质性和功能性原因、腔内环境恶化产生的平滑肌麻痹因子（如高浓度的NO等）会引发结肠蠕动缺乏，造成便秘、麻痹性肠梗阻，甚至中毒性巨结肠等。

"激惹""焦虑"等正性精神情绪反应，往往伴有结肠运动和传输加快，出现腹鸣腹泻等临床表现。"抑制""压抑"等负性精神情绪反应，往往伴有结肠运动减弱，临床表现为干便、硬便、排便次数减少及变异缺乏等。

三、常用胃肠动力药和神经递质药物

（一）胃肠动力药[4-5]

1. 促胃肠动力药

促胃肠动力药是指通过一系列环节，增强胃肠平滑肌收缩力，协调胃肠运动规律，促进胃肠排空和转运的药物。目前常用的促动力药主要有：①多巴胺（DA）受体拮抗剂：代表药物有甲氧氯普胺、多潘立酮。甲氧氯普胺主要用于抗呕吐，可透过血脑屏障出现锥体外系副作用；多潘立酮主要用于上消化道促动力，且无锥体外系副作用。②5-HT受体激动剂：代表药物有莫沙必利和普芦卡必利。莫沙必利是选择性5-HT4受体激动剂，主要通过兴奋肌间神经丛的节前和节后神经元的5-HT4受体，释放大量乙酰胆碱，促发全胃肠道平

滑肌的蠕动收缩，但因其化学结构较西沙必利有所改进，故无 Q-T 间期延长和严重心律失常等心脏副作用，故目前作为全消化道促动力药，广泛应用于胃肠动力不足的各种病症；普芦卡必利是高选择性 5-HT4 受体激动剂，能增加胆碱能递质释放，刺激结肠强力收缩和近端结肠的排空，加速结肠传输适用于成年女性患者通过轻泻剂难以充分缓解的慢性便秘症状。

2. 抑制胃肠动力药

抑制胃肠动力药主要有：① 5-HT3 受体拮抗剂，如昂丹司琼和格拉司琼，是高选择性 5-HT3 受体拮抗剂，可减低十二指肠 – 胃神经反射，具有强烈止呕作用。②抗胆碱能类药物，如阿托品、山莨菪碱、东莨菪碱等，其药理作用是与乙酰胆碱和各种拟胆碱药竞争 M 受体，从而阻断它们的毒蕈碱样作用，表现为能松弛多种平滑肌，特别对处于痉挛状态的平滑肌作用明显。③钙离子拮抗剂，代表药物匹维溴铵，通过抑制平滑肌细胞钙离子的内流，降低慢波的振幅和频率，降低峰电位，延长 MMC 的时间，从而抑制胃肠高动力状态，并参与消化道激素与介质的调节。

3. 调节胃肠动力药

马来酸曲美布汀是一种全胃肠动力调节药。当胃肠动力处于增强状态时，本药能激活胆碱能受体，致乙酰胆碱释放减少，缓解平滑肌的收缩；若胃肠动力处于减低状态时，则能解除对胆碱能神经的抑制性调节，使乙酰胆碱释放增加，同时能激活肾上腺素能受体，致去甲肾上腺素释放减少，增强平滑肌收缩，通过双向调节作用使胃肠动力恢复正常。

（二）神经递质药物 [4, 6]

1. 抗抑郁药物

抑郁症是以心境低落为主要特征的情感障碍疾病，药物治疗是其重要的治疗方法。其发病机制与中枢神经系统 NE 与 5-HT 递质水平降低有关，因此大部分抗抑郁药物均作用于突触，减少递质的降解或再摄取，从而提高浓度，达到治疗的目的。抗抑郁药应用的基本原则包括足量、足疗程治疗，缓慢加量和减量，避免突然停药，尽量单药治疗，个体化用药，尽量以产生最小副作用的剂量达到症状的缓解。

抗抑郁药物可分为：①单胺氧化酶抑制剂（monoamine oxidase inhibitors，MAOI），能减少单胺递质的降解，如苯乙肼、异丙肼，副作用大，目前临床较少用。②三环类抗抑郁药（tricyclic antidepressants，TCA），能抑制递质的再摄取，如阿米替林、多塞平、氯米帕明等，全身副作用相对较大，目前应用已减少。③四环类抗抑郁药，如马普替林，选择性抑制 NE 再摄取。④选择性 5-HT 再摄取抑制剂（selective serotonin reuptake inhibitors，SSRI），能选择性抑制突触前膜的 5-HT 再摄取，提高突触间隙 5-HT 浓度，代表有"五朵金花"，由于其高度选择性，使得抗胆碱能和心血管副作用明显减少，安全剂量范围明显增加，此外，这类药物服用简单，无须逐渐加量及血药浓度监测，一般 2～4 周起效，目前成为最常用的药物。⑤ 5-HT 和 NE 再摄取抑制剂（serotonin-norepinephrine reuptake inhibitors，SNRI），能选择性抑制 5-HT 和 NE 或 DA 的再摄取，如文拉法辛、度洛西汀和米那普仑。除抗抑郁作用之外，二者也都被 FDA 批准用于治疗广泛性焦虑障碍等。⑥ NE 能和特异性 5-HT 受体拮抗剂（noradrenergic and specific serotonergic antidepressants，NaSSA），代表药物为米氮平和米安色林，镇静能力较强，可用于治疗伴有失眠的抑郁症。

此外，还有复方抗抑郁药，代表药物为氟哌噻吨美利曲辛片，氟哌噻吨小剂量作用于突触前膜多巴胺自身调节受体，能促进多巴胺合成和释放，大剂量时拮抗突触后膜多巴胺受体，抗多巴胺能活性；美利曲辛抑制突触前膜对 5-HT 和多巴胺的再摄取。二者合用具有抗抑郁、抗焦虑的作用，且副作用相互拮抗。

2. 抗焦虑药物

抗焦虑药物主要用于减轻紧张、焦虑、恐惧的情绪，并伴有镇静、催眠、抗惊厥的作用。

抗焦虑药物可分为：①苯二氮䓬类药物，通过加强抑制性神经递质 γ- 氨基丁酸（GABA）的功能而发挥作用，降低神经兴奋。代表药物有长效类的氯硝西泮、地西泮，中效类的劳拉西泮、阿普唑仑，短效类的三唑仑、奥沙西泮等，因具有较强的抗焦虑作用和起效快、疗效好、不良反应小、安全性高的特点等而被临床广泛使用。② 5-HT 部分激动剂，以丁螺环酮、坦度螺酮为代表，机制为与 5-HT1A 受体结合，一方面通过对突触后 5-HT1A 受体的部分激动作用发挥抗焦虑效果；另一方面对突触前 5-HT 自身受体部分激活，促进 5-HT 从突触前释放，从而发挥抗抑郁作用。丁螺环酮被 FDA 批准用于治疗焦虑障碍或抑郁焦虑混合状态，其优点为安全性高、无依赖性和戒断症状，也不产生性功能障碍或体重增加不良反应。③具有抗焦虑作用的抗抑郁药 SSRI、SNRI、NaSSA 等能高效且选择性地抑制 5-HT 或 NE 的再摄取，均具有较好的抗焦虑效果。④有抗焦虑作用的非典型抗精神病药，如喹硫平和奥氮平也可缓解焦虑症状，常被作为增效剂使用。

参 考 文 献

[1] 林三仁，钱家鸣，周丽雅，等 . 消化内科学高级教程 [M]. 北京：人民军医出版社，2013：178-266.

[2] 陈胜良 . 应用"肠脑互动"思维认识和处置胃肠动力紊乱 [J]. 国际消化病杂志，2019，39（4）：239-242.

[3] 陈胜良 . 精神心理因素与躯体症状如何互为因果 [C]. 中国中西医结合学会消化系统疾病专业委员会 . 第三十届全国中西医结合消化系统疾病学术会议论文集，2018：36-42.

[4] 沈悌，韩潇 . 协和临床用药速查手册 [M]. 北京：中国协和医科大学出版社，2015：127-350.

[5] 张万岱 . 胃肠动力障碍性疾病的药物治疗 [J]. 中国处方药，2004，25（4）：20-22.

[6] 林易玮，张雨晨，王澜凝，等 . 抗抑郁抗焦虑药物的药理与临床 [J]. 实用药物与临床，2020，23（1）：1-4.

第二节　慢性假性肠梗阻的诊疗进展

一、假性肠梗阻的定义

假性肠梗阻（intestinal pseudo-obstruction，IPO）有两个特点：①肠道动力异常导致肠内容物排空障碍；②无机械性肠梗阻的证据。假性肠梗阻按照病程可以分为急性假性肠梗阻（acute intestinal pseudo-obstruction，AIPO）和慢性假性肠梗阻（chronic intestinal pseudo-obstruction，CIPO）。其中急性假性肠梗阻是指患有急性肠梗阻的症状，即 Ogilivie 综合征，而慢性假性肠梗阻更多见，分为原发性和继发性两种，慢性假性肠梗阻于 1970 年由

Maldonado 首次提出并正式命名。慢性假性肠梗阻不是某一种疾病，而是一组以"肠道神经肌肉病变导致的肠动力障碍"为特征的疾病。

二、假性肠梗阻的流行病学

IPO 为散发病例，找不到大众的流行病学调查数据，只能看到在美国、日本其发病率都不高，很少超过 1/100 000。美国的一项全国性调查显示[1]，每年约有 100 名婴儿出生时患有假性肠梗阻。日本的一项关于 CIPO 的全国性流行病学调查显示[2]，估计年发病率为 0.22/100 000，其中男性为 0.21/100 000，女性为 0.24/100 000；CIPO 的患病率为 0.90/100 000，其中男性患病率为 1.00/100 000，女性患病率为 0.80/100 000，男性患者的平均年龄为 63.1 岁，女性为 59.2 岁。另一项日本的关于儿童 CIPO 的全国性调查显示[3]，估计的儿童 CIPO 的患病率是 0.37/100 000。

三、慢性假性肠梗阻的病因

CIPO 分为原发性和继发性两类，二者病因不同。原发性 CIPO 即自发性肠梗阻，无其他全身疾病，原发于肠道。继发性 CIPO 多继发于其他疾病或药物滥用，病因多样，主要分为：①结缔组织病，如系统性红斑狼疮、系统性硬化症、皮肌炎等；②内分泌疾病，如糖尿病、甲状腺功能减退症等；③神经系统疾病，如帕金森病、小肠神经节病等；④中毒，如铅中毒、真菌中毒等；⑤药物，如三环类抗抑郁药、神经节阻滞剂等；⑥感染，如 EB 病毒、巨细胞病毒等；⑦电解质紊乱，如低钾、低钙、低镁等。

四、慢性假性肠梗阻的发病机制

CIPO 为散发病例，报道较少，发病机制复杂，尚未完全明确。原发性 CIPO 病理上常表现为肠道平滑肌变性，病理性肥大，施万细胞增殖，肠系膜嗜银神经细胞变性，神经化学物质异常，神经元不成熟，Cajal 间质细胞异常，神经节钙化。继发性 CIPO 病理上表现为系统性疾病带来的神经肌肉的退行性改变，炎症造成的神经和肌肉损害。个别 CIPO 病理上未见任何改变，约占 25%。某些原发性 CIPO 具有家族遗传倾向，与相关基因突变有关，如巨膀胱 – 小结肠 – 肠蠕动不良综合征 c713 与 *ACTG2* 基因突变有关；X 连锁遗传性 CIPO 与 *FLNA* 基因突变有关；合并耳聋的 CIPO 与 *SOX10* 基因突变有关。

五、慢性假性肠梗阻的临床表现

CIPO 的病史特点为无机械性肠梗阻证据 + 反复因肠梗阻就诊。临床表现主要为腹痛、腹胀（占 80%）；恶心、呕吐（占 75%）；食管动力障碍（占 70%）；便秘、胃轻瘫（占 40%）；腹泻（占 20%～30%），由小肠细菌过度生长（SIBO）诱发，可导致营养不良；膀胱、输尿管扩张和排尿障碍（见于肌源性 CIPO 的儿童患者）；抑郁、焦虑等精神心理疾患。

六、慢性假性肠梗阻相关检查

针对 CIPO 不只需要腹部 CT、腹部平片、磁共振等检查，还需要完善实验室检查，需要测定项目包括血糖、甲状腺激素、肝肾功能、电解质、炎症指标（CRP、ESR 等）、自身免疫疾病抗体、血液循环中的神经抗体等。实验室检查的临床价值为排除继发性 CIPO 的病因；监测 CIPO 患者的营养状况，用于指导肠内/外营养治疗。

（一）影像学诊断

（1）腹部立位平片、CT 及磁共振：证实存在肠梗阻。

（2）经胃管小肠低张造影：可用于与机械性肠梗阻进行鉴别，同时明确功能障碍的原发部位。

（3）小肠磁共振：动态观察小肠运动，发现 CIPO 的肠动力障碍。

（二）消化道压力测定

食管测压可以预测疾病的预后、指导家庭肠外营养治疗。小肠测压，理论上是可行的，但是实际临床工作中做得很少，可以鉴别机械性肠梗阻与 CIPO，区分神经源性还是肌源性 CIPO。肛门直肠测压，可以帮助诊断 CIPO 相关便秘。消化道动力检查，可以诊断 CIPO，但特异性欠佳，但有利于鉴别 CIPO 的病理生理学机制，是肌肉来源的还是神经来源的。

（三）核医学

利用放射性核素闪烁扫描技术可以测定胃排空、小肠及结肠转运时间，特异性评价消化道各个器官的运动功能。

（四）内镜检查及活检

直接观察食管、胃、十二指肠及结肠管腔内是否有占位性病变，用于排除机械性肠梗阻。检查中直接获取组织标本，用于病理学检查，明确病因。但是内镜下常规黏膜组织活检由于取材部位表浅，对于假性肠梗阻的诊断无帮助。因此对于假性肠梗阻行内镜下组织学活检，需取样深达肌层和肌间神经丛，这样可以全层活检＋常规病理＋免疫组化，可以明确是炎症细胞浸润的问题、神经节炎的问题、肌肉的问题，还是 Cajal 间质细胞的问题。但是需要提醒的是，75% 的 CIPO 患者有病理学异常，25% 的患者病理学无明显异常。根据病理组织学改变，假性肠梗阻被分为 7 个病理类型：①肠道平滑肌病变；② Cajal 间质细胞病变；③神经病变（肠神经系统或中枢神经系统）；其中①＋②即④型，②＋③即⑤型，①＋③即⑥型，①＋②＋③即⑦型。

七、慢性假性肠梗阻的诊断

对于 CIPO 的诊断，主要依据肠梗阻的症状，并结合影像学检查的结果。首先通过检查（影像学检查、内镜检查）明确是否有机械性肠梗阻的病因，若有机械性肠梗阻的病因，则予以相应治疗。若无机械性肠梗阻的病因，则排查继发性CIPO的病因（神经性、内分泌性、结缔组织病、中毒、药物、电解质紊乱），若有，则诊断继发性肠梗阻；若无，则进一步检查（核医学、消化道测压、病理组织学），诊断为原发性CIPO。

八、慢性假性肠梗阻的治疗

CIPO的治疗原则为胃肠减压、营养支持、止痛、恢复胃肠运动、防治感染、手术、器官移植。

（一）胃肠减压

CIPO患者往往腹胀、腹痛严重，有消化道穿孔的风险，进行胃肠减压可以缓解腹痛、腹胀，促进消化道协调运动。

常用方法：鼻胃管、鼻肠管、肛管排气，结肠镜减压。其中最好的是螺旋形的经鼻小肠管，自行向远端肠管运动，减压效果优于鼻胃管，而且可以进行肠内营养。经皮内镜下胃造瘘术，也可以实现肠腔减压，改善腹部症状。经皮消化道造瘘术：①经造瘘口将减压管送至肠腔，并发症少，耐受性好；②可以为肠内营养提供一条优质通道，更好地改善患者营养状态。

（二）营养支持

CIPO的患者常伴有营养不良，因此营养支持是本病治疗的基石。营养支持包括肠内营养和肠外营养。

肠内营养是首选，可以维持肠道微生态稳定、保护肠道屏障功能、减少肠内细菌移位。应注意少食多餐，摄入低脂肪、低乳糖和低纤维素食物。

肠外营养适用于不能耐受肠内营养的患者，但是长期肠外营养容易引起并发症，譬如肝功能不全、急性胰腺炎、肾小球肾炎、肠道菌群移位、导管相关的感染及血栓等。

（三）止痛

止痛针对的是腹痛的患者。腹痛原因：胃肠胀气、内脏高敏感、肠道痉挛性收缩、中枢神经系统（CNS）过度激活。

药物按照升阶梯进行选择，从NSAIDs→三环类抗抑郁药（TCA）/选择性5-HT再摄取抑制剂（SSRI）→γ-氨基丁酸（GABA）类似物→阿片类。但要注意，阿片类药物长期使用，会导致药物依赖，损害肠神经肌肉，引起肠动力变差，从而导致永久性腹痛（阿片介导的内脏痛觉高敏）。这时，只能用腹腔神经干阻滞疗法止痛。

（四）恢复胃肠运动

恢复胃肠运动治疗的核心为通过促进胃肠动力来缓解症状，改善进食，减少小肠细菌过度生长。

甲氧氯普胺为多巴胺D2受体拮抗剂，能够促进消化道运动且具有止吐作用，但是其容易通过血脑屏障而引起锥体外系副作用，如昏睡、烦躁等。

多潘立酮也属于多巴胺 D2 受体拮抗剂，西沙必利为 5- 羟色胺受体激动剂，二者均有用于治疗假性肠梗阻的报道，但是由于心脏严重不良反应，限制了其使用。

红霉素是一种大环内酯类抗生素，对近端胃肠道的胃动素受体具有特定的激动剂作用。但是由于快速抗药反应，在 CIPO 治疗中其应用有限。

普芦卡必利是一种能够增加全肠消化道运动功能的高度选择性 5-HT$_4$ 激动剂，无心脏毒性，是 CIPO 的良好选择。

针灸、胃肠电起搏、肉毒素注射目前多为经验治疗，可尝试用于 CIPO，但疗效不明确。

（五）防治感染

肠道动力障碍会导致细菌移位出现小肠细菌过度生长，发酵后产生大量气体和其他酵解产物，导致腹泻，从而加重营养不良，抗感染至关重要。

推荐阿莫西林、甲硝唑、环丙沙星、多西环素交替循环使用，分别使用 1 周。4 周为一个周期，连续抗感染治疗 6 个月，停药 6 个月，观察疗效，必要时再重复。不良反应为诱发便秘，加重 CIPO 患者临床症状。有研究表明[4]，利福昔明正在成为治疗小肠细菌过度生长的选择用药，因为它能不被肠道吸收，减少抗生素的全身不良反应。

（六）手术

外科手术治疗对于 CIPO 患者获益有限，原则上尽量避免手术治疗，除非是紧急情况或者符合适应证。

适应证：①急性肠梗阻症状，假性肠梗阻与机械性肠梗阻无法鉴别时进行探查；②药物治疗无效时，对症手术治疗缓解症状；③虽然已经确诊为 CIPO，但是急性发作时肠管极度扩张，有穿孔风险，此时应及时手术减压，避免严重并发症。

手术预后：局部肠病变优于弥漫性肠病变；原发性 CIPO 优于继发性 CIPO。

儿童手术目的：缓解症状，减少肠外营养并发症，尤其是肝损害。

（七）器官移植

器官移植适用于药物或手术治疗全胃肠外营养并发症无效的复杂 CIPO 患者。CIPO 肠衰竭合并严重并发症是小肠移植的适应证。全胃肠外营养相关肝衰竭是小肠移植的绝对适应证，可以延长患者生存期。根据受累的部位，肠移植或多个消化器官联合移植（如胃、十二指肠、胰腺及小肠）。联合移植步骤：保守治疗失败→通气管造瘘术→肠切除手术→全胃肠外营养相关并发症→小肠移植术，若胃也受累，则采用多脏器联合移植术。

九、慢性假性肠梗阻的预后影响因素

CIPO 患者的预后受到很多因素的影响：①发病年龄：小于 20 岁，死亡率低。②病因：继发性 CIPO 预后受到原发疾病的影响，如继发于硬皮病者，发病 5～10 年后常因严重并发症而死亡，而继发于一些良性疾病，如小肠憩室病者，若无严重营养不良并发症，其生存期不受影响。③营养支持：能够进行肠内营养的患者预后一般较好，肠外营养患者由于易合并严重并发症而预后不佳。④器官移植：对于合并严重并发症的患者，器官移植可改善预后。

十、慢性假性肠梗阻的展望

CIPO 是一种罕见而难治的肠道动力障碍疾病，目前关于本病仍面临许多挑战：由于发病率低，导致临床医生认识不足；发病机制尚不明确；漏诊率、误诊率高；治疗棘手。未来仍有许多要深入研究的地方：通过基因组学、分子生物学来帮助寻找病因；动态 MRI、内镜、活检帮助鉴别诊断；研究新型促动力药改善症状、恢复肠动力；通过手术及移植技术来提高重症 CIPO 患者生存率。

参 考 文 献

[1] Di Lorenzo C. Pseudo-obstruction: current approaches [J]. Gastroenterology, 1999,116(4): 980-987.

[2] Hiroshi I, Hidenori O, Masahiko I, et al. Epidemiology and clinical experience of chronic intestinal pseudo-obstruction in Japan: a nationwide epidemiologic survey [J]. Journal of epidemiology, 2013,23(4): 288-294.

[3] Mitsuru M, Hiroshi M, Takeshi T, et al. Pediatric chronic intestinal pseudo-obstruction is a rare, serious, and intractable disease: a report of a nationwide survey in Japan [J]. Journal of pediatric surgery, 2014,49(12): 1799-1803.

[4] Mark P. Review of rifaximin as treatment for SIBO and IBS[J]. Expert opinion on investigational drugs, 2009,18(3): 349-358.

第三节　从西医学角度谈中枢神经药物的使用

中枢神经系统药物能够对中枢神经系统起到兴奋或者抑制作用，从而治疗相关疾病。中枢神经系统药物种类有很多，包括抗精神失常药、镇静催眠药、麻醉药、抗癫痫药、呼吸中枢兴奋药等，中枢神经系统药物要透过血脑屏障作用于中枢，对于这类药物，我们使用时要注意安全性，了解并掌握中枢神经系统药物的使用时机，分为以下七点进行论述。

（一）明确诊断

首先明确诊断是第一位的。因病施治一定要明确诊断，我们要结合临床表现及相关辅助检查，明确是器质性病变还是功能性病变，如果是功能性病变，是否合并了心理障碍相关的症候群，若是合并了心理障碍相关症候群，我们还要对这个症候群进行分度，明确是轻度的、中度的，还是重度的。根据诊断不同，疾病轻、中、重阶段的不同，我们要衡量在恰当的时候予以中枢神经类的药物进行干预。

（二）个体化用药

个体化用药也就是因人而异，我们在给患者用药之前需要对患者进行个体化评估，考虑到患者的年龄、性别、症状的轻重及对药物的耐受性，根据评估的结果予以相关类适宜剂量的药物治疗。

（三）逐渐增量

中枢神经系统药物的使用一般都是从小剂量开始，逐渐增量，达到足量足疗程后，评估对药物是否敏感，能否达到治疗结果。如果一开始使用剂量很大或者突然增量幅度过大，可能会导致血药浓度波动较大，出现机体不能耐受的情况。

（四）足疗程

中枢神经系统药物在使用的时候基本上起效比较慢，因此用药的疗程要充足。这类药物的起效一般需要 1～2 周，起效快的药如苯二氮䓬类也要 5～7 天，疗程充分时才能评价药物使用是否恰当。同时，要嘱咐患者按时服药。

（五）避免频繁换药

中枢神经系统药物使用时要避免频繁换药。一般来说，若是足量足疗程之后仍然疗效不佳或者药物不良反应严重，可考虑更换治疗药物，否则无特殊情况需谨慎地调整用药。因为这类药物有其作用优势，也有其弊端，很多药物一起使用会产生不利因素，换药一定要谨慎，换药间隔要有停顿，例如，氟西汀要停药 2～5 周，才能换另外一种药。停用的药物要逐渐减量，新更换的药物也要逐渐增量，切忌突然停药直接换为另一种药物。

（六）尽量单一用药

这类药物应用时尽量单一用药，一般来说单药应用即可取得不错的疗效，应尽量避免使用同一类药物两种不同的药，或者不同类别联合使用。一类药物的一种药物确实疗效不好时才考虑换另外一种药物，尽量单一用药。

（七）考虑不良反应

中枢神经系统药物在使用时要考虑不良反应。在使用中枢神经系统药物前要做好医患沟通，与患者本人及家属进行充分的交流，规避不良反应，患者依从性、服药疗程都做到恰如其分时才能达到较好的治疗目的。

使用中枢神经系统药物的患者也会有一些心理障碍，因此在当今生物 - 心理 - 社会医学模式的指导下，除了药物治疗之外，还要进行心理疏导、心理放松，包括家人的关怀、社会的关怀、医生的关爱，大家共同配合，药心同治才能达到最终的目的。

（王瑞玲）

第四节　从中医药角度谈中枢神经系统药物

中医药宝库中中枢神经系统药物有很多，基本上分为以下五类。

（一）镇静催眠类

镇静催眠类以五味子、酸枣仁为代表。五味子性温，味甘、酸。归肺、心、肾经。功效为收敛固涩，益气生津，补肾宁心。用于治疗久咳虚喘，梦遗滑精，遗尿尿频，久泻不止，自汗，盗汗，津伤口渴，短气脉虚，内热消渴，心悸失眠。酸枣仁性平，味甘、酸。归肝、胆、心经。功能养心补肝，安神，敛汗，生津。用于虚烦不眠，惊悸多梦，体虚多汗，津伤口渴。现代药理研究表明，五味子、酸枣仁均具有镇静催眠作用[1-2]。于泽鹏等[3]实验发现，五味子醇可使小鼠睡眠潜伏期缩短，睡眠时间显著延长，脑组织中 γ- 氨基丁酸（GABA）含量显著增加，谷氨酸（Glu）含量显著减少，说明五味子可能通过调节小鼠脑组织中 GABA、Glu 含量及 $GABA_A\alpha_1$、$GABA_A\gamma_2$ 蛋白表达而具有镇静、催眠及抗焦虑作用。Cao 等[4]研究表明，酸枣仁总皂苷在日间可以显著增加小鼠总睡眠和快速眼动睡眠时间（REM），在夜间可以显著增加小鼠总睡眠和非快速眼动睡眠时间（NREM），主要机制与调节昼夜节律、血清素系统等有关。具有镇静催眠作用的中药还有石菖蒲、远志[5]、合欢花[6]、茯神[7]等。

（二）镇痛类

镇痛类以延胡索、香附为代表。延胡索性温，味辛、苦。归心、肝、脾经。功效为活血散瘀，理气止痛。可治疗全身各部气滞血瘀之痛，如痛经、经闭、癥瘕、产后瘀阻、跌扑损伤、疝气作痛等。香附性平，味辛、微苦、微甘。归肝、脾、三焦经。功能疏肝解郁，调经止痛，理气调中。用于肝郁气滞之胸、胁、脘腹胀痛，消化不良，胸脘痞闷，寒疝腹痛，乳房胀痛，月经不调，经闭痛经。现代药理学研究表明[8]，延胡索具有明显镇痛作用，延胡索总碱的镇痛效价是吗啡的 40%，镇痛作用高峰均在 0.5h 内出现，维持约 2h。延胡索乙素镇痛作用较吗啡弱，但优于复方阿司匹林，对钝痛的作用优于锐痛；与吗啡等麻醉性镇痛药相比副作用少而安全，没有成瘾性。香附炮制过后可增强镇痛效果，李淑雯等[9]实验表明，香附醋制后可通过减少大鼠脊髓 c-fos 蛋白表达，阻止疼痛信号在脊髓内的传导，从而增强镇痛作用。此外，白芍[10]、川楝子[11]、羌活[12]等也具有镇痛作用。

（三）中枢兴奋类

中枢兴奋类以参类（人参、党参）为代表，包括麝香、苏合香等芳香开窍药。参类为益气养阴扶正之品，当人体正气不足时会出现精神萎靡不振、疲劳等不适，研究表明[13]，人参挥发油具有抗疲劳、兴奋中枢神经系统的作用。党参[14]具有双向调节作用，既能与小剂量中枢抑制剂产生协同作用，又能对大剂量抑制剂产生拮抗作用。麝香性温，味辛。归心、脾经。功效为开窍醒神，活血通经，消肿止痛。主治闭证神昏（寒热皆宜），中风痰厥，气郁暴厥，中恶昏迷，经闭，癥瘕，难产死胎，心腹暴痛，痈肿瘰疬，咽喉肿痛，跌扑伤痛，痹痛麻木。麝香对中枢神经系统也呈双向调节作用[15]，小剂量时兴奋中枢，大剂量则抑制中枢。这种双向作用与中医既用麝香治疗"中风不省"，又治"惊痫"相符。苏合香味辛，性温。归心、脾经。功效为开窍醒神，辟秽，止痛。主治寒闭神昏，中风痰厥，猝然昏倒，胸腹冷痛，惊痫。方永奇等[16]实验表明，苏合香既能对抗苦味酸的中枢兴奋作用，又能缩短戊巴比妥钠所致小鼠睡眠时间，表现为既兴奋又抑制中枢的双向调节作用。

（四）抗惊厥类

抗惊厥类以羚羊角为代表。羚羊角性寒，味咸。归肝、心经。功效为平肝息风，清肝明目，散血解毒。主治肝风内动、惊痫抽搐、妊娠子痫、高热惊厥、癫痫发狂、头痛眩晕、目赤翳障、温毒发斑、痈肿疮毒。药理学研究[17]表明，羚羊角具有解热抗惊厥的作用。帅云飞等[18]研究表明，加用羚羊角粉治疗的30例高热惊厥患儿有效率高达96.67%，而对照组有效率仅为53.33%，两组比较差异具有统计学意义。使用羚羊角粉可显著改善小儿高热惊厥症状，提高治愈率，且不会对患儿产生不良反应。具有抗惊厥作用的中药还包括全蝎[19]、僵蚕[20]等。

（五）麻醉类

东汉末年华佗创造的麻沸散属麻醉类。《后汉书·华佗传》中有一段使用麻沸散进行手术的精彩记载："若疾发结于内，针药所不能及者，乃令先以酒服麻沸散，既醉无所觉，因刳破腹背，抽割积聚。若在肠胃，则断截湔洗，除去疾秽。继而缝合，傅以神膏，四五日创愈，一月之间皆平复。"但是史书中并未记载麻沸散组成，关于麻沸散组成多来源于唐代孙思邈的《华佗神医秘传》，有学者认为组成为羊踯躅、茉莉花根、当归、菖蒲[21]，也有学者认为，其组成为川草乌尖、生南星、生半夏各五钱，胡椒一两，蟾酥四钱，荜茇五钱，细辛四钱，烧酒调敷[22]。但是否为麻沸散原方组成不得而知。

最后，对于消化系统，用得最多的就是前三类中药：镇静催眠类、镇痛类和中枢兴奋类。《黄帝内经》记载"胃不和则卧不安"，消化系统疾病如胃食管反流病常见睡眠障碍，对于合并睡眠不好的可以加用镇静催眠类中药，如炒枣仁、茯神等健脾养肝、宁心安神助眠。如果以腹痛为主要症状，可以用一些止痛类的中药，如延胡索、香附等理气活血止痛。以精神萎靡不振，情绪不佳为主者，可以用一些参类提高中枢神经系统兴奋性。当然对于这些具有中枢神经系统作用的中药用药时机，可以站在"治未病"这个角度进行理解，如未病先防、防微杜渐、既病防变、预后防护，这些观念与西医学也不矛盾。另外，也要因人而异，中医学强调辨证论治，比如情志失调，或因虚导致，或因痰湿导致，或因瘀导致，或因气滞导致，根据不同病情采用补虚、祛瘀、化痰、理气的药物，能够起到事半功倍的疗效。

（朱　莹）

参 考 文 献

[1] 余黄合，李鑫，杨珍，等. 中药五味子药理作用研究进展 [J]. 环球中医药，2019，12（7）：1133-1138.

[2] 宁宏. 中药酸枣仁的药理作用及现代临床应用 [J]. 内蒙古中医药，2017，36（6）：98.

[3] 于泽鹏，高佳琪，刘聪，等.五味子醋镇静催眠抗焦虑作用及其作用机制 [J].中国实验方剂学杂志，2018，24（11）：139-143.

[4] Cao JX, Zhang QY, Cui SY, et al. Hypnotic effect of jujubosides from Semen Ziziphi Spinosae [J]. Journal of Ethnopharmacology, 2010, 130(1): 163-166.

[5] 陈海洋，安柳，化杜平，等.石菖蒲远志配伍对小鼠睡眠的影响 [J].湖北中医杂志，2015，37（10）：13-15.

[6] 王萌.合欢花活性成分的分析及其与藤合欢镇静催眠作用药效的比较 [D].锦州：辽宁医学院，2014.

[7] 游秋云，王平.茯苓、茯神水煎液对小鼠镇静催眠作用的比较研究 [J].湖北中医药大学学报，2013，15（2）：15-17.

[8] 唐逸丰.延胡索化学成分与药理作用研究概况 [J].中医临床研究，2018，10（23）：144-146.

[9] 李淑雯，胡志方.香附醋制前后对大鼠脊髓 c-fos 蛋白表达的影响 [J].中药新药与临床药理，2013，24（2）：129-131.

[10] 刘延欣，魏会勤.白芍不同炮制品芍药苷含量测定及其镇痛作用的比较研究 [J].世界最新医学信息文摘，2018，18（2）：88.

[11] 李迎春，郑蓓蓓.川楝子不同炮制品镇痛抗炎作用研究 [J].河北北方学院学报（自然科学版），2013，29（2）：73-75.

[12] 陈智煌，廖华军，刘晨，等.羌活挥发油的 GC-MS 分析及其抗炎镇痛的药理作用初探 [J].海峡药学，2015，27（8）：20-23.

[13] 魏爱书，赵锐.人参挥发油的研究进展 [J].人参研究，2010，22（2）：39-41.

[14] 张建军，胡春玲.中药党参研究的现代进展 [J].甘肃高师学报，2017，22（3）：39-43.

[15] 孙蓉，杨倩，尹建伟，等.麝香及替代品药理作用和含量测定方法研究进展 [J].时珍国医国药，2011，22（3）：709-710.

[16] 方永奇，邹衍衍，李羚，等.芳香开窍药和祛痰药对中枢神经系统兴奋性的影响 [J].中医药研究，2002,（3）：40-42.

[17] 张龙霏，胡晶红，张永清.羚羊角药理研究概况 [J].中国医药导报，2013，10（28）：23-26.

[18] 帅云飞，兰春.羚羊角粉治疗小儿高热惊厥脑损伤临床研究 [J].河南中医，2016，36（3）：456-457.

[19] 孔成诚，张传标，方成武，等.不同提取方法全蝎镇痛、镇静、抗惊厥作用的考察 [J].中国医药科学，2012，2（4）：39-41.

[20] 程雪娇，胡美变，刘玉杰，等.僵蚕两种入药形式下的化学成分溶出性能与抗惊厥作用比较 [J].中国药房，2018，29（9）：1242-1245.

[21] 黄辉.麻沸散 [J].中医药临床杂志，2013，25（2）：161.

[22] 孟阳，张毅.外用中药麻醉剂的发展与应用 [J].北京中医，2007（11）：757-759.

第五节　腹胀合并心理障碍的中医临床治疗思路

腹胀是消化系统常见症状，也是临床上常见的消化系统疾病。腹胀包括两种类型，一种是腹部主观感觉到肿胀或者膨胀，但是肉眼来看腹部无明显变化；另一种是肉眼可见腹部膨隆或者腹围增加。

我国传统医学很少将腹胀作为一个疾病进行论述，多以症状在疾病中进行描述，同时在记载里也无功能性与器质性之分，多将腹胀称为"腹满"，并可将其涵盖在"痞满""聚证"等疾病中。关于腹胀的一些相关概念其含义略有不同，如"痞满"，"痞"即痞塞不通，上下不交通的意思，"满"介于胀与痞之间，痞是无形的，患者腹部满，其人也卧，其实没有膨胀，但自己感觉胀，"痞"更多的是在上消化道，胃的症状更多一些，"胀"更多是倾向于下腹部的。

临床中我们可以看到腹胀患者常合并有焦虑、抑郁等心理障碍，关于腹胀的发病和焦虑、抑郁等心理障碍的关系，应该说二者是互相影响的，主要的机制可能与脑－肠轴相关。焦虑、抑郁等心理刺激可以通过脑－肠互动紊乱引起内脏敏感性变化、胃肠激素分泌异常而导致腹胀；反过来，腹胀患者由于病情反复发作，缠绵难愈，也可以通过影响中枢神经系统，产生焦虑、抑郁症状，所以两个方面不能偏废，都要重视。

中医五行理论将五脏（肝、心、脾、肺、肾）与五志（怒、喜、思、悲、恐）对应起来，情志失调可导致相应脏腑功能失调，而脏腑功能失调，也可导致相应病理变化，进而出现情志不畅。关于腹胀合并心理障碍，从中医角度来说，可以说是因郁而致病、因病而致郁，这是两个不同的方面，但都是客观存在的。

对于腹胀合并心理障碍的中医治疗，也是在整体观念和辨证论治指导下进行的。中医有五神志对应五神脏的理论，五志、七情都和五脏相关，如喜在心、怒在肝。对于焦虑、抑郁来说，与肝的关系最为密切，肝主情志，常从肝治，最常用的就是疏肝解郁、疏肝理气、疏肝和胃法，同时也不能忽略其他脏腑，焦虑、抑郁患者往往多愁善思，"思则气结于脾"，平时思虑过度也会影响脾，心为五脏六腑之大主，心主藏神，所以调心也是特别重要的，另外肺、肾也都与情绪相关。

所以，从情志调理的话应该重视五脏调理，而不仅仅是疏肝解郁的方法。治疗腹胀的药物大致有几类，最常用的就是疏肝和胃的方子，如四逆散、柴胡疏肝散，其实对于一位初诊的患者来讲，可能用常法就能达到很好的效果。有的只用四逆散就能取得很好的效果，侧面说明疏肝理气、疏肝和胃法很常用。第二种常用的方法就是疏肝健脾法，就是常说的肝郁脾虚一类的，如逍遥散、丹栀逍遥散、柴芍六君子汤，都属于此类。还有一类就是痰饮类的，很多教授也有谈到过，痰饮、痰湿导致情志改变非常多见，遇到这种情况可以用五苓散、平胃散，和小柴胡汤合在一起，而成柴苓汤、柴平汤，临床上非常常用。患者伴有明显的失眠、心神不宁还可以用一些养心安神的药物，如甘麦大枣汤、柴胡加龙牡汤都是临床非常常用的。

第六节　心身医学模式下腹胀的整体整合治疗

腹胀主要有两种，一种是腹腔内气体、液体或者固体物质过多，导致腹压增加、腹壁张力较高，伴有肉眼可见的腹部膨隆或可测量的腹围增加相关的病理性腹胀（abdominal distention），另一种是腹腔内没有什么东西，但是患者主观感觉到腹胀，肉眼却看不出或测量不出腹部膨隆的腹胀（abdominal bloating）。前者是可以用腹腔内病变作生物医学解释的腹胀，后者是没有腹腔内病变可解释的腹胀，这种腹胀必须从心身医学来认识和治疗。

随着现代科学技术的进步和经济的发展，人们的生活方式不断改变、生活及工作节奏不断加快，在工作和家庭中遇到的矛盾往往会导致精神心理压力的增大，对生活及身体健康造成影响，心身疾病发病率不断增加。传统生物医学模式已经不能满足对当今疾病的认识和治疗，生物医学模式转化为生物－心理－社会医学模式是必然趋势，与生物－心理－社会医学模式相适应的心身医学也不断受到重视。

心身医学[1]是一门医学分支学科，主要研究患者精神心理与躯体疾病或症状之间的关系。把社会、心理因素在疾病发生、发展中的作用放在与生物因素同等重要的地位。心身医学的研究和治疗对象既包括可以通过医学检查来定义的疾病，还包括用现代医学检查结果无法解释的症状，很像我国的传统医学，不会存在患者来看病，检查不出什么问题而下无病结论的生物医学模式。心身医学是一种整体思维指导下的临床诊疗模式，会应用到一些精神心理医学知识和技能，但不同于精神病学。心理要素相关的症状具有以下一些共同特点：精神、心理、社会因素在疾病的发生发展中占有重要作用；有明显的躯体症状和体征，躯体不适可加重精神心理不适；对该病用单纯的生物学治疗，效果不理想，需要配合心理疗法，一部分还需要同时使用小剂量的抗焦虑、抗抑郁药物治疗。

消化系统是情绪的反应板，据报道有 45% ～ 75% 的消化系统疾病伴有心身因素[2]。近年来，关于消化系统疾病的心身医学研究越来越多，包括消化性溃疡、胃食管反流病、炎症性肠病、功能性消化不良、肠易激综合征等，消化心身医学模式不仅仅局限于功能性胃肠病，也涉及器质性胃肠病，其中以功能性胃肠病方面的研究和认识居多。腹胀作为常见消化系统症状，其产生与精神、心理因素密不可分。从心身医学角度分类腹胀，通过包含现代生物医学诊断在内的心身整体评估以后我们可以把腹胀分为三大类。

一、疾病相关的腹胀

这一类不是我们要讨论的主要内容。如前文所述，这类腹胀主要与各种疾病导致的腹腔内气态、液态、固态物质增多有关，也可以称作器质性腹胀，如腹部包块、各种原因导致的腹水等。这类腹胀需要结合病史及辅助检查，明确病因，对因治疗。

二、生理性腹胀

这类腹胀的发生与内脏生理有关，主要是胃肠道。生理性腹胀其实有一部分也与心理因素有关，称作心理－生理胃肠道功能紊乱，属于这些年非常盛行的脑－肠轴理论相关的神经胃肠病学（neurogastroenterology）范畴。神经胃肠病学是从胃肠病学及神经生物学发展而来的学科，主要探索中枢神经系统（CNS）对于胃肠生理功能的调控作用和机制，以及胃肠道信息传导至 CNS 的神经机制，即所谓脑－肠互动障碍[3]。以期通过神经调控机制来阐释和治疗胃肠道功能紊乱。神经胃肠病学研究的内容之一就是腹胀，对于其治疗，既要做生理的干预，又要做心理的干预，要兼顾两个方面的治疗。心理的干预包括基本的心理治疗或者使用包括抗抑郁、焦虑药物在内的广义神经递质类药物。

三、精神性腹胀

这类腹胀我们在临床中要特别当心并予以重视。患者主诉腹胀之痛苦，反复就医检查，很难找到生物医学的解释，各种常规治疗往往效果不理想，其背后往往有着比较严重的精神心理问题。精神心理问题分为很多类，其中最严重的有两类，第一类是过度体会，或者称为过度体验（excessive experience），这种腹胀通常患者特别敏感；还有一类完全是幻觉性的腹胀，是更严重的精神心理问题。严重心理因素相关的腹胀在临床实践中是很难处理的。临床中看到这样的患者来就诊时，如果在心身医学领域没有足够的实力或者信心，应尽早把这些患者转诊给精神心理科或请精神心理专科会诊进行多学科联合干预，让患者获得有效的治疗，同时也有助于预防我们的心身伤害。

（曹建新）

参 考 文 献

[1] 陈玉龙.慢性胃肠疾病的心身医学观 [J].中华诊断学电子杂志，2016，4（3）：168-172.

[2] 李军祥，陈誩，冯五金，等.消化心身疾病中西医结合整体诊治专家指导意见（2017年）[J].中国中西医结合消化杂志，2018，26（1）：9-17.

[3] 吴时胜，张飞.胃肠动力、功能性疾病的神经胃肠病学研究 [J].中国实用神经疾病杂志，2014，17（5）：95-96.

第七节　腹胀的贴敷治疗

　　腹胀属于中医学"腹胀""痞满""胀满"范畴，中医学对于腹胀的认知由来已久，早在《黄帝内经》中便有病名的记载，而张仲景在《伤寒论》中所言"满而不痛者，此为痞"也提出了本病的概念。本病病因复杂，与外邪侵袭、饮食不节、内伤七情、素体虚弱、劳倦损伤等因素有关；其病位在胃，与脾、肝、大肠等关系密切；其基本病机为中焦气滞不通、脾胃升降失职。其临床表现有实证、虚证及虚实夹杂之证，其中实证多为气滞、湿热、食滞之证；虚证多为脾胃气虚、虚寒或阴津亏虚之证，虚实夹杂多为寒热错杂之证[1]。治疗的大法是恢复中焦气机通畅，气畅则腹胀得舒。中医药治疗腹胀有着悠久的历史和丰富的经验，临床实践发现中医药可以较好地改善腹胀症状，且远期疗效较为稳定。

　　中医贴敷疗法具有悠久的历史，腹胀患者通过药物贴敷，能使药物渗透入皮肤，吸收后输布全身，持续作用于人体经络和穴位，使全身经络疏通，气血流畅，使胃肠功能得以尽快恢复，达到内病外治的作用。药物贴敷的部位有很多，针对腹胀患者，常选择脐部贴敷和下腹部贴敷，其中以敷脐疗法最具特色，临床研究也最为广泛。脐在中医学中是神阙穴，内联十二经脉与五脏六腑，中医学讲究脐通百脉，调治百病，故脐部用药较多。现代医学也证实脐部脂肪组织较薄，其下血管、神经、淋巴管丰富，药物在此更容易穿透、弥散、吸收产生作用。敷脐疗法在药物的选择上也有所差异，可以辨病辨证用药，亦可经验用药，疗效上各有侧重。芒硝是腹胀敷脐疗法常选的药物，其味苦、咸，无毒，苦能泻热，咸能软坚散结，其性善消，咸入血分，故善消瘀血，能通化一切瘀滞，适用于各种腹胀，如急性胰腺炎、肝病代偿期肠道积气及失代偿期的腹水、无创呼吸机使用后的腹胀、老年便秘腹胀、功能性腹胀，甚至一些恶性肿瘤的腹胀，都可以使用，临床常配合大黄以促进肠道蠕动，减轻腹胀，兼具导滞的功效。现代药理研究表明[2]，芒硝具有止痛消炎、改善局部循环、刺激肠蠕动防止肠麻痹、松弛 Oddi 括约肌、降低胰胆管压力的作用。芒硝在高渗环境下，还能借助渗透压，吸收周围水分，从而促使腹水吸收速度加快。药物贴敷可适当增加一些味辛、芳香、气味浓郁的药物，如肉桂、丁香、小茴香、枳实、厚朴、白芷等，因其具有良好的穿透性，能促进局部药物的吸收。部分毒副作用比较大的中药，如甘遂、大戟等，在不适合内服的情况下也可以考虑外敷或者灌肠给药，以减轻药物的毒副作用。王若素教授提出，针对腹水所致腹胀，甚至顽固性腹胀，可用新鲜的田螺肉，配合葱白捣烂后，装在布袋里外敷，不论是寒性还是热性腹水，临床效果颇佳。

（王晓素）

参 考 文 献

[1] 黄穗平，孟立娜，唐旭东，等 . 消化系统常见病功能性腹胀中医诊疗指南（基层医生版）[J]. 中华中医药杂志，2019，34（9）：4148-4154.

[2] 叶静，黎贵湘，方怡 . 芒硝外敷用于妊娠胰腺炎产后回乳效果观察 [J]. 海南医学，2013，24（18）：2756-2757.

第八节　中医外治法在腹胀治疗中的应用

　　中医外治法是祖国医学的瑰宝，其疗效独特、作用迅速、历史悠久，具有简、便、廉、验等特点，中医内治与外治二者珠联璧合、相得益彰，不可或缺。《金匮要略》言："四肢才觉重滞，即导引、吐纳、针灸、膏摩，使九窍不得闭塞。"张仲景提出通过导引、吐纳、针灸、膏摩能恢复气血通畅，实现疾病的早期治疗。

　　中医外治法内容丰富，在临床针对腹胀进行外治时可选用针灸、膏敷、脐疗、刮痧、按摩等方法。脐疗在腹胀临床运用广泛，为使药物有效透过皮肤屏障进入体内产生作用，在选药方面遵循"辛甘发散为阳"，采用肉桂、丁香、小茴香、枳实、厚朴、白芷等芳香走窜之品，疏通气血，调畅气机，促进其他药物的透皮吸收。

　　本病治疗重点在于恢复人体正常的气机运动，胃、肠同属六腑，六腑是水谷出入转输、分清泌浊的通路，具有"实而不满""泻而不藏"的特点。"六腑以通为用"，正常情况下，六腑通畅有利于饮食物及时下传及糟粕按时排泄，若六腑不通，则易致饮食积滞，糟粕不泻，清浊不分，气机不畅而见腹胀等症，即《素问·阴阳应象大论》所云："清气在下，则生飧泄，浊气在上，则生䐜胀。"因此腹胀治疗以通下为主。脾以升为健，胃以降为和，脾胃共同构成人体气机升降之枢纽，故在通下的过程中还要重视恢复脾胃的升降之功，脾升胃降如常，则清浊自分，气机调畅，䐜胀皆消。

　　今日众多专家从中西医的不同角度对腹胀进行论述，思维碰撞，迸发出了许多新思想的火花，外治法作为独特的中医治疗方法，可通过临床研究或者课题研究为大家带来更多的惊喜。

第九节　西医消化心理理论的探讨

消化心身疾病是指与精神、心理、社会、环境等因素在消化系统疾病的发生、发展、防治及预后过程中密切相关的器质性病理改变和（或）功能障碍。

腹胀的发病和焦虑、抑郁等心理障碍是互相影响的，主要的机制可能与脑－肠轴相关。众所周知，心因性问题、焦虑抑郁情绪来源于中枢神经系统，是大脑皮层的边缘系统所引起的，而现代医学研究[1]证实，中枢神经系统与胃肠神经系统来源于同一胚层，早期胚胎发育中产生的神经脊，在后来的发育过程中逐渐分开形成相对独立的神经系统。中枢神经系统（CNS）、胃肠道的肠神经系统（ENS）、自主神经系统（ANS）之间形成的双向神经－内分泌网络使得大脑中枢神经系统可以通过脑－肠轴将信号冲动下传以调节胃肠道功能，而胃肠道功能异常亦会影响中枢或外周系统的相关神经活动。这种调节是有一定的物质基础的，德国医生莱奥波德·奥尔巴赫发现脑和肠道中有很多相同的神经递质，如血管活性肠肽、胃泌素、促胰液素等激素，以及P物质、神经降压素、生长抑素及脑啡肽等，这些神经递质在胃肠道所占的比例（95%）远高于大脑（5%～7%）。

因此，焦虑、抑郁等心理刺激可以通过脑－肠互动紊乱影响胃肠道的功能。当影响胃肠道动力时，胃肠动力过缓，出现腹胀等症状。当胃肠道分泌出现障碍时，会引起便秘、腹胀。若影响胃肠道的感觉造成内脏高敏感，则出现腹痛。若影响到胃肠道微生态，可能会造成细菌的过度生长，导致气体产生，出现腹胀的症状。反过来，腹胀患者由于病情反复发作，缠绵难愈，也可以通过影响中枢神经系统，产生焦虑、抑郁症状，所以两个方面不能偏废，都要重视。

临床上，当我们面对腹胀反复发作的患者，在排除器质性的病变、一些药物引起腹胀等问题后，若治疗效果仍不好，需要考虑是否是消化心身的问题，对于精神、心理因素所造成的腹胀，应进行心身方面的调治。

（尚占民）

参 考 文 献

[1] 郭宗耀，刘芸，高玉萍，等．"心与小肠相表里"理论的源流与发展[J].中医杂志，2017，58（2）：96-99.

第十节　中医疏肝理论与腹胀

（一）疏肝理论的生理基础

肝主疏泄，畅气机、调情志；脾主升清，运化水谷，肝脾之间关系密切，《素问·宝命全形论》云："土得木而达之。"在生理上，肝主疏泄功能正常，则全身气机调达，脾得肝之疏泄，其运化水谷功能才得以正常发挥，即"脾土赖肝木之疏达之性"；脾为后天之本、气血生化之源，运化水谷精微物质涵养周身，肝得以滋养，才能使其疏泄功能正常发挥，即所谓"木赖土而荣"。肝脾两脏相互配合，且经络上相互维系，共同维持人体气机、气血、水液代谢正常运行。

（二）疏肝理论的病理基础

肝与脾胃同处于中焦，在生理病理上相依相应。若肝木升发功能失调，气机郁滞，则日久必横逆犯脾，使脾土受损，即所谓"肝病及脾"。《类证治裁·痞满》云："暴怒伤肝，气逆而痞。"若情志不遂，肝气郁结，影响体内气机升降。脾不能升，胃不能降，会产生很多疾病，如胃脘痞满胀痛，引及两胁窜痛、吞酸嘈杂等症。脾胃为气机升降之枢，脾升胃降失宜，脾土壅遏，亦影响肝气的疏泄，出现"土壅木郁"之证。

（三）疏肝理论在腹胀的应用

肝属木，性喜条达而主疏泄，肝气条达舒畅，则脾胃气机升降顺畅。若忧思恼怒，情志不畅，导致肝气太过，横逆克土，影响脾胃运化及升降功能，气机不畅，病发为痞满。肝气不疏者，常以疏肝理气为治疗要点，同时配以健脾、和胃、解郁等治法，常用方有逍遥散、柴胡疏肝散等。吴小彬等[1]将92例功能性消化不良患者随机分成两组，治疗组予以自拟方疏肝理气建中汤（药用柴胡、枳壳、黄芪、白芍、桂枝、甘草、干姜、大枣、桔梗、木香等）加减治疗，对照组予以莫沙必利分散片和马来酸曲美布汀片治疗。治疗后两组症状积分比较具有显著性差异（$P < 0.01$），治疗组腹胀、早饱等改善情况均优于对照组。

《丹溪心法》云："气有余便是火。"若情志不遂或病邪侵袭导致肝失疏泄，肝气郁滞，日久化火，则会出现胸胁或少腹胀闷窜疼、急躁易怒等症。若肝火横逆于胃，则出现嘈杂、痞满、胃脘疼痛，随胃气上冲则出现嗳气、呕吐。正如《素问·至真要大论》"病机十九条"言："诸胀腹大，皆属于热。"各种胀满腹大的病症都与体内郁热有关，故临床上在治疗这类患者时，要注意清泄肝胃郁热，郁热内清则脾胃升降恢复，疾病向愈，常用药有龙胆草、川楝子、黄连、黄芩、栀子、柴胡、蒲公英、车前子、通草、石见穿[2]等。全小林教授在治疗顽固性腹胀、便秘的患者时，选用大黄黄连泻心汤清胃肠实热，釜底抽薪以清糟粕之蕴热，后大便得通，腹胀得缓，则转为黄芪建中汤健运中焦以治本[3]，疗效甚佳。王慎富等[4]使用清肝消痞胶囊（药用黄连、枳实、竹茹、青皮、陈皮、半夏、赤芍、川楝子、茯苓、苏叶、谷芽、麦芽）治疗58例FD患者，与口服多潘立酮40例作对照，在改善上腹痛、上腹胀、纳差、嗳气、恶心等症状方面中药组优于对照组（$P < 0.05$）。

肝主疏泄功能与情志活动密切相关，疏肝的另一方面便是要调畅情志。情志以血（精）为本，以气为用，正常的情志活动主要依赖于气血的正常运行，情志异常则扰乱人体正常的气血运行。临床发现许多腹胀患者伴有焦虑、抑郁等情绪变化，心主血脉，主藏神，脾主统血，主运化，脾藏营，营舍意，情志不遂会影响到心、脾，进一步影响气血运行。治疗时可采用补心丹、归脾汤以健脾宁心。蔺小爱[5]将100例FD患者随机分为两组，治疗组使用归脾汤治疗，对照组使用多潘立酮片、维生素 B_2 治疗，结果显示治疗组疗效优于对照组（$P < 0.05$），消化不良症状明显改善。

（刘启泉）

参 考 文 献

[1] 吴小彬，梁超．疏肝理气建中法治疗功能性消化不良临床观察 [J]. 四川中医，2015，33（8）：96-97.

[2] 季晓天，周晓虹．从肝论治功能性消化不良的研究进展 [J]. 湖南中医杂志，2017，33（6）：191-193.

[3] 周强，赵锡艳，逄冰，等．仝小林教授运用大黄黄连泻心汤验案解析 [J]. 天津中医药，2013，30（5）：259-261.

[4] 王慎富，周永运．清肝消痞胶囊治疗功能性消化不良临床观察 [J]. 中医药临床杂志，2011，23（3）：242-243.

[5] 蔺小爱．归脾汤治疗功能性消化不良 50 例 [J]. 实用医技杂志，2005，（7）：854-855.

版块五
腹胀治疗的临床感悟——经验总结

第一节 功能性胃肠病的症状理解——腹胀

一、腹胀的定义

上消化道不适是常见的临床症状，其发病率高且严重影响患者的生活质量。许多消化道疾病本身就是基于症状学的诊断。然而，临床接诊时经常会出现患者自述症状模糊、前后不一甚至错误的现象，影响临床医生对疾病的诊治。了解患者对自身症状的认识能力及可能的影响因素，对于确切掌握患者病情、诊断及进一步制定治疗策略有重要意义。腹胀是一种常见的消化系统症状，可以是主观上感觉腹部的一部分或全腹部胀满，通常伴有相关的症状，如呕吐、腹泻、嗳气等；也可以是客观上的一种检查所见，如发现腹部一部分或全腹部膨隆。引起腹胀的原因主要见于胃肠道胀气，各种原因所致的腹水、腹腔肿瘤等。

二、腹胀的病因

引起腹胀的病因主要有：①消化道器官病变（包括胃、肠、肝、胆、胰等）引起的胃肠道胀气；②腹水，即腹腔内液体积聚过多；③腹腔内肿块或脏器包膜迁张；④食物或药物代谢过程中产生过多气体；⑤应激（包括心理、感染等）；⑥其他系统疾病（循环、泌尿、内分泌、神经、血液等）引致的胸腔积液、腹水等。腹胀的严重程度不同，有的很轻微，几乎不影响患者正常生活；有的却严重以致引起不适与不便。昼夜节律的变更是腹胀的共同特征。大多数患者均有在日常活动期间腹胀进行性发展，而在夜间休息后倾向减轻或消失的症状。伴有腹胀的疾病有便秘、腹泻、肠易激综合征、消化不良、进食障碍疾病和肥胖症、胃肠胀气、器质性疾病（包括某些恶性肿瘤）等。

三、不同功能性胃肠病与腹胀的关系

功能性胃肠病中的许多疾病都存在腹胀的临床表现，但腹胀有不同的分类，准确地识别不同种类的腹胀对于临床诊治具有重要意义。

（一）功能性消化不良与腹胀

功能性消化不良是一组临床症候群，包括上腹部疼痛、餐后饱胀、早饱或上腹烧灼等症状，可伴食欲不振、嗳气、恶心或呕吐等。由于上消化道症状表现各异，并且功能性消化不良还可与胃食管反流病等其他上消化道疾病之间存在重叠症状，如烧心、反流等。因此，正确认识与判断上消化道症状对临床医师来说至关重要[1]。为了解我国临床医师对上消化道症状的理解情况，有研究[2]对全国9个省市3600位临床医师进行了问卷调查。该研究调查内容包括对"上腹部"定位的认识及对上消化道症状（包括餐后饱胀、早饱、烧心、上腹烧灼、反流、bloating 和 distension）的理解。结果显示，临床医师对上消化道症状的认识情况并不理想。只有27.9%的被调查者能全部正确理解餐后饱胀、早饱、烧心、上腹烧灼和反流这5个症状；49.7%的被调查者能正确理解其中4个症状；较高学历与较高职称者理解情况较好。在对单个症状的分析中，约 70% 的被调查者能正确理解以上症状；消化专科医师对各症状的认识普遍较非专科医生好；博士或硕士学位者，或较高职称医师较其他医师对以上症状的理解情况为好。这项调查提示，临床医师对上消化道症状的理解并不全面，或存在混淆，如对餐后饱胀和早饱感，或上腹烧灼和烧心等的理解均较模糊。了解上腹部的正确位置是临床医师诊断的基础，然而不到半数的临床医师（42.17%）能按照罗马Ⅲ标准正确指出上腹部的定位，39.47% 的被调查者则是以传统的四区分法的左、右上腹部来定位，极少部分医师以九区分法定位。此结果提示临床医师对新的罗马Ⅲ标准认识不足。在罗马Ⅲ标准对上消化道症状的描述中，bloating 和 distension 是两个容易混淆的概念。bloating 是指腹部膨胀的感觉，而 distension 是指体检时发现的腹部膨胀。仅有 4.2% 的被调查者知道 distension 的含义，而错误的原因多是将其与 bloating 相混淆。中英文在表达上存在一定差异，临床医师只有正确理解专业单词的含义，才能更好地学习国内外文献，了解研究进展及诊断方法的演变与改进。许多上消化道疾病是基于症状学的诊断，其判断标准可能受到不同语言习惯、文化背景、教育程度及医疗水平等因素影响。因此，临床医师对上消化道症状认识的一致性非常重要。各级临床医师均应加强专业学习，注重知识更新，尤其是加强对"罗马Ⅲ标准"的解读，才能对患者进行更加准确的评估，并便于与国际接轨。

有研究[3]对消化内科门诊患者进行上消化道症状随机问卷调查。主要调查症状包括消化不良、餐后饱胀、早饱、烧心及上腹痛。研究结果显示，患者对自身症状的理解水平普遍偏低，对 5 个症状的正确认识率在 27% ~ 52.27%，没有患者 5 项症状全部理解正确，仅有 12 例患者正确理解 4 项症状（0.43%），102 例患者正确理解 3 项症状（3.64%），362 例患者正确理解 2 项症状（12.93%）。患者对自身症状的低水平认识提示临床医师在接诊患者时应该详细询问患者症状特征，以做出正确的判断。

在进一步对各个症状理解错误原因的研究中发现，患者将下消化道消化功能不良，或者出现肠道为主的症状误认为消化不良（28.95%）是导致对消化不良症状认识正确率较低的主要原因之一。餐后饱胀是 5 项消化道症状中理解较好的症状，错误的主要原因是有 28.4% 的患者将早饱症状错误地理解为餐后饱胀。而有高达 53.36% 的患者认为进食过饱或者进食后食物停留在胃内所引起的上腹部胀满就是早饱。可见，餐后饱胀和早饱是临床上容易引起混淆的两个症状。84.2% 的患者知道烧心是烧灼感而不是堵塞感。但是对于烧心部位的判断仅有 30.02% 的患者认为是胸骨后，29.94% 的患者认为是上腹部，24.24% 的患者认为是心前区。

在对影响患者自身上消化道症状理解因素的研究中发现，尽管部分消化道症状具有性别差异，但对于患者的自身理解能力，性别并不是独立影响因素。低年龄组的症状理解正确率要高于高年龄组。症状理解正确率与学历呈正相关，受教育水平越高越能够正确地理解自身上消化道症状。值得注意的是就诊次数与症状理解能力的关系。我们的研究发现，首次复诊的患者症状理解正确率要高于初诊和反复复诊的患者。推测原因可能是首次复诊的患者在初诊时由医生进行了健康教育及自身对疾病更加重视，因而比初诊时能够更加准确地理解自身症状。对于反复复诊的患者，症状谱的变化、社会–心理–精神因素的影响可能都是造成其对自身症状认知能力较差的原因。

了解患者对自身症状的理解能力是临床医师在接诊患者时能够正确问诊、临床诊断及制定治疗方案的基础。以上研究结果提示，患者对自身症状的理解能力较差，临床医师在接诊过程中应注意对消化系统疾病患者自述症状的重新评估。

（二）肠易激综合征与腹胀

在功能性胃肠病患者中，正常的胃肠道刺激或肠道内气体含量的微小变化都可能产生腹胀的感觉。现有的研究已经揭示了 IBS 患者的内脏感知阈值明显低于健康对照组，而内脏感知阈值的降低也被认为是产生腹胀的原因之一。自主神经系统也可能参与调节内脏的敏感性。已知交感神经激活能增加功能性消化不良患者的胃肠道胀气感；同样，自主神经功能障碍也会影响 IBS 患者的内脏敏感性，这种机制可能在腹胀中起作用。此外，还有研究人员提出内脏感知可能受认知机制的影响。也就是说，IBS 伴有腹胀的患者更注重自身的腹部症状，这是一种过度关注。此外，一份报告指出，女性 IBS 患者在经期腹痛和腹胀加重，此时直肠敏感性升高可能产生腹胀的感觉，但不会导致腹围的增加。总的来说，感觉阈值和意识知觉的改变可以用来解释腹胀的机制 [4]。

尽管胃肠道蠕动异常长期被认为是 FGID 的病理生理学关键，然而，它的关键地位在腹胀的产生机制中却不被认可。有研究表明，结肠运输的改变与 IBS 中腹胀和腹痛感觉的产生关系不大或没有关系。但是，在肠道气体的处理或转运方面，研究人员有不同的观点。在 Serra 等的一项研究中，他们发现，注入空肠的气体导致大多数 IBS 患者（20 人中有 18 人）出现腹胀或腹围增加，而对照组中只有 20%（20 人中有 4 人）出现这种症状。另一项研究表明，腹胀患者的小肠气体运输时间（尤其是空肠）比健康对照组更长，而结肠运输时间没有差异。这些成果都支持小肠气体处理功能受损可能是腹胀的产生机制之一。此外，Harder 等在健康受试者的空肠和直肠中注入气体，实验中分别测量空肠组和直肠组的腹围，结果显示两组的腹围值相似，但是空肠组的腹胀等症状更为明显。此研究表明，与气体相关的腹胀症状是由肠腔内气体分布情况决定的，而腹围增加程度则取决于肠内气体的体积。此外，IBS 或功能性腹胀（FB）患者的肠内排气效果较差，更容易出现腹胀症状。综上所述，胃肠道的气体处理功能受损可能是腹胀和腹围增加的机制。尽管前面解释了某些 IBS 患者腹胀的原因，但是有关肠道食物转运与腹胀之间的关系并不明确。

许多便秘患者都有腹胀的主诉。此外，虽然在一些研究中没有统计学意义，但 IBS 患者中，IBS-C 型的腹胀出现率确实比 IBS-D 型高。气体停留在肠腔使直肠膨胀，并减缓小肠和结肠的运输速度，这可能是便秘患者腹胀加重的原因。因此，便秘或硬块状粪便诱导了肠道运动改变，从而增加细菌发酵并产生腹胀的感觉。

四、功能性腹胀发病机制

饮食习惯被认为是产生腹部症状的原因之一，迄今为止，已有众多的研究尝试去证明它们之间的关系。过度摄入纤维可以使肠道蠕动减慢并膨胀，因此被认为是腹胀症状恶化的因素。此外，乳糖不耐受也可能加重腹胀症状。在小肠中，双糖被肠道的酶分解成单糖后吸收。如果此过程未顺利进行，双糖会到达结肠，然后被细菌酶分解成短链的碳酸和各种气体。因此，乳糖吸收不良可能导致 FB 患者出现腹胀症状。此外，有研究还提出了一种新的假设，即高发酵但低吸收的短链碳水化合物和多元醇（FODMAP）可能有助于胃肠道症状的发生。FODMAP 是一种具有渗透性活性的小分子，与长链碳水化合物相比，它的发酵速度非常快。这些分子可以相对选择性地诱导细菌增殖，尤其是小肠远端细菌的双歧杆菌。因此，高 FODMAP 饮食导致肠内产生氢气时间延长，结肠因大量氢气产生而膨胀，从而产生腹胀等胃肠道症状。

众所周知，消化道微生物群在宿主免疫系统中起着重要作用，在成人体内有 500 多种不同的消化道微生物群，它们主要是专性厌氧菌。这些微生物中只有一小部分能够被培养；因此，对胃肠道内各种微生物功能的认识还很有限。然而，过去几十年通过研究 IBS 患者的粪便，可以发现他们的结肠菌群发生了改变。胃肠道菌群可通过碳水化合物的发酵产生气体，在 IBS 中起着重要的产气作用。Collins 等提出，破坏宿主和肠道菌群之间的平衡会导致黏膜免疫系统产生明显的炎症变化，从而导致肠道感觉运动功能和免疫活动的变化，而这些菌群的改变可能会导致发酵气体类型和体积的改变，所以被认为可能是患者产生腹胀症状的原因。有报道指出，IBS 患者伴有腹胀是因为小肠细菌过度生长（small intestinal bacterial overgrowth，SIBO）导致发酵产生更多的气体。Pimentel 等的研究成果已经确立了 SIBO 可能是 IBS 的主要发病机制的理论。也有研究人员发现，在使用抗生素治疗诸如腹痛或腹胀等症状时，都可观察到症状有明显改善。然而，另一些研究结果却不支持这些观念，Riordan 等发现，对比 IBS 患者和健康人，通过培养 IBS 患者的小肠细菌数量常呈现出少量增加的现象，而且 IBS 患者和对照组的呼吸氢气浓度没有显著差异。他们不认为肠道菌群改变与腹胀等症状有相关性。总而言之，目前还不清楚小肠菌群的变化是否会导致患者产生腹胀症状，因此需要进一步的研究来证实它们之间的关系。

腹胀是 IBS 患者经常抱怨的问题。Park 等提出，腹胀越严重，患者心理应激指数越高。此外，腹胀患者常表现出高于常人的焦虑和抑郁情绪，这也支持了一种假说，即心理压力的增加会让患者对腹胀的感觉更加敏感。另外，在大规模的人口调查中，腹胀与精神障碍，如重度抑郁障碍、惊恐障碍和睡眠困难有显著的相关性。然而，目前还不清楚腹胀和社会心理压力之间是否存在实际关系，它们的关系需要进一步的研究来证明。美国的一项以人群为基础的研究显示：性别，尤其是女性，与 IBS 中腹胀和腹围的增加显著相关，且迄今已有其他研究报告了类似的结果。虽然许多研究已经提出 IBS 中性别因素扮演的角色问题，但是性别在影响腹胀和腹围增加的方面，其机制尚不清楚。一些研究表明，腹胀是月经的常见伴随症状之一。也有人考虑过激素在腹胀发生中的作用，即生殖激素在整个月经周期和绝经后的变化可能影响肠道运动和内脏感觉。此外，男女患者之间描述症状的差异也可能是解释女性腹胀发生率更高的原因。虽然关于这些差异的潜在机制还有待进一步研究，但仍然推测激素波动可以导致女性患者腹胀的产生。

五、腹胀与腹部膨胀

腹胀和腹部膨胀是诊断中另一组容易混淆的临床表现。罗马 IV 标准在多元文化特征、功能性肠病、治疗试验设计等章节中从不同的角度明确解释了腹胀和腹部膨胀的区别。腹胀（abdominal bloating）是指腹部胀满感、压迫感或气体堵胀，是一种主观感受 / 症状；腹部膨胀（abdominal distension）是指可以观测到的 / 客观的腹围增大。在罗马 IV 诊断体系中，功能性腹胀与腹部膨胀属于同一种疾病，但其病理生理机制有所不同。引起功能性腹胀的机制包括内脏高敏感和各种原因引起的肠道气体增加（包括不同的食物分解物在结肠内酵解、肠道微生态异常和小肠细菌过度生长、肠道对气体的传输异常、肛门排气减少)、腹部和膈肌的反射异常；而腹部膨胀主要是因为肠腔被气体、液体或固体内容物撑胀和扩张所引起的内脏－躯体反射异常，继而引起膈肌异常收缩伴腹肌异常放松。尽管目前专门针对功能性腹胀和腹部膨胀的治疗性研究资料有限，但罗马Ⅳ标准对腹胀、腹部膨胀的定义和机制的解释无疑对我们区别处理功能性腹胀和腹部膨胀具有重要指导意义[5]。

六、如何加深对腹胀的理解

（1）腹胀所涵盖的内容很多而且复杂，临床医师需仔细问诊分辨患者的具体症状以免误诊。

（2）问诊年龄较大、教育程度较低、病程较长及症状发作频率较高的患者更应慎重。

（3）患者的理解与医师的诊断一致性较差，且随着症状重叠增多有进一步变差的倾向，提示临床诊断时应谨慎判断。

（4）胀气及饱胀可能是腹胀患者最易混淆的症状。

（5）已有研究提示，可改善患者难理解的或不适用于我国患者的症状图谱，应考虑制作符合我国文化背景的图片进一步投入使用。

（6）使用详尽的文字描述或许是目前最有效率、最准确地提取患者症状信息的方法，并需要考虑进一步统一词汇。

参 考 文 献

[1]Stanghellini Vincenzo, Talley Nicholas J, Chan Francis, et al. Rome IV-Gastroduodenal Disorders [J]. Gastroenterology, 2016, 150(6): 1380-1392.

[2] 余晓云，王晓林，蔺蓉，等. 中国医师对上消化道症状理解情况的问卷分析 [J]. 临床消化病杂志，2013，25（3）：131-133.

[3] 蔺蓉，王晓林，余晓云，等. 中国消化疾病患者对上消化道症状认知情况的多中心调研 [J]. 临床消化病杂志，2012，24（5）：259-261.

[4] 谢国勇. 通过单病种数据库研究功能性腹胀的临床特点和疗效分析 [D]. 广州：南方医科大学，2019.

[5] 方秀才. 罗马Ⅳ功能性肠病诊断标准的修改对我国的影响 [J]. 胃肠病学和肝病学杂志，2017，26（5）：481-483.

第二节　积术丸在腹胀治疗中的运用

中医治疗腹胀的历史源远流长，其中积术丸作为治疗腹胀的代表方剂，在临床应用广泛。积术丸是由张仲景所著《金匮要略》中的积术汤加减化裁而来，易水学派的开创者张元素将积术汤中的积实、白术用量进行调整，增入荷叶包烧饭为丸，遂称积术丸或洁古积术丸。后来其学生李东垣在《内外伤辨惑论》中进行了发挥，根据饮食内伤不同的情况进行了加减，在临床广泛使用，对于腹胀的治疗效果显著。

一、历史源流

在张仲景的《金匮要略》《伤寒论》中经常提到中满、腹胀、痞满等证，这三个证候均归属现代所说"腹胀"范畴。在辨证论治方面，《金匮要略》有较系统的论述。一是重视腹胀虚实的辨治，提出舌苔黄腻为实证，可使用下法治疗。如"病者腹满，按之不痛为虚，痛者为实，可下之。舌黄未下者，下之黄自去"。二是辨寒热，"腹满时减，复如故，此为寒，当与温药"。若腹胀时轻时重，可能是虚寒证，当用温药来治疗。"病腹满，发热十日，脉浮而数，饮食如故，厚朴七物汤主之"。若患者腹胀，伴有发热，但没有使用发汗剂，当用厚朴七物汤。《伤寒论》中又言："发汗后，腹胀满者，厚朴生姜半夏甘草人参汤主之。"若已使用发汗剂者，当用厚朴生姜半夏甘草人参汤来治疗。仲景又言："但满而不痛者，此为痞，柴胡不中与之，宜半夏泻心汤。"对于胃痞的治疗，张仲景有一个非常著名的处方，即半夏泻心汤，以寒热平调，消痞散结。可见，通过辨腹胀的虚实寒热，可以针对不同的病机特点进行治疗。

枳术汤，由枳实七枚，白术二两组成，出自《金匮要略·水气病脉证并治》，曰："心下坚，大如盘，边如旋盘，水饮所作，枳术汤主之。"方中白术可健脾燥湿，以助脾之运化；枳实下气化滞，消痞除满。两药合用，可治疗各种水饮聚集于中焦所导致的心下坚的情况。后世医家在运用枳术汤时用药剂量上有很多变化，但是方中两药的比例基本不变，即白术二，枳实一。

到张元素时，他提出将枳实、白术加荷叶，裹烧饭为丸，成枳术丸，以加强对脾胃之气的顾护。作为他的学生，李东垣对此进行了大力推广。《内外伤辨惑论》说："易水张先生枳术丸，治痞，消食，强胃。白术二两，枳实（麸炒黄色，去穰）一两。右同为极细末，荷叶裹烧饭为丸，如梧桐子大，每服五十丸，多用白汤下，无时。"其意"以白术苦甘温，其甘温补脾胃之元气，其苦味除胃中之湿热，利腰膝间血，故先补脾胃之弱，过于枳实克化之药一倍；枳实味苦寒，泄心下痞闷，消化胃中所伤。此一药下胃，其所伤不能即去，须待一两时辰许，食则消化，是先补其虚，而后化其所伤，则不峻利矣"。方中为什么要使用荷叶呢？其中道理，李东垣在老年时才有所领悟，"荷叶之一物，中央空虚，象震卦之体。震者，动也，人感之生足少阳甲胆也，甲胆者风也，生化万物之根蒂也"。《黄帝内经》云"凡十一脏取决于胆"，而"荷叶色青，形中空，青象风木，食药入体，感此气之化则春夏令行"。李东垣认为，胆主少阳春分之气，脾气的上升与肝胆春生之令的升发有着密切关系，从一年四季之始，胆的震动带动脏器功能的运动以生发万物，"春气升则万化安，故胆气春生，则余脏从之"，肝胆行春生之令则脾能升，从而逐步推进全身机能恢复，腹胀得消。

二、临床辨证加减化裁

遵从枳术丸的配伍理论，李东垣在临床处方用药时，有很多的化裁变化。在其所著的诸多医书中，多以枳术丸为基础方进行加减，来创造新的方剂，治疗各类疾病。这些方剂为现代临床运用中药治疗腹胀提供了很多指导。现代在治疗腹胀时，多参考其思路和经验进行辨证施治。

（1）食积腹胀，治宜消食导滞。多以枳术丸加消食导滞之药物，如焦三仙等，来加强脾胃的运化功能。若食积伴脾气虚者，可以合用大安丸，即保和丸加白术。对于豆粉湿面油腻之物引起腹胀者，可选用白术丸，即枳术丸加半夏、神曲、橘皮、黄芩、白矾。对于勉强进食，而致心腹满闷不快者，可选用曲糵枳术丸，即枳术丸加大麦糵、神曲，帮助提高患者的消化能力，有效地消除消化不良所造成的腹胀。

（2）气滞腹胀，在治疗上往往需要配伍行气宽中的药物，轻者加橘皮、木香理气止痛，重者可以配伍四磨汤行气降逆，宽胸散结。李东垣所创橘皮枳术丸、木香枳术丸、和中丸等，可以帮助我们更好地提高临床治疗效果。

（3）湿热腹胀，多见大便不通或排便不畅，在治疗时，需要增加化湿清热的药物。可以选用枳实导滞丸，配合大黄、黄连、黄芩通腑泄热。当然，在使用通腑泄热的药物时要注意"中病即止"，也就是《黄帝内经》所说"大毒治病，十去其六，常毒治病，十去其七，无毒治病，十去其九"。

此外，如果湿浊蕴结，脾胃不和，升降失司者，单用化湿药可能难以起到好的疗效，需要配伍辛开苦降的药物，如半夏、干姜等，代表方剂如枳实消痞丸、半夏枳术丸。李东垣《兰室秘藏》中记载的枳实消痞丸就是在半夏泻心汤的基础上去黄芩，与枳术丸共用，加白茯苓来增强白术的健脾作用，以提高临床疗效，这也是现在临床上治疗痞满、上腹胀经常使用的处方。

（4）虚寒腹胀，需要温中祛寒，补气健脾。可参理中丸之义，配伍干姜、人参来温中补虚，李东垣所创的木香干姜枳术丸和木香人参生姜枳术丸均属此意。

（5）寒湿腹胀，处方时除了可以使用藿香散寒祛湿外，还有一味药物具有很好的温中祛寒、行气燥湿的功效，即草豆蔻。如李东垣就以草豆蔻和枳术丸联合使用，来提高临床疗效。若寒湿内停伴气滞的患者，常用厚朴温中汤，以温中行气，燥湿除满。痛甚者，可加肉桂、高良姜以温中散寒。兼身重肢肿者，可加大腹皮以下气利水。

（6）瘀血腹胀，常规治疗方法效果不好时，可以加用活血化瘀的药物，如李东垣常用三棱、莪术、姜黄、红花一类药物。中满分消丸、三棱消积丸等很多治疗中满的方剂都含有这类药物，可用于难治性腹胀的治疗。

除了以上所介绍的处方的加减用法以外，我们还需要将腹胀与其他疾病进行鉴别诊断。比如《脾胃论·脾胃胜衰论》中就提到"腹中夯闷，此非腹胀，乃散而不收，可加芍药收之"。患者心下夯闷者，乃脾气散而不收，此时不宜使用枳术丸进行治疗，需用一些酸敛的药物，来帮助收敛脾气，缓解症状。

三、现代实验研究

枳术丸的使用从张仲景开始已有 2000 多年，在临床上取得了非常好的疗效。这些疗效，在现代实验研究中也得到了证实。

枳术丸联合莫沙必利胶囊治疗功能性消化不良餐后不适综合征的随机平行对照研究发现，枳术丸能够明显提高莫沙必利的临床治疗总有效率。另外，也有实验对枳术丸治疗功能性便秘的剂量和疗效之间的关系进行了研究，证实枳术丸能有效改善便秘症状，且随着白术剂量的增加，改善作用越显著。这也正是我们临床上治疗便秘时，白术用量要超过

30g 才能有满意疗效的实验证据。有厂家在枳术丸的基础上对药物组成进行了改良，制成了更为方便的中成药。如临床应用较多的有枳术宽中胶囊，它在枳术丸的基础上加入柴胡和山楂，与胃动力药有相类似的效果。前面所介绍的李东垣的枳实消痞丸也被研发为中成药，能显著地提高功能性消化不良的临床疗效，同时有较高的安全性，其作用机制是提高迷走神经张力和胃动素水平。张声生教授的团队对枳术丸作用于功能性消化不良大鼠的机制进行了研究，认为它能降低内脏高敏性，与上调胃泌素的分泌和 5-HT 系统，同时下调 CGRP 的一些物质有关系，也证实了枳术丸对胃肠功能有促进作用，对功能性消化不良有更好的疗效。

四、结论

通过文献回顾，可以得出以下几点结论：第一，在运用枳术丸治疗脾虚气滞型腹胀的基础上，要注意健脾"以运为要，以降为安"，不能纯用补虚，要注意补而勿滞。在使用行滞的药物时要注意泻而勿伤，中病即止，"无毒治病，十去其九"，应配合瓜果蔬菜，食以养之，依赖机体自身功能的恢复。行气药与补药相须为用，如用党参或者人参，可配伍莱菔子或者莱菔叶，使用白术，可配伍枳实或者枳壳；使用黄芪，可配伍陈皮。通过这种药对形式的组合，达到补而勿滞的功效，尤适用于虚不受补的患者。

第二，需要注重辨别患者病性虚实的偏重偏差，如果病性以虚为主，可加重补脾药，以实为主，则需加重行气药物，即通过调整补泻药物的剂量来达到"治中焦如衡，以平为安"的治疗目标。

第三，要特别注意，腹胀虽然是一个症状，但是形成的机制非常复杂，可见于多种疾病，所以我们在临床治疗时，要注意鉴别诊断和辨证施治。如在诊断时，上腹胀、下腹胀和全腹胀的原因是不一样的。因此，中医辨证需要注意以下几点：腹胀是否伴有腹痛，腹胀和饮食有没有关系，是进食时胀，还是空腹时胀，是否伴有大便异常。如伴有便秘，多是胃肠动力障碍；伴有腹泻往往提示有脾虚湿滞。

综上所述，结合李东垣的学术思想，将枳术丸灵活、合理地用于腹胀的治疗，能够很好地提高临床疗效。

（沈　洪）

拓展

一、枳术丸药对分析

枳实辛散温通，破气消积，泻痰导滞，消痞止痛，辛散性烈，以泻为主；白术甘温补中，补脾燥湿，益气生血，和中导滞，固表止汗，甘缓补中，以补为要。故两药配伍运用，枳实以走为主，白术以守为要，一消一补，一走一守，一急一缓，相互制约，相互为用，助升清降浊之枢机，以达补而不滞，消不伤正，健脾强胃，消食化积，消痞除满之功[1]。《本草汇言》云："白术，乃扶植脾胃，散湿除痹，消食除痞之要药。脾虚不健，术能补之；胃虚不纳，术能助之。"枳实苦辛微寒，具辛行苦降之特点，善破气除痞，消积导滞。方中用量，白术重于枳实一倍，意在健脾为主，补重于消，寓消于补之中。故李东垣在《脾胃论》说："本意不取其食速化，但令人胃气强不复伤也。"因此，枳实、白术两药合用，消补兼施，消不伤正，补不碍滞 [2]。

二、临床辨证要点

（1）食积腹胀，多由饮食过度、食积内停、气机不畅所致。症见胸脘痞满，腹部饱胀，厌食呕恶，嗳腐吞酸，舌苔厚腻，脉滑。

（2）气滞腹胀，多因肝气郁结所致。症见脘腹痞闷，胁肋胀满，心烦易怒，食欲不振，嗳腐吞酸，舌淡红，苔薄白，脉弦。

（3）湿热腹胀，多因脾虚湿困所致。脾胃居于中焦，湿邪通于脾，易中伤脾胃，使脾胃运化功能受损，造成湿邪的阻滞而形成胀满；湿邪停滞日久，易蕴而化热，湿热内蕴，则症见脘腹胀满，大便不通，面如油垢，口干、口臭，舌质红，苔黄，脉濡数或滑数。

（4）虚寒腹胀，多因脾胃虚弱，寒邪内生所致。症见腹胀纳少，腹满时减，腹痛喜温喜按，纳少，大便溏薄，四肢不温，或肢体困重，或小便不利，舌淡，边有齿痕，苔薄白，脉细弱。

（5）寒湿腹胀，多因寒湿阻于中焦所致。症见脘腹胀满，恶心呕吐，肠鸣泄泻，舌苔白腻，脉滑。

（6）瘀血腹胀，多因气滞血瘀，血脉不通所致。症见脘腹疼闷，夜间加重，面色晦暗，舌质暗红，苔薄白，脉沉细。

三、临床研究举例

（一）临床疗效观察

有研究 [3] 将枳术丸与莫沙必利胶囊联合使用，治疗功能性消化不良餐后不适综合征的患者，连续治疗 28 天后，发现总有效率为 98.33%，单用莫沙必利胶囊总有效率为 63.33%。证实通过联合运用，枳术丸能够明显提高莫沙必利胶囊的临床疗效，且能降低复发率。还有研究显示 [4]，枳术丸联合济川煎可以明显改善老年慢性功能性便秘患者的排便困难程度、下坠感和腹胀程度，疗效明显优于乳果糖治疗。曹菲等 [5] 对枳术丸治疗功能性便秘的临床量效关系进行研究，比较了枳术丸中白术 30g、50g 和 70g 时对功能性便秘患者的治疗效果的差异，结果显示，70g 白术可使首次排便时间明显缩短。证实白术的用量越大，对便秘改善效果越好。

吴中平等 [6] 研究证实，枳术宽中胶囊可明显升高功能性消化不良（FD）患者的胃泌素和胃动素的水平，从而改善患者胃肠运动能力；同时可以提高血清中前白蛋白、白蛋白、转铁蛋白的含量，改善患者营养状况。秦波等 [7] 发现枳术宽中胶囊不仅能改善 FD 患者的胃动力，还能明显降低患者的抑郁评分。

（二）作用机制研究

王翠芬等 [8] 研究表明，枳实能加强大鼠平滑肌的收缩强度和延长收缩持续时间，从而使小肠平滑肌张力和运动功能增强，更加有力地清除小肠内容物，促进小肠的消化和吸收能力，进一步证明了枳实具有破气除胀、消积导滞的作用。朱金照等 [9-10] 研究发现，白术、藿香等 10 味中药有一定的促胃肠动力作用，白术的促动力作用较佳；白术对大鼠胃肌电紊乱具有一定调节作用，其机制可能与胃窦肌间神经丛 P 物质的分布增加及血管活性肠肽、一氧化氮合酶的分布减少有一定关系。此外，白术对自主神经系统有双向调节作用，可通过调整自主神经系统功能，治疗脾虚患者类似消化道功能紊乱的有关诸症，从而达到补脾的目的[11]。李冀等[12]研究表明，枳实、白术不同比例的配伍均有促进小鼠胃排空的作用，但枳实、白术配伍药组作用明显优于枳实、白术单独给药组，枳实、白术单味药促进正常大鼠胃动素分泌的作用不明显，但两药配伍能促进大鼠胃动素的分泌，其胃动素水平高于空白组和枳实及白术单味药。贡钰霞等[13]研究表明，大剂量生白术（70g）配伍枳实（30g）可以上调慢传输型便秘大鼠结肠组织中 5-HT$_3$R、5-HT$_4$R mRNA 及蛋白的表达，促进肠道动力。

张声生教授的课题组研究了枳术丸对 FD 大鼠的干预作用，发现枳术丸可以增加大鼠胃排空率，升高大鼠血清中的胃促生长素和 5- 羟色胺的含量，降低降钙素基因相关肽的含量，进一步推测枳术丸对 FD 的治疗作用是通过增强胃动力、提高内脏感觉阈值实现的[14]。

参 考 文 献

[1] 吕景山. 施今墨对药 [M]. 第 3 版. 北京：人民军医出版社，2009.

[2] 周步高，刘静. 浅论白术、枳实药组在枳术丸及其类方中的配伍意义 [J]. 时珍国医国药，2014，25（4）：158.

[3] 路青. 枳术丸联合莫沙必利胶囊治疗功能性消化不良餐后不适综合征随机平行对照研究 [J]. 实用中医内科杂志，2013，27（23）：46-47.

[4] 部繁，李孟一，谷云飞. 济川煎联合枳术丸治疗中老年慢性功能性便秘疗效观察 [J]. 现代中西医结合杂志，2019，28（1）：23-26.

[5] 曹菲，谷云飞，侯毅，等. 枳术丸治疗功能性便秘临床量效关系分析 [J]. 湖南中医杂志，2014，30（5）：45-47.

[6] 吴中平，徐意，李伟，等. 枳术宽中胶囊辅助治疗功能性消化不良患者及对胃动素、胃泌素和营养状况的影响 [J]. 浙江中西医结合杂志，2018，28（11）：42-45.

[7] 秦波，张俊. 枳术宽中胶囊对功能性消化不良并抑郁患者的影响 [J]. 中国实验方剂学杂志，2015，21（8）：186-189.

[8] 王翠芬，杨德治，魏义全，等. 枳实对大鼠胃肠电活动影响的初步研究 [J]. 东南大学学报（医学版），2001，20（3）：153-154.

[9] 朱金照，张捷，冷恩仁. 中药白术对大鼠胃肌电紊乱调节作用的机制探讨 [J]. 第三军医大学学报，2003，25（8）：698-700.

[10] 朱金照，冷恩仁，桂先勇，等. 白术、藿香等中药对胃排空、肠推进影响的实验研究 [J]. 中国中医基础医学杂志，2000，6（1）：21-22.

[11] 夏文晓，张学顺，梁彤. 枳实和白术及其配伍药对的现代研究 [J]. 中医药信息，2012，29（3）：15-19.

[12] 李冀，刘蔚雯，肖洪彬，等. 枳术汤治疗功能性消化不良的配伍研究 [J]. 中华中医药学刊，2007，25（2）：199-201.

[13] 贡钰霞，王浩，侯毅，等. 大剂量生白术配伍枳实对慢传输型便秘大鼠结肠 5-HT3R、5-HT4R 表达的影响 [J]. 中国中西医结合杂志，2019，39（8）：988-992.

[14] 李晓玲，张声生，杨成，等. 枳术丸对功能性消化不良大鼠胃排空功能及 Ghrelin、5-HT、CGRP 的影响 [J]. 北京中医药，2014，33（11）：58-62.

第三节　从病因谈乳糜泻与腹胀

（一）麸质对细胞的毒性

小麦中的麸质麦胶蛋白是乳糜泻的致病抗原，麦胶蛋白以多肽单链的形式存在，富含谷氨酰胺和脯氨酸，有 α、β、γ 和 δ 4 个片段，其分子量为 32 000 ~ 58 000Da，均可以导致肠黏膜损害。脯氨酸在乳糜泻中起着强有力的免疫反应激活剂作用。且大麦、裸麦中的麸质为大麦醇溶蛋白、裸麦醇溶蛋白，麦胶蛋白与这些植物蛋白间有交叉免疫活性，参与肠黏膜免疫复合物的形成，促进杀伤性淋巴细胞聚集，增加肠黏膜通透性，促进绒毛萎缩，增加肠道上皮细胞通透性。

（二）基因易感性

最近对于乳糜泻遗传相关基因的研究发现，其与特殊 HLA-Ⅱ 型基因密切相关。如定位于染色体 6P21 上的 HLA-DQ2 和 HLA-DQ8。90% 的乳糜泻患者可表达等位基因 HLA-DQ2，其余患者通常等位基因 HLA-DQ8 阳性。HLA-DQ2 和 HLA-DQ8 形成的分子带有对免疫系统致病的重要麸质抗原，可遗传给后代。

（三）肠道环境因素

如轮状病毒、肠道菌群、围生期和儿童期的肠道感染、抗生素的使用、首次麸质摄入的年龄，都与病情的发展有关。

（四）免疫机制

麸质中麦胶蛋白抗原（AGA）在肠道淋巴结激活免疫系统，通过细胞免疫和体液免疫途径最终导致肠黏膜甚至全身系统性免疫损害，在肠道局部分泌物或血清中可检测到 AGA 抗体 IgG 和 IgM，以及组织谷氨酰转移酶（GGT）。

因此，乳糜泻导致腹胀的原因，有两点需要注意，其一就是肠道内产气增多，产气增多主要与胃肠道内的微生物相关，微生物分解活动产生的各种乳酸、丁酸等物质，都会引起腹胀的产生，在临床诊治时需要重点关注。其二是和腹胀的联系就是免疫相关的疾病，乳糜泻患者肠道异常增多的物质会引起肠道局部和全身的炎症反应，导致各种炎性物质增多，改变肠道环境，引起各种消化道的疾病。从这两点理解就能对腹胀的病因、乳糜泻的病因及与腹胀的关系有更深层次的理解。

第四节　乳糜泻的临床表现与中医治疗

一、乳糜泻的临床表现

乳糜泻发生的原因主要为肠黏膜损害和继发的吸收不良，其最常见的临床症状包括腹部痉挛疼痛伴轻重不等的腹胀，并常有持续性消化不良、胃食管反流及腹泻或便秘、体重减轻、骨质密度降低。

乳糜泻在临床上较为少见，所以在临床诊断时要注意甄别。本病多见于青少年，如果青少年出现长期腹泻，伴有消瘦、腹胀，发育障碍，就应该考虑到本病可能。需要做相应的检查来诊断。如果已确诊为乳糜泻，从西医的角度，就应该嘱咐患者尽量避免食用含麦麸类的食品。

二、乳糜泻的中医辨证论治

从中医角度而言，首先要诊断明确，然后进行辨证论治。《黄帝内经》中说："清气在下，则生飧泄，浊气在上，则生膹胀。"所以说乳糜泻与中焦脾胃的关系还是非常密切的。临床上病性以虚实夹杂为主。初期可能有实证，以伤食、气滞、湿阻为多；后期以虚为主，但是临床见到的多为虚实夹杂之证，脾虚伴气滞、脾肾阳虚伴湿阻等。当我们见到这样的患者时，考虑病位主要还是在脾胃，与肝、肾、肺相关。在治疗上一定要注意调补中焦。调补中焦时要注意补不能过，以平为主，重要的是，我们要注意有些中药中含有一些麦麸药物，如炒麦芽、浮小麦等。因此此类患者不宜使用保和丸等药物，同时要嘱咐患者不要食用含麦麸类的食物。

（刘建平）

第五节　治疗腹胀的常用经方

张仲景《金匮要略·腹满寒疝宿食病脉证治》中记载了一个治疗腹胀的代表方剂——厚朴七物汤，"病腹满，发热十日，脉浮而数，饮食如故，厚朴七物汤主之"。这是临床治疗腹胀最常用，也是疗效最好的方子。此外，在《伤寒论》中对于腹胀和腹满病也有很多论述，相关条文有20余条，主要在太阳病篇、阳明病篇、厥阴病篇和太阴病篇中进行了论述，其中以太阳病篇和阳明病篇中为多。书中对于腹满的描述分类详尽，包括腹满、腹胀满、腹微满、腹硬满、少腹满、小腹满。对于不同的腹满，也采取了不同的治疗方法。例如，在阳明病篇中所描述的腹满，"阳明病，脉迟，虽汗出，不恶寒者，其身必重，短气，腹满而喘；有潮热者，此外欲解，可攻里也。手足濈然汗出者，此大便已硬也，大承气汤主之""若腹大满不通者，可与小承气汤微和胃气，勿令至大泄下"，便是以承气汤类来治疗阳明腑实所致的大腹胀满。"伤寒下后，心烦，腹满，卧起不安者，栀子厚朴汤主之"。对于腹满伴心烦者，便是以栀子厚朴汤来清烦热，除痞满。"发汗后，腹胀满者，厚朴生姜半夏甘草人参汤主之"。腹胀满者，予厚朴生姜半夏甘草人参汤，主要是由于发汗之后，损伤了脾胃，脾虚气滞，气机阻滞而出现腹胀满，用此方来消胀散寒、降逆补虚。关于腹微满的治疗，《伤寒论》曰："伤寒七八日，身黄如橘子色，小便不利，腹微满者，茵陈蒿汤主之。"此为湿热之邪阻于中焦肝胆。腹硬满，主要是以瘀血阻滞为主，"太阳病，身黄，脉沉结，少腹硬，小便不利者，为无血也；小便自利，其人如狂者，血证谛也，抵当汤主之"。当以抵当汤除少腹瘀血。还有太阳病从心下至少腹硬满而痛不可近者，以大陷胸汤主之。还有少腹满，太阳病篇中说："太阳病未解，心下有水气，干呕，发热而渴或利或小便不利，少满或喘者，小青龙汤主之。"主要是饮邪阻滞，气机不畅，发为腹满。从《伤寒论》中可以看出，张仲景对于不同的腹满的描述和所采用的治疗方法是不一样的。因此，我们在临床当中运用时，除了在辨脏腑阴阳气血、寒热虚实的基础上，还应该注意不同腹满的部位、症状的轻重，才能更好地提高治疗效果。

（苏娟萍）

第六节 从虚实谈经方在腹胀治疗中的运用

腹胀多与脾胃有关，脾胃运化失常，导致气机升降失调，中焦阻滞不通，则表现为腹胀。脾胃病往往分虚实两个方面：一方面饮食停滞，气机阻滞，瘀血内停，会引起腹胀；另一方面，脾胃虚弱，无力调节气机，运化水液，便会导致气机壅滞，水液内停，也会引发腹胀。正如《金匮要略》里所记载的，腹满痛，按之不痛为虚，痛者为实。说明腹胀确实可以分虚实进行辨治。《素问·阴阳应象大论》中曾说"清气在下，则生飧泄，浊气在上，则生䐜胀，此阴阳反作，病之逆从也"，说明气机壅滞会导致腹胀的发生。另外在《素问·至真要大论》里也提出"诸湿肿满，皆属于脾"，说明脾虚会导致水饮内停而引起胀满。因此，我们在分析病情时可以从阳明和太阴这两个大的方面去分析。

盘点经方可以发现，腹胀的治疗也可以分为阳明和太阴两大类。当阳明少阳合病时，要用大柴胡汤来治疗。大柴胡汤由小柴胡汤和小承气组成，小柴胡汤针对少阳疾病，主症以胸胁苦满、嘿嘿不欲饮食为主。"伤寒下后，心烦腹满，卧起不安者，栀子厚朴汤主之"。当病初入阳明时，便可以用厚朴栀子汤来治疗。当病情继续深入，到了阳明腑实的阶段，便有三承气汤——大承气汤、小承气汤和调味承气汤。为什么不用厚朴三物汤呢？厚朴三物汤与小承气汤均由厚朴、大黄、枳实组成，但药量不同。厚朴三物汤中厚朴八两，枳实五枚，大黄四两；小承气汤中厚朴三两，枳实三枚，大黄四两。前者意在行气，故君厚朴；后者意在攻实，故君大黄。厚朴三物汤用于里实气滞，胀重积轻；小承气汤用于里实气滞，积胀俱轻。当阳明、太阳合病时，便需要用到治疗腹胀的经典方剂——厚朴七物汤。它是由厚朴三物汤合桂枝汤去芍药而组成，为表里双解剂，具有解肌散寒，和胃泻肠之功效。

如果是太阴寒证，可以用温里的四逆汤温中祛寒，回阳救逆。如果是太阴病合有水饮证，可用外台茯苓饮以健胃利饮，行气消胀；太阴病合有气滞时，用厚朴生姜半夏甘草人参汤行气健脾。如果是伤寒病入夏以后导致的太阳中风卫强营弱证，需要用桂枝去芍药汤解肌祛风，去阴通阳。除了上述实证与虚证的论治以外，临床还常见虚实夹杂的病证，当脾虚气滞时，便可使用枳术丸健脾消食，行气化湿；当属脾胃虚弱，寒热错杂病证时，便可使用半夏泻心汤辛开苦降，平调寒热。

随着对中药现代作用机制研究的逐渐深入，中医诊治疾病已经不再只关注中医病因病机的分析，而是对现代医学强调的脑-肠轴、肝-肠轴在腹胀病中的作用特别关注。我们可以依靠现代技术进一步挖掘行气舒肝类药物，比如柴胡疏肝散、逍遥散等。谨守病机，辨证施治，便会有非常显著的临床疗效。

（李慧臻）

第七节　抗生素在腹胀治疗中的选用原则

消化道、腹膜及其他腹腔脏器罹患感染性疾病时可以伴随腹胀的表现。感染性疾病主要分为细菌感染性疾病、病毒感染性疾病、真菌感染性疾病、寄生虫感染性疾病等。通常细菌性感染会选用抗生素治疗。因此，在选用抗生素前，必须要有明确的细菌感染的证据。此外，在确定细菌的种类及对哪些种类的抗生素敏感之后，选择敏感的药物进行治疗。抗生素的使用过程必须足量、足疗程，这样才能够避免抗生素的滥用和耐药菌的产生。如果在抗生素使用过程中产生了耐药菌，要重新进行细菌培养及药物敏感试验，来选择其他种类的抗生素进行治疗。

引起腹胀的细菌感染性疾病中，肠道感染最为常见。肠道细菌感染又可分为急性和慢性两大类，对于急性感染可能来不及做药敏试验，来不及进行微生物的鉴定，需要根据经验使用广谱抗生素。对于慢性的肠道细菌感染，便拥有机会通过做粪便的细菌培养、微生物培养或是血液学培养，来诊断清楚细菌的种类，从而根据药敏试验结果选择具有针对性的抗生素治疗。肠道细菌感染常见革兰氏阴性杆菌和（或）厌氧菌感染。革兰氏阴性杆菌可以产生内毒素，靠内毒素使人致病，常见的革兰氏阴性杆菌有痢疾杆菌、伤寒杆菌、大肠杆菌、变形杆菌、铜绿假单胞菌、百日咳杆菌和霍乱弧菌等。革兰氏阳性杆菌对青霉素不敏感，针对革兰氏阴性杆菌的感染，可以选择喹诺酮类药物如诺氟沙星、左氧氟沙星等，也可以选择大环内酯类如克拉霉素、罗红霉素等，当然也可以应用三代的头孢类抗生素。当有厌氧菌感染时，可能需要加入抗厌氧菌的药物，如甲硝唑。

总之，如果腹胀患者需要使用抗生素进行治疗，一定存在有细菌感染性疾病，需要重视患者使用抗生素过程中的临床表现和化验指标变化，及时调整治疗方案。

（张　川）

第八节　抗生素在腹胀治疗中的运用

临床上，可将腹胀分为感染性腹胀和非感染性腹胀来治疗。感染性腹胀包括胰腺炎、腹膜炎、完全性肠梗阻、不完全性肠梗阻、肝硬化腹水等多种疾病，这些疾病最后大多需要使用抗生素来进行治疗，以控制感染及炎症反应。在抗生素的使用方面，可以选用二代或三代头孢、喹诺酮类抗生素等进行治疗。还有一种是近两年使用的新药——利福昔明，这是不被肠道吸收的非氨基糖苷类肠道广谱抗生素，它不改变肠道菌群的构成，不显著改变微生物的个体多样性，仅改变肠道细菌的相对丰度和肠道中的细菌代谢产物，所以是现在比较流行的一种抗生素，最近两年在临床上应用广泛。

但是对于中医师来说，临床接触到的患者更多是非感染性腹胀。对于非感染性腹胀，我们更多看到的是功能性腹胀、功能性便秘、功能性消化不良等一系列功能性胃肠病，中医药治疗十分具有特色。腹部手术后的患者及胆囊切除术后的患者，很多都会出现腹胀的症状。如果在中医辨证论治的基础上，加入平滑肌的双向调节剂，如匹维溴铵等小剂量的药物，便可以提高临床疗效。

另外，很多老年人具有顽固性腹胀，每到下午 4：00 ～ 5：00 加重，或是夜间加重，常辨证为脾肾阳虚证，这很可能就是老年缺血性肠病。2011 年发布的《老年人缺血性肠病诊治中国专家建议》中，将缺血性肠病分为急性肠系膜缺血、慢性肠系膜缺血和缺血性肠炎，此时可以在中药的基础上加入扩血管的药物，从而提高疗效，体现了现代中医辨证和辨病相结合，较好地治疗顽症痼疾，为患者解决痛苦。

在临床诊疗中，对于有诸如消瘦、贫血、大便潜血试验阳性等报警症状者，要进行仔细的筛查，完善胃肠镜检查、腹部 CT 等，以免漏诊消化道肿瘤。

但是对于一些严重的感染性疾病，中医疗法并非完全有效，这时，可以考虑将中药与抗生素联合使用，以达到标本兼治的目的。杨学峰[1]治疗腹部术后粘连性肠梗阻患者，在抗生素的基础上联用复方大承气汤，结果胃肠功能恢复时间、腹胀腹痛消失时间、平均治愈时间均明显缩短，总有效率达 95%。可见，联合使用的方法具有良好的临床疗效。

（周正华）

参 考 文 献

[1] 杨学峰 . 复方大承气汤联合抗生素治疗腹部手术后粘连性肠梗阻 40 例 [J]. 西部中医药，2014，27（6）：113-114.

第九节　急性胰腺炎患者的腹胀诊治

一、急性胰腺炎的定义

急性胰腺炎（acute pancreatitis，AP）是指多种病因引起的胰酶激活，继以胰腺局部炎症反应为主要特征，病情较重者可发生全身炎症反应综合征（systemic inflammatory response syndrome，SIRS），并可伴有器官功能障碍的疾病。

二、急性胰腺炎与腹痛腹胀

（一）腹痛

腹痛是 AP 的主要表现，常于饱餐或饮酒后突然发作，多为绞痛、钻痛、刀割样疼痛，持续性发作，阵发性加剧。疼痛持续性与炎症引起胰腺包膜持续膨胀有关，阵发性加剧与胰胆管、Oddi 括约肌、十二指肠规律性收缩运动因阻塞而痉挛有关。疼痛部位通常在中上腹部，如果病变靠近尾体部，则腹痛靠近左中上腹；如靠近胰头、胆源性，则以右上腹为主。一般轻症患者腹痛持续 3 ～ 5 天缓解，重症患者则持续更长时间。

（二）腹胀

腹胀往往伴随着腹痛同时出现，其程度也反映了病情的严重程度，故重症胰腺炎患者的腹胀比较明显。主要由炎症反应及炎性渗出造成的麻痹性肠梗阻所致。其次急性炎症期肿大的胰腺及其炎性液体刺激、压迫周围器官，引发横结肠、十二指肠梗阻。肠梗阻持续的时间越长，肠道细菌易位致继发感染，病情越严重。故有学者将腹胀缓解程度作为评估病情的参考指标。

三、急性胰腺炎与腹胀

除了 AP 本身的症状表现，AP 的全身及局部并发症都可以引起腹胀、腹痛的症状表现。

（一）全身并发症

AP 病程进展中可引发全身性并发症，包括全身炎症反应综合征（SIRS）、脓毒症（sepsis）、多器官功能障碍综合征（multiple organ dysfunction syndrome，MODS）、多器官功能衰竭（multiple organ failure，MOF）及腹腔间隔室综合征（abdominal compartment syndrome，ACS）等。AP 实际上是对自身的消化，甚至造成组织器官坏死的一种炎症，而且这种化学反应很快会诱发全身性的炎症反应，即瀑布效应，从而引起全身各个脏器的反应，甚至引起一些血管功能的衰竭。肠道微循环障碍，会引起黏膜损伤，肠黏膜通透性增高会引起菌群易位、内毒素释放，这些都是引起腹胀的重要原因。

（二）局部并发症

局部并发症也是引起腹胀的重要原因，包括急性胰周液体积聚、急性坏死物积聚、包裹性坏死、胰腺假性囊肿。

（1）急性胰周液体积聚（acute peripancreatic fluid collection，APFC）：发生于病程早期，表现为胰周或胰腺远隔间隙液体积聚，并缺乏完整包膜，可以单发或多发。

（2）急性坏死物积聚（acute necrotic collection，ANC）：发生于病程早期，表现为混合有液体和坏死组织的积聚，坏死物包括胰腺实质或胰周组织。

（3）包裹性坏死（walled-off necrosis，WON）：是一种包含胰腺和（或）胰周坏死组织且具有界线清晰炎性包膜的囊实性结构，多发生于 AP 起病 4 周后。

（4）胰腺假性囊肿（pancreatic pseudocyst）：有完整非上皮性包膜包裹的液体积聚，起病 4 周后假性囊肿的包膜逐渐形成。

四、急性胰腺炎与腹内高压

腹内压（intra-abdominal pressure，IAP）指腹腔内压力，主要由腹腔内脏器的静水压产生。腹腔是一个封闭式的腔隙，正常情况下腹内压不高于 5mmHg。腹内压是临床上诊断和治疗疾病的重要生理参数，腹腔或者腹膜后任何组织、器官、腹腔内容物在短时间内体积增大都会导致腹内压增高，形成腹内高压（intra-abdominal hypertension，IAH）状态。腹内压增高往往以腹胀为主要临床表现。重症急性胰腺炎并发腹内高压的发生机制符合原发性腹内高压的特点，是由于胰腺炎症和医源性大量的液体复苏引起腹腔广泛的炎性渗出导致的内脏水肿、麻痹性肠梗阻和胰源性腹水，引起腹腔顺应性改变。腹内高压在重症急性胰腺炎的发生率大约为 40%，ACS 的发生率大约为 10%。腹内高压已经作为判定重症急性胰腺炎预后的重要指标之一。重症急性胰腺炎合并腹内高压最易发生衰竭的器官依次是肺（95%），心血管（91%），肾脏（86%）。发生器官衰竭的机制除了腹内高压本身导致的病理生理改变外，还包括重症急性胰腺炎本身的炎症级联反应引起的多器官功能损害，有动物实验证明炎症反应合并腹内高压比单纯炎症反应或单纯腹内高压释放的炎性介质多。所以重症急性胰腺炎合并腹内高压导致的器官损害机制可能不是分别两者作用的累加，而是放大的作用。

发生腹腔间隔室综合征的患者，死亡率非常高，这时我们必须要通过手术的方法，采取开腹减压才能够挽救患者生命。急性胰腺炎也是中西医整合治疗最好的一个范例。现在许多西医师都知道，急性期可使用大黄，也可以使用大承气汤、清营汤等灌肠。

（宁守斌）

拓展

一、急性胰腺炎的其他症状

急性胰腺炎（AP）的主要症状多为急性发作的持续性上腹部剧烈疼痛，常向背部放射，常伴有腹胀及恶心呕吐。临床体征轻者仅表现为轻压痛，重者可出现腹膜刺激征、腹水，偶见腰肋部皮下瘀斑征（Grey-Turner 征）和脐周皮下瘀斑征（Cullen 征）。腹部因液体积聚或假性囊肿形成可触及肿块。可以并发一个或多个脏器功能障碍，也可伴有严重的代谢功能紊乱。增强 CT 为诊断 AP 的有效检查方法，Balthazar CT 评级、改良的 CT 严重指数评分（modified CT severity index，MCTSI）常用于炎症反应及坏死程度的判断。B 超及腹腔穿刺对 AP 诊断有一定帮助。

（一）恶心呕吐

AP 患者的恶心呕吐其实为防御性发射，呕吐后胃肠内负荷减小，胰酶的合成及分泌相应减少。一般与机体对于腹痛、炎症刺激、肠道胀气、麻痹性肠梗阻等的防御性反射有关。酒精性 AP 患者呕吐常发生于腹痛之前，胆源性 AP 患者呕吐常在腹痛之后。有学者认为，这可能与过量酒精本身可刺激胃部肌肉剧烈收缩，且快于其引发壶腹部痉挛及胰管张力增高的速度有关。而胆源性 AP 患者是先出现急性胰腺炎，再引发一系列病症，最后导致呕吐。

（二）黄疸

此类黄疸多为梗阻性黄疸，系各种损伤性因素导致胰头水肿，压迫胆总管，或者胆总管结石、胆道感染所致。起病 1～2 周后出现的黄疸多由胰腺假性囊肿压迫胆总管所致。少数患者后期可并发肝损害而出现肝细胞性黄疸。

二、诊断标准

临床上符合以下 3 项特征中的 2 项，即可诊断 AP：①与 AP 相符合的腹痛；②血清淀粉酶和（或）脂肪酶活性至少高于正常上限值 3 倍；③腹部影像学检查符合 AP 影像学改变。

第十节　胰腺炎患者腹胀的中医诊治

对于胰腺炎患者腹胀的中医诊治，我仅提供以下三个观点、三个证治法、三个通腑方药。

一、三个观点

（1）胰腺炎以腹痛为主要表现。
（2）胰腺炎可以出现腹胀。
（3）中医能解决腹胀问题。

二、三个证治法

假如出现腹胀，从中医理论理解胰腺炎出现腹胀的机理，有气滞腹胀、食滞腹胀、腑实腹胀。

1. 气滞腹胀

胰腺在中医理论中相当于脾，与胃、肝、胆、肠功能相关。胰腺炎，尤其在轻症病例中，首先致脾胃、肝胆、肠的功能失调，进而出现气滞，导致气滞腹胀。治疗应理气消胀，选用柴胡疏肝散、四磨汤类方。

2. 食滞腹胀

胰腺炎过程中，会影响消化酶的分泌与功能，尤其在慢性胰腺炎当中较为明显，出现消化不良症状。从中医理解，即是脾胃受损，脾失健运，胃纳失常，进而出现食滞腹胀。治疗应消食导滞，选用枳实导滞丸、保和丸类方。

3. 腑实腹胀

腑实腹胀常见于急性胰腺炎，尤其是在一些重症急性胰腺炎中，肠道功能受影响明显，严重者出现肠麻痹、肠梗阻，导致腑实腹胀。治疗应理气通腑，常用的有大承气汤、小承气汤、调胃承气汤等。

以上三种思路在胰腺炎治疗中视具体情况而用，并结合胰腺炎辨病辨证使用。

三、三个通腑方药

1. 大黄

大黄源于《神农本草经》，味苦，性寒，归脾、胃、大肠、肝经，具有泻下攻积、清热泻火和凉血解毒等功效。《神农本草经》记载大黄可"荡涤肠胃，推陈致新，通利水谷，调中化食，安和五脏"。现代药理学研究发现，大黄的主要成分大黄素可降低胰淀粉酶功效，并对重症急性胰腺炎时全身炎症的肺脏、肝脏及小肠黏膜等重要脏器有保护作用；可降低急性胰腺炎的 TLR2、TLR4 mRNA 表达，并具有改善肠黏膜屏障的作用，进而达到抑制炎症反应的发展和减轻胰腺损伤的目的。

2. 芒硝

芒硝出自《名医别录》，味苦、咸，性寒，归胃、大肠经，具有泻下攻积、润燥软坚、清热消肿的作用。《本草纲目》记载芒硝"其用有三：去实热，一也；涤肠中宿垢，二也；破坚积热块，三也"。现代药理学研究发现，芒硝具有抑制急性炎症、促进肠蠕动等功效；能够缓解急性胰腺炎患者的腹痛、缩短住院时间和减少并发症。单味中药芒硝治疗 AP 时多采取外敷法。

3. 大承气汤

大承气汤出自医圣张仲景所著《伤寒论》，由大黄、芒硝、厚朴和枳实四味药物组成，具有峻下热结的功效，主治"痞、满、燥、实"四症俱全之阳明热结重症。现代医家从辨证论治出发对其进行加减变化，治疗急性胰腺炎。结果显示大承气汤及其加减组方在改善患者临床症状、提高治愈率、降低病死率及改善预后等方面均有良好效果。

（刘绍能）

第十一节　中成药治疗腹胀的体会

中成药在腹胀治疗中的应用范围非常广泛，几乎和西药干预同步进行。中成药在治疗腹胀方面，具有良好的治疗效果，临床症状改善明显，具有其独特的优势，但是在应用时一定要将辨证论治贯穿其中，根据患者的证候特点，合理用药。

把现代医学对于腹胀的病理生理机制的研究认识和中医整体辨证论治思想相结合，认为腹胀的病因可能是感受外邪、饮食不节、情志失调等；病机主要是由于虚实两端，从而导致气机不畅，升降失调。我们通过大量的研究，根据其症状特点将腹胀分为肝郁气滞、寒热错杂、脾虚湿阻、中焦虚寒等证型。

我的另一体会是，现在运用中成药的临床治疗非常多，但是大部分药物缺乏系统评价，或者它的评价没有得到公认。在现代循证医学快速发展的大背景下，我们对于中成药在治疗腹胀方面的应用更需要提供严谨的设计和数据的支持。这也需要各位的共同努力。

（温艳东）

第十二节　中成药在腹胀中的合理运用

中国传统医药学是一个伟大的宝库。如今中药应用得非常广泛，尤其是中成药，无论是中医还是西医，无论是老中医还是年轻医生，无论是内科医生还是外科医生，都有应用中成药。正因如此，我们需要从中医和西医的角度对中成药有一个更好的认识。

中成药是指在中医药理论指导下，经过医学和药学研究，获得国家药品管理部门批准，以中医处方为依据，中药饮片为原料，按照规定的生产工艺和质量标准制成的中药制剂。对于中成药的优缺点，应当辨证地来看。

一方面，相对中药饮片煎剂而言，中成药具有现成可用、适应急需、贮存方便、随身携带、无异味和少刺激的优点。另一方面，由于成药统一配方规格的特点，中成药也有药味组成、剂量配比不能随证／症加减的不足。中成药的优势和劣势都是客观存在的问题，这就要求我们在临床应用中要充分了解每一种中成药的特点，灵活运用。

中成药最大的特点是"快"，医师开药比逐一斟酌方剂的用药用量要快，患者从药房取药更快，中成药不需要熬制，患者服药更快。但不可忽略的是，疗效才是最重要的评价指标。在中成药的使用中，不可一味图"快"，而要根据患者的症状判断病证，选择恰当的药物。

适应证是指药物根据其用途，采用准确的表述方式，明确用于预防、治疗、诊断、缓解或者辅助治疗的某种疾病或者症状。在制定治疗方案和开具处方时，药物的适应证应与患者病理、病因、病情和临床诊断相符合。使用中成药时，患者症状表现符合药物的适应证，是中成药合理应用的首要内容，应遵循中医药理论、中医药治疗学理论（处方诊断信息体现八纲辨证、脏腑辨证、六经辨证、气血津液辨证）及药品说明[1]。

中成药的适应证描述中，除了主症，还有次症，临床中选择中成药既要参考主症，还要参考次症，次症也是非常重要的参考条件。例如，同样是以"腹胀"为主要表现的病证，在众多可以用于"腹胀"的中成药中，如何选择恰当的药物，就必须结合次症综合判断。这是在临床中一定要注意的问题。

总之，当前中成药在临床中运用广泛，有其优势但也存在缺陷，临床医生在使用中仍要以辨证为前提，综合评估患者主症与次症，选择适合的药物，才能最大限度发挥中成药的作用。

（窦永起）

参 考 文 献

[1] 金锐，赵奎君，郭桂明，等．中成药临床合理用药处方点评北京共识 [J]．中国中药杂志，2018，43（5）：1049-1053.

拓展————————————————————————————————

辨证论治指导中成药在腹胀中的使用[1]

一、气机郁滞

各种内外致病因子作用于脾胃、大小肠皆可导致气机阻滞，引起传化失常，出现胃失和降、脾失健运、小肠欠顺达、大肠不传化、肝失疏泄、肾关失约等变化，并可相互影响。胃失和降则受纳失职，致小肠降浊不利；脾失健运，可致肝气郁结，出现土壅木郁之证。因此治痛治胀之要，无论虚实，皆可以理气为先。中医学认为气运行于全身，气化在生理情况下代表全身和各脏腑的功能正常，气滞在病理情况下则代表功能性疾病的动力障碍，其临床症状因部位不同而表现各异，但以疼痛、胀满为主。

理气解郁法具有疏通气机、消除郁结的功能，主治气滞郁结的病证。气滞的治疗原则是理气解郁，其代表方剂有枳实导滞丸、六味安消丸、木香顺气丸、气滞胃痛冲剂等。

二、脾虚胃弱

脾胃为病，多见虚弱，其原因有：一是先天禀赋不足，脾胃素体不健，每当受到内外邪之侵袭，则易致脾虚胃弱；二是后天护理失调，如外受寒湿所伤，饮食不节，劳累过度等致使脾胃内伤。脾胃属土，土因木而达，脾与肝为木土相克之关系，脾胃虚弱必招致肝木克伐，临床上形成肝郁脾虚之证，如患者思虑过度，精神抑郁，见肝失疏泄，肝气郁结之证，若在肝郁的基础上，又见胸胁胀满、腹胀腹痛、嗳气呃逆、纳呆早饱、便溏无力等症，则形成肝郁脾虚之证。

健脾和胃法具有健脾助运，和胃降逆的功能，主治脾虚胃弱的病证，适用于脾失健运、胃失和降而产生的腹泻便溏、脘腹胀满、纳呆食少、全身无力、四肢疲惫的症状。其代表方剂有四君子汤、补中益气汤、黄芪建中汤、吴茱萸汤、旋覆代赭汤、丁香柿蒂汤、香砂养胃汤和建中汤等，其药理作用能兴奋消化功能，排除胃肠积气，反射性地促进胃功能，增强蠕动，止呕镇吐。

三、湿热蕴结

脾主运化水湿，若运化失健，则水湿停滞，故脾喜燥恶湿，外湿困脾必致脾失健运，湿从中生，多因脾气虚弱，湿邪易生难去，每多蕴结，阻滞脾胃功能，并可寒化或热化。若湿从寒化则表现寒湿征象，引起腹胀便溏、纳呆食少、身体困重、头蒙如裹、舌苔白腻等症。若湿从热化，则表现湿热征象，引起脘腹痞满、呕恶厌食、嗳气呃逆、舌苔黄腻等症。若湿邪留滞于大小肠，湿热或寒湿下注大肠，可致泄泻不爽，腹中满痛，肠鸣腹痛，便结难解，舌苔黄腻。脾胃湿热蕴郁日久，每可伤阴，导致阴虚湿热之复合病机。中焦寒湿困阻，易于伤阴，致使脾阳衰惫，而成阳虚寒盛之证。

燥湿清化法具有燥湿清热的功能，主治湿热蕴结型腹胀，但这种湿热不是急性发作、炽盛暴注的湿热，而多是由于脾虚湿困、湿蕴化热，形成湿热蕴结，病程日久，湿热交织，湿邪留恋难去，易于迁延不愈。其代表方剂有香连平胃散、葛根芩连丸、加味香连丸、左金丸等。

四、气滞血瘀

脾胃气机阻滞，上下不能相通，不通则痛，不通则胀，不通则呕恶呃逆，不通则反酸、反胃。气滞日久，可由气及血，由经入络，由外而里，若影响及血分则形成气血俱病，经络不利，形成瘀血之证。瘀血是由于血行失度或血脉运化不畅而形成的一种病证，瘀血一旦形成，又可作为一种致病因子，引起种种病证。脾胃病之瘀血形成常与脾胃功能受损有关，如脾胃气虚，无力推动血液运行，血必因之而发生郁阻，脾虚不摄，则血不循经而溢于经外，虽经止血仍不得消散，蓄而为瘀；脾胃阳虚，阳虚生寒，寒凝脉络，脉络内急，血流不畅，涩而为瘀；脾胃阴虚或肠道津亏，阴虚生内热，煎熬津液，血流稠黏，难以流通而成瘀；脾胃内伤，运化失常，气机失宣，阻于血络，血滞成瘀等，凡此种种瘀血，多因脾胃功能失调，气机阻滞而致，一般多见气滞与血瘀并存，单纯瘀血较少。

活血祛瘀法具有疏通血液瘀滞，增强血液循环的作用，主治各种病因引起的瘀血证。临床上单纯瘀血证比较少见，多和其他证型并存，故活血祛瘀法也可分为益气祛瘀、行气祛瘀、利湿祛瘀、清热祛瘀等法，代表方剂有血府逐瘀汤、化痞汤、核桃承气汤、调胃承气汤等。

五、小结

总之，中成药治疗腹胀在临床中应用广泛，使用便捷，但必须谨记辨证论治原则，根据患者具体症状表现、证候特征用药。

参 考 文 献

[1] 危北海 . 胃肠动力功能障碍性疾病的中医辨证与治疗 [J]. 中国中西医结合消化杂志，2003，11（5）：259-261.

版块六
病例讨论

一、病例记录

患者，男性，26 岁。

主诉：间断腹胀、腹泻、呕吐 10 余年，加重 3 年。

现病史：患者年幼时无明显诱因出现间断腹胀，伴有餐后呕吐及腹泻，饱餐尤甚，严重时每天呕吐或腹泻 5～6 次，每次持续 2～5 天，平均每月发作 2～3 次，若饮食量减少，腹胀未见减轻，彻底不进食则腹胀有所改善，上述症状随着年龄增长有进行性加重趋势。2010 年青春期时症状加重明显，遂于湖南当地医院行腹部 CT 检查，提示下腹部肠管有扩张、低位小肠梗阻，梗阻点位于右下腹远端回肠，胃镜和结肠镜无明显异常，予禁食水、胃肠减压、肠道益生菌等对症处理，症状未见明显改善。3 年前患者上述症状更加严重，腹围较前明显增大，腹泻较前加重，肠鸣音活跃，2017 年于当地医院查立体腹平片提示低位小肠梗阻；腹腔镜探查未发现明确梗阻部位，曾服用一些中药（具体药名不详），症状未见明显改善。2018 年 1 月来诊，入院时患者消瘦，腹部膨隆，蛙状腹，腹围 108cm，肉眼可见肠型蠕动波，夜间肠鸣音明显，同时腹泻严重，大便呈水样，全身皮肤有红斑样脱屑性改变。

既往史：2013 年患有银屑病，2017 年因阑尾炎行阑尾切除术，否认其他病史。

辅助检查：血常规基本正常，血生化氨基转移酶升高，粪便常规、潜血试验、苏丹Ⅲ染色均为阴性，甲状腺功能、结核、血沉均正常，肠镜检查发现一个人芽囊原虫，与检验科老师沟通后考虑为种植性人芽囊原虫，排除其导致本病的可能性。腹部 CT 显示全部空肠及部分回肠有大量气体，远端结直肠塌陷。胃电图显示餐前及餐后胃电节律紊乱，肛门直肠测压显示最大静息压、最大缩窄压正常，直肠最初感觉和最大耐受量为敏感性正常，抑制反射不存在。小肠超声可见多发肠管扩张，肠内容物聚积较多，出现往复运动；近肝曲处可见升结肠结构，肠腔塌陷，横结肠、降结肠受扩张小肠影响，探查困难。

诊断：①假性肠梗阻（考虑与小肠细菌过度生长有关）；②低动力性腹泻；③重度脂肪肝；④银屑病；⑤人芽囊原虫感染，临床意义待定；⑥阑尾切除术后。

治疗：补充营养支持，调节肠道菌群，饮食予安素肠内营养，予利福昔明 0.1g，每日 3 次，患者用药后腹胀明显减轻，腹围缩小，之后加用保肝、理气消胀类药物，之后患者肝功能逐渐恢复正常。

二、诊疗难点

（一）诊断难点

患者入院时严重腹胀伴有恶心呕吐、水样泻，检验提示血生化氨基转移酶升高；腹部 CT 发现空肠和一部分回肠有大量气体存在，远端结直肠塌陷。根据临床表现和影像学观察，可以诊断为小肠梗阻，内镜和空腹探查时未发现积极性因素，因此假性肠梗阻的可能性更大，西医诊断相对明确。我们要注意的是，肠梗阻患者一般不会有腹泻的状况出现，但是这个患者小肠梗阻的同时伴有水样泻值得我们进一步探讨。根据相关的辅助检查，便常规、血常规都正常，通过腹部 CT 可以看到小肠内有大量气体，假性的小肠梗阻很可能会出现小肠细菌过度生长（small intestinal bacterial overgrowth，SIBO），造成水样泻。

　　SIBO 是指远端肠道菌群易位进入小肠，引起小肠内细菌过度生长，其特征为细菌总负荷的增加和不同种类的肠杆菌、拟杆菌、梭状芽孢杆菌、梭杆菌在小肠中出现。临床可表现为腹胀、腹泻及营养吸收不良等症状，常见病因有小肠的蠕动功能降低、胃酸分泌过少及小肠结构异常等，而肠梗阻引起的小肠结构异常被认为是与 SIBO 有关的结构因素。综合判断该患者的腹泻是由于肠梗阻造成小肠细菌过度生长引起的，因此也得出了在治疗过程中的主要药物（利福昔明）。我们可以从这个患者的诊疗过程中看出明确诊断的重要性，诊断不仅是分析病情的结果，更可以当作后续治疗的提示和准则。

　　在诊疗过程中，病因也是非常值得我们关注的一个要点。患者是一名 26 岁的年轻男性，自述腹胀多年，幼年起病，随年龄呈现进行性加重的趋势，入院检查时发现氨基转移酶升高，有重度脂肪肝。关于腹胀的起因，推测可能是先天性肠梗阻，但在做肛门直肠测压时我们发现患者肛门直肠测压抑制反射消失，检查结果与诊断不太相符，可能是营养不良，身体太过虚弱的原因，因此需要再次检查，也可以通过结肠 CT 重建观察在直肠和乙状结肠交界的地方是否存在狭窄环，如果存在收缩或者狭窄环，就可以解释为何肛门直肠测压抑制反射消失。而患者之前在外院未检查出肝功能异常，但现在在腹胀情况加重，不能排除肝功能异常及重度脂肪肝的影响因素，腹胀的最常见病因就是肝病，尤其是脂肪肝，因此在以后的治疗过程中不仅需要对症对因治疗，还需要时刻关注肝脏的各项指标，避免加重病情。

　　（二）治疗难点

　　患者以"假性肠梗阻"的主要诊断入院后，饮食予以安素肠内营养支持、利福昔明 0.1g 每日 3 次，辅以地衣芽孢杆菌活菌胶囊、L- 谷氨酰胺呱仑酸钠颗粒、复方阿嗪米特肠溶片、西甲硅油乳剂；肝功能异常方面，予多烯磷脂酰胆碱胶囊、熊去氧胆酸胶囊治疗。西医主要采用对症治疗的策略，缓解患者症状、补充营养，防止症状进一步加重。患者呕吐严重，并未口服中药，以外用为主。

　　明确诊断之后，从多方面考量用利福昔明作为治疗 SIBO 的主要药物，利福昔明的抗菌谱广，对于小肠内的厌氧菌，如拟杆菌、乳酸杆菌和梭状芽孢杆菌等效果明显。同时辅以地衣芽孢杆菌活菌胶囊、L- 谷氨酰胺呱仑酸钠颗粒等治疗腹胀和泄泻的症状。因为患者同时患有脂肪肝和血生化氨基转移酶升高，在治疗中也用到一些保护肝功能的药物，如多烯磷脂酰胆碱胶囊、熊去氧胆酸胶囊。服药治疗之后患者腹胀明显好转，腹围缩小（由 108cm 到 96cm），大便转为黄色糊样便，1 ～ 2 次 / 天，同时氨基转移酶、胆红素逐渐降至正常。

　　患者入院后，我们需要根据主诉、病史、各项检查检验结果尽快得出诊断，全面剖析病例。而治疗是基于诊断的，诊断越准确全面，治疗就越高效。同时也不能忽略病因的重要性，要对症对因治疗，才能更好地保证患者生活质量。

三、病例的思考

（一）过程分析

　　患者青年男性，主因腹胀伴有呕吐、腹泻入院，查体肠蠕动明显、肠鸣音活跃，临床症状和影像学表现均提示低位小肠梗阻，且内镜下检查未提示占位性病变，空腹探查未明确梗阻的积极性因素，因此考虑属于假性肠梗阻。由于患者病程长，幼时起病，故考虑符合先天性肠梗阻条件，但由于患者肛门直肠抑制反射存在，与先天性肠梗阻或先天性巨结肠条件不符，应做进一步检查验证。患者除腹胀、呕吐外亦伴有腹泻，每日 5～6 次，呈水样便，可能由于患者小肠内细菌过度增长导致消化不良再加上梗阻导致食物堆积，肠腔内呈高渗状态故患者出现腹泻。

患者除主要症状，亦存在肝功能异常、氨基转移酶升高、重度脂肪肝、营养不良及银屑病病史等。患者肝功能异常原因复杂，与原发病、服药史及营养不良均相关。在治疗上，围绕这些方面，首先应明确具体的原发病变范围与病因，若病变范围较小，可采取小肠部分切除手术。同时明确疾病是属于神经源性病变或者肌源性病变，有利于对患者进行治疗。在治疗时，不仅需要针对胃肠动力和小肠细菌过度生长用药，还应注重患者肝功能的恢复。

（二）专家观点

（1）李晓青教授认为患者为年轻男性、病程长。临床症状与影像学检查均反映为小肠梗阻。内镜下检查未提示占位性病变，空腹探查未明确梗阻的积极性因素，因此考虑属于假性肠梗阻。下一步可以进行胃肠动力检查。

（2）盛剑秋教授提到患者幼年发病，腹胀、餐后呕吐、腹泻，查体可见肠型蠕动波，多次影像学检查提示低位小肠梗阻。综上小肠不全性肠梗阻的诊断应该是明确的。本病例对小肠的评估采用的是小肠超声和腹部 CT，这两项检查对小肠的评估准确性均不高，应进一步行小肠镜检查和仿真小肠 CT。该患者病因主要考虑以下几方面。

1）餐后呕吐和腹泻均不是低位肠梗阻的典型表现，餐后呕吐更多见于高位梗阻。患者胃电图显示餐前、餐后电节律紊乱，小肠超声见多发肠管扩张，肠内容物多，往复运动。以上这些均提示存在动力异常。结合患者幼年起病，应考虑有无肠道神经或肌肉发育障碍所导致的先天性肠梗阻。既往在临床上往往需要外科手术切除肠道，获得肠道全层标本才能诊断本病。现在可以在内镜下通过 OTSC 夹的辅助取到肠道的全层标本，进行病理观察，创伤小。在治疗方面，应首先在小肠镜下明确病变范围，若病变范围较小，可以采取手术切除，从而达到根治的效果。

2）患者有银屑病病史、肝功能异常，应追问患者的用药史，有些治疗银屑病的"偏方"中含有高铅化合物，如樟丹、铅丹、红丹、黄丹、密陀僧、宫粉等。应注意有无药源性铅中毒的可能。有文献报道，药源性铅中毒以治疗银屑病为主，占 80% 以上。铅中毒也可以表现为腹胀、不全性肠梗阻，多伴有贫血。

3）青年男性，病程较长，还应明确有无小肠克罗恩病，或其他免疫相关疾病小肠受累。这类疾病可以导致肠道狭窄，当狭窄程度较轻时，腹部 CT 和小肠超声很难发现，应行小肠镜检查和仿真小肠 CT 或 MRI。此外，粪便钙卫蛋白对肠道黏膜破损有提示意义。该患者可查粪便钙卫蛋白，如明显升高，则高度提示小肠可能存在器质性病变。

（三）整体思维的运用

在该病例中，共有几个要点值得注意。首先患者幼时起病，病程长，且病情逐年加重；其次患者除了肠梗阻的临床症状外，亦伴有腹泻，且每日腹泻次数较多，为水样便；再者患者长期营养不良，消瘦且肝功能异常。在此病例诊疗过程中，积极运用了影像学、内镜学手段进行诊察，结合患者病史，首先判断属于假性肠梗阻，又在此基础上提出先天性肠梗阻的诊察要点，同时指出先天性肠梗阻的病因及需要的检查。患者亦伴有腹泻，可能因为小肠内细菌过度增长导致消化不良，梗阻又导致食物堆积，所以肠腔内呈高渗状态，故出现腹泻。患者营养不良、肝功能异常，首先应考虑肝功能异常的原因，是否为原发病或药物引起的肝损伤或是院内较全营养引起的喂养综合征。诊断清楚后，在治疗时，首先应明确小肠病变的范围，若范围较小，可以采取手术切除根治。其次除了胃肠促动力药，还应采用利福昔明治疗小肠过度增长导致的腹泻。治疗时注意患者肝功能的变化，应用保肝药物治疗肝功能异常。

在腹胀的诊治中，除了影像学与内镜下的检查外，也要结合患者的症状、体征及病史，明确病因。腹胀除了胃肠动力学因素外，还可以与肝相关，在疾病的诊疗过程中，应注意整体思维的运用。

大会寄语

路志正教授

我今天学了很多东西，这是从书本上学不到的。我们今天的会举办的方法很好，开专题，讲专科，各位专家各抒己见，这样的方法非常好。今天讲的病我都见过，在治疗上，中医有中医的方法，西医有西医的方法，中医有中医的特长，西医有西医的特长，中西医结合就是要将中医与西医的优势结合。我们国家人口众多，腹胀也是非常常见的症状表现，因此受此症状困扰的人也很多。毛主席曾经在《七律二首·送瘟神》中这样写道，"绿水青山枉自多，华佗无奈小虫何"，这是中华人民共和国成立初期我们国家遇到的血吸虫病的问题，但是最终我们通过一步步的努力解决了。现在我们面对疾病，也应当针对每一个疾病发生的根本问题，从一个症状、一个环节、一个变化入手，逐步深入，最终战胜疾病。

现在我们国家条件越来越好，"舌尖上的问题"也多了起来，也就是"金元四大家"之一李东垣强调的脾胃病逐渐成了主要问题。脾胃受损，百病丛生。疾病随着时代在变化，我们中医也应当从自身加强处理问题的能力，书本上、会议上学习到的内容，要在临床中灵活运用，仔细体会。希望大家都能通过实践来学习，中西医合作，结合优点，发挥特长，互相交流，共同进步，真正解决问题，为医学事业兴旺发达而努力，为祖国强盛而奋斗。

田德禄教授

今天参加这个会议，我受益匪浅，从路老及各位的讲课内容中学习到了很多。中医论述的心下、大腹、小腹、少腹等，这其中涉及很多疾病，既有功能性疾病，又有器质性疾病。在中医文献中，无论是"心下痞"还是"腹胀"，都很少有专门的著作或文献进行单独的论述，因为这其中涉及的病证、脏器、症状都非常多样，也很复杂。今天会议的主题是"腹胀"，讨论的主要是功能性疾病。多位专家围绕同一个主题，以腹胀为关键点进行了深入的讨论，从不同的侧面进行了自己的阐述，既包括腹胀的症状特点、发病机制，又包括临床用药策略，既有中医传统的传承，又有西医的现代研究，这样的形式非常难得，我觉得很有启发，相信大家都有很大的收获。

李乾构教授

在广大消化领域优秀人才的共同努力下，胃肠功能及动力疾病中西医整合医学论坛已成功举办至第八届，本次论坛一如既往，举办得非常成功，从本次会议中，我们可以发现以下亮点：

（1）内容广泛，形式创新：本次论坛会议内容广泛，分为院士论坛、主题报告、专家面对面讨论、临床焦点问题及病例讨论等部分。同时形式创新，采用讨论模式，以主持人引导进行讨论，主题专家发表主题演讲后由讨论嘉宾围绕主题进行讨论，最后专家对版块主题和讨论内容进行总结。

（2）百花齐放，百家争鸣：发言的60多位中西医消化专业专家对腹胀进行了言无不尽的讨论，对腹胀的概念、发病率、病因、发病机理、诊断、鉴别诊断及治疗进行了全面的论述，包含对各热点的不同经验和见解，消化同道们互相交流、取长补短、共同提高。

（3）中西结合，治法多样：腹胀是脾胃病常见症状，本次会议交流丰富了我们的治疗方法，包括中医治疗方法、西医治疗方法、内治法、外治法等，还包括饮食调理治疗及先进的粪便移植技术等。中西医展现了各自的优势，实现了中西医对话的意义。

（4）传承精华，注重经典：中医认为，脾胃是人体后天之本，中医脾胃学说是中医传统理论中的重要组成部分。从中医来讲，腹胀是一个本虚标实的疾病，本虚主要是脾胃虚弱，治疗以补气健脾为基础，同时参考血瘀论、通降论、辛降论、湿热论等治疗。本次会议中专家们分享了运用厚朴七物汤、枳术丸等治疗腹胀的经验，展示了经方的独特魅力。中医经典是中医之魂，是中医发展的活水源头，我们在日常的工作和学习中均应重视经典的学习、传承。

另外，提一点建议供下一届会议参考。报告专家应该控制汇报时间，留下一点时间供参会者交流，这样可以更好地达到中西医对话讨论的目的。最后，希望我们广大消化领域的优秀人才继续努力，勤于临床，着重实践，深入思考，不断拓展中医药的内涵与外延，从而完善中西医合作模式，发展整合医学体系。

柯美云教授

如今，我们已携手走过八届胃肠功能及动力疾病中西医整合医学论坛，每一届会议都举办得非常成功！本次会议对腹胀的概念、发病率、病因、发病机理、诊断、鉴别诊断及治疗进行了全面的论述，令人受益匪浅！同时，非常感谢组委会及各位与会专家的辛勤付出，所谓"台上一分钟，台下十年功"，正是因为你们的努力，才有今天这么精彩的汇报，我相信与会者都有很大的收获。

中西医有很多相通的东西，相比起来，对于腹胀这个问题，中医的方法更多一点，西医的治疗方法比较有限。所以，我也在慢慢学习中医，中医在治疗消化系统疾病方面具备独特优势，临床效果明显。在腹胀的治疗中，我有以下两点想法：

一是慢病管理。腹胀是常见的临床症状，系指腹部膨胀的主观感受，可以发生在部分腹部或全腹，常有腹部隆起。这是慢性病，病程长，且易于反复。究其病因，无非是因为起居、情志、饮食，所以慢病管理对于腹胀的治疗非常关键。

我们在临床工作中应在患者首次就诊时即做好慢病管理的教育和沟通，强调患者自我管理的重要性，激发患者对自身健康的关注度，提高健康知识掌握度，同时还可以提升患者依从性，从而提高规范化治疗的效果，给患者带来治疗疾病的信心，相互形成良性循环，这是治疗腹胀的重要部分。

二是大数据的管理。现在讲到循证医学，常常说RCT研究，然而，对于临床工作，真实世界的研究是很重要的。我们已经有了这么好的中西医结合平台，如果我们把大数据集合起来，是非常有意思的。医学大数据包括生物医学科技文献数据、医疗保险数据、临床电子病历及医疗论坛数据等。医学科研与实践活动及各项应用平台建设产出的大量医学科研数据，涉及主题极为广泛，具有深度分析、挖掘和再利用的大数据研究价值。目前，我们这样的平台在国际上很少，国内也不多，依托平台建立消化中西医大数据库并进行设计和分析，这将是一个非常有意义的工作。

最后，再次感谢每一位工作人员的付出，我们一起努力，更好地完善中西医合作模式，并进一步发展整合医学体系。

李兆申院士

我从刚才几位老教授的发言当中和各位专家的发言中，感到大家今天的收获很大，谈谈体会，我们消化专业和消化内镜领域，每年有很多会，大的小的，但是第一次参加中西医结合的会，用中西医结合的方式，我觉得魏主任做得非常好，但是我有以下几点建议：第一，接下来的会议，我们要基于当前消化领域面临的最大问题，开专题会。例如，对慢性肝病、慢性肝硬化和慢性胰腺炎所引起的肝病，针对大数据的研究，针对热点问题，我们开一个会，但是前提我们要做好研究，在会上大家可以充分交流讨论。第二，对于我们消化科的重大问题，比如说消化道肿瘤问题，比如说消化道的癌症，一定是从炎症，到慢性炎症，到癌症的。在这个时间里，如 5～10 年的时间里面，用西医药效果不明显，用中医药是可以干预的，刚才柯老师也提到了康复的问题，今年有一个大会介绍，我们中国的平均年龄排在世界第 52 位，我们的平均年龄是 76 岁，日本是 88 岁，包括瑞典和韩国都比我们高很多，说明我们对于疾病的防治和检查工作，在中医、中西医结合方面，应该有很大的进步空间，对于亚健康的人群，尽管是亚健康，尽量让他长寿一点，在这一领域我们中医界有很大的发展。我希望我们明年有一个或者两个或者更多关于养生的讨论会，我相信有很多的专家会感兴趣。